现代临床检验技术

主　编　殷立奎　刘建华　刘彩欣
副主编　王　璐　苏广龙　张晓进

江西科学技术出版社

江西·南昌

图书在版编目(CIP)数据

现代临床检验技术 / 殷立奎，刘建华，刘彩欣主编. — 南昌：江西科学技术出版社，2018.8（2021.1重印）

ISBN 978 - 7 - 5390 - 6507 - 6

Ⅰ. ①现… Ⅱ. ①殷… ②刘… ③刘… Ⅲ. ①临床医学 - 医学检验 Ⅳ. ①R446.1

中国版本图书馆 CIP 数据核字（2018）第 194777 号

国际互联网（Internet）地址：

http://www.jxkjcbs.com
选题序号：**ZK**2018372
图书代码：**B**18149 - 102

现代临床检验技术 　　　　殷立奎　刘建华　刘彩欣　主编

出版 发行	江西科学技术出版社
社址	南昌市蓼洲街 2 号附 1 号
	邮编：330009　电话：(0791)86623491　86639342（传真）
印刷	三河市双峰印刷装订有限公司
经销	全国各地新华书店
开本	787mm×1092mm　1/16
字数	274 千字
印张	11.25
版次	2018 年 8 月第 1 版　第 1 次印刷
	2021 年 1 月第 1 版　第 2 次印刷
书号	ISBN 978 - 7 - 5390 - 6507 - 6
定价	88.00 元

赣版权登字 -03 -2018 -314

前　言

医学检验是运用现代物理化学方法、手段进行医学诊断的一门学科,主要研究如何通过实验室技术、医疗仪器设备为临床诊断、治疗提供依据。伴随着现代科学技术的发展迅速,一大批新技术、新设备、新方法逐渐被引入到临床实验室,增加了更多更准确的检验项目及方法,将其应用于临床当中,并将现有方法进行完善提高,促进了临床实验室诊断的准确性和高质量,同时也实现了临床检验工作的标准化、规范化、准确化程度。

作为检验科的医务人员,在掌握基础医学、临床医学、医学检验、实验诊断等方面的基本理论知识和实验操作能力的基础之上,还需不断学习,吸取最先进的技术与理念,并合理地运用于临床。为了更好地了解医学检验技术的发展,并且更好地将其应用于临床,提高临床诊断率,本编委会组织了在临床检验医学方面具有丰富经验的医务人员认真编写了此书。

本书共分为三章,包括:临床输血检验技术、血液学检验、体液、内分泌及排泄物检验。

为了进一步提高临床检验人员的水平,本编委会人员在多年临床检验的经验基础上,参考诸多书籍资料,认真编写了此书,望谨以此书为广大临床检验人员提供微薄帮助。

本书在编写过程中,借鉴了诸多医学检验相关临床书籍与资料文献,在此表示衷心的感谢。由于本编委会人员均身负繁重的临床检验工作,故编写时间仓促,难免有错误及不足之处,恳请广大读者见谅,并给予批评指正,以更好地总结经验,以起到共同进步、提高临床医学检验与诊断水平的目的。

《现代临床检验技术》编委会

2018 年 8 月

目录
CONTENTS

1

第一章 临床输血检验技术

第一节 红细胞血型检测

输血治疗是临床上非常重要的一项治疗手段,特别是对大量出血和严重贫血患者,输血是一种不可替代的治疗方法。输血同其他临床治疗一样,除了需要达到预期的治疗效果外,必须确保输血安全。血液输注应遵循同型或配合性原则,不配合性血液输注可导致急性溶血性输血反应,严重时危及患者生命。

一、输血前免疫血液学检查

(一)标本采集与要求

用于输血前检查的血液标本通常使用静脉血,必须有受血者或献血者信息的唯一性标识,标记不清的血液标本不能用于试验。进行血型鉴定和交叉配血试验时最好采用乙二胺四乙酸(ethylenediaminetetraacetic acid,EDTA)抗凝血,血液离心后成无溶血及明显乳糜。用于交叉配血的受血者标本应为72h内的血标本,以反映其当前的免疫状态。

(二)ABO血型和RhD血型鉴定

人类血型系统纷繁复杂,血型不合所导致的同种免疫反应,轻则使输血无效,重则导致患者死亡。ABO血型系统是第一个被发现的血型系统,其抗原性最强,Rh血型系统D抗原性次之。当受血者接受了所缺少的A/B抗原后,几乎均产生特异性同种免疫反应;大约2/3的D抗原阴性者,接受了D抗原阳性血液后产生抗-D。因此受血者除了做ABO血型鉴定外,还应该做RhD血型鉴定,以选择合适血型的供血者血液。

1. ABO血型鉴定及影响因素

(1)原理:根据红细胞上有无A抗原和(或)B抗原,血清中存在针对缺失抗原的天然抗体,将血型分为A、B、O及AB型4种。A型人红细胞上具有A抗原,血清中含有抗-B;B型人红细胞上具有B抗原,血清中含有抗-A;O型人红细胞上无A、B抗原,血清中同时含有抗-A、抗-B和抗-A,B;AB型人红细胞上同时存在A、B抗原,血清中不含抗-A和抗-B。

ABO血型鉴定主要是利用抗原与抗体特异性结合的凝集反应来完成,包括正定型和反定型。用抗-A、抗-B血型定型试剂与被检细胞反应,检测红细胞表面是否存在A抗原和(或)B抗原,称之为正定型;用标准A_1细胞及B细胞与被检血清反应,检测血清中是否存在抗－A/抗－B(凝集素),称之为反定型。在检测受血者或献血者的 ABO 血型时,常规试验操作是同时进行红细胞表面抗原和血清(浆)中抗体测定。只有正反定型相符,ABO 血型鉴定的结果才可靠。

(2)抗－A、抗－B 和抗－A,B 血型定型试剂标准:应符合下述条件:①特异性:只与相应红细胞抗原发生凝集反应,无非特异性凝集。②效价:抗－A 和抗－B 血清效价均在 128 以上。③亲和力:抗－A 标准血清与 A_1、A_2 及 A_2B 红细胞发生反应开始出现凝集的时间分别是 15s,30s 和 45s,抗－B 标准血清与 B 型红细胞开始出现凝集的时间为 15s,凝集强度为 3min 时凝块不小于 $1mm^2$。④冷凝集效价在 4 以下。⑤无菌。⑥灭活补体。

(3)ABO 血型鉴定方法:ABO 血型系统抗体多为 IgM 类,室温下在盐水介质中即可出现明显的凝集反应,临床检测中常用的方法主要有玻片法、试管法、微柱凝胶法及基因检测技术等。玻片法操作简单,但无离心的促凝过程,易造成弱凝集的漏检。试管法通过离心可增强凝集反应的效果,不易漏检弱凝集。微柱凝胶法是红细胞抗原与相应抗体在凝胶介质中发生凝集反应的免疫学方法,离心后可直接用肉眼观察结果或使用专用血型仪自动分析结果。该方法操作标准化,定量加样,结果清晰、准确、易于判断,是目前临床经常使用的方法之一。利用分子生物学技术检测 ABO 血型基因是血型研究中常用的方法之一,但对人员、设备及操作的要求较高,目前不作为临床常规检测方法。

ABO 血型鉴定时,正反定型结果应一致,不一致时需以辅助实验确定 ABO 血型。出生 6 个月之内的婴儿由于血液中无 ABO 抗体或抗体很弱,一般只进行正定型。新生儿血清中可能存在来自母体的抗体,应注意鉴别。

(4)ABO 正反定型的临床应用及意义:血型鉴定是实施输血治疗的首要步骤,交叉配血前必须检测受血者和供血者的血型。ABO 正反定型还应用于组织器官移植和新生儿溶血病的相关血型血清学检测。

ABO 血型鉴定时需要进行反定型,其意义在于:能够复检正定型结果的准确性,纠正漏检、误报;可以发现亚型,能够排除获得性抗原(如类 B 抗原)和冷凝集现象对红细胞正定型的干扰;可以发现一些 ABO 亚型中的意外抗体。

(5)ABO 正反定型不符的处理原则:ABO 血型鉴定出现正反定型不符时,应首先重复试验,排除人为差错。如果重复试验仍然正反定型不符,则继续下列操作:重新采集血液标本,避免标本采集错误或污染引起的差错;询问受检者的诊断、既往病史、输血史、骨髓移植史及用药史等;应用新开启的生理盐水洗涤标本红细胞或试剂红细胞后进行试验;应用抗－A,B、抗－A_1 或抗－H 标准血清检测红细胞;根据筛选红细胞检测结果,确定是否有同种抗体或冷自身抗体干扰。

(6)ABO 亚型鉴定:ABO 亚型也称变异型,该类型红细胞上 A 或 B 抗原呈弱抗原性,正反定型不符合 ABO 血型系统特点。常见的 A 亚型有 A_2、A_3、A_x、A_m、A_{end}、A_y、A_{el} 等,B 亚型有 B_3、B_x、B_m、B_{el} 等,AB 亚型有 A_2B、A_3B、A_xB、AB_3、cisAB 等。ABO 亚型的鉴定常用的试剂有抗－A、抗－A_1、抗－B、抗－H、抗－A,B 血清,A_1、A_2、B 型和 O 型红细胞。其特点为:

①ABO 亚型大多 H 抗原的抗原性增强,H 抗原强弱的次序为:$O > A_2 > B > A_2B > A_1 > A_1B$。

②A_3、A_m抗原与抗—A及抗—A,B的反应强度基本相似,A_x抗原与抗—A,B的反应强度明显高于抗—A。

③A_2、A_3、A_x人体内偶可出现不规则抗—A(抗—A_1),A_m则没有抗—A_1。

④A_3、A_m分泌型人的唾液内可检出A及H物质,分泌型A_x人体内只可检出H物质。

⑤A_3型鉴定时在肉眼和光镜下观察可见混合视野凝集。

2. RhD血型鉴定及影响因素

(1)原理:Rh血型系统是人类最为复杂的一个红细胞血型系统,在临床输血实践中其重要意义仅次于ABO血型系统。目前已发现的Rh血型系统抗原有50余种,涉及临床的主要有C、c、D、E、e五个抗原,其中D抗原的免疫原性最强,是引起临床输血不良反应的主要因素。因此,在临床输血中,常规需要做D抗原鉴定,当受检者红细胞上存在D抗原时,与抗—D血清产生特异性的抗原抗体反应,出现红细胞凝集为RhD阳性,不凝集者为RhD阴性。

(2)RhD血型鉴定方法

①RhD血型鉴定方法:临床常用的方法有玻片法、试管法、微量板法、微柱凝胶法等。目前大多数医院都使用微柱凝胶法,该方法简便快捷、准确度高。

②RhD阴性确认试验:在进行RhD血型鉴定时,IgM抗—D检测为阴性时需进一步确认,即采用IgG抗—D试剂进行间接抗人球蛋白试验。如果抗人球蛋白结果为阴性,即可判断该个体为RhD阴性;如果抗人球蛋白结果为阳性,那么该个体为弱D表型。

(3)RhD血型鉴定的临床应用及意义

①RhD血型与临床输血的关系:正常人体内一般不存在Rh血型系统天然抗体,第一次输血时往往不会发现Rh血型不合。RhD阴性受血者输注了RhD阳性血液后,可产生免疫性的抗—D,当患者再次输注RhD阳性血液时,会发生溶血性输血反应,严重者可危及生命。

②与妊娠及新生儿溶血病的关系:RhD阴性妇女如孕育RhD阳性的胎儿,胎儿红细胞可通过胎盘进入母体,刺激母体产生抗—D。再次妊娠时该抗体可通过胎盘进入胎儿血液循环,破坏胎儿RhD阳性红细胞,造成新生儿溶血。

③弱D人群供血和受血的原则:作为供血者按照RhD阳性对待,其血液只能给RhD阳性受血者;作为受血者按照RhD阴性对待,只能接受RhD阴性血液。

(三)抗体筛查和鉴定

受血者有输血史、妊娠史或短期内需要大量输血时应按相关规定进行意外抗体的筛查和鉴定,以便及时发现有临床意义的意外抗体,从而避免输血反应的发生。

1. 概念　红细胞血型抗体分为规则抗体和不规则抗体。不规则抗体也称为意外抗体;规则抗体指ABO血型抗体,其产生符合Landsteiner法则,即红细胞表面有A或B抗原,血清中就会存在相应的抗—B或抗—A;意外抗体是指不符合ABO血型系统Landsteiner法则的血型抗体,即抗—A、抗—B之外的血型抗体,但部分ABO亚型出现的抗—A_1等抗体,也称为意外抗体。它包括同种抗体和自身抗体,同种抗体是可与具有相应抗原的同种异基因红细胞发生凝集反应;自身抗体是指受血者免疫系统针对自身红细胞抗原产生的抗体,这类抗体不仅与自身红细胞凝集,也与多数异体红细胞发生凝集反应。

2. 意外抗体筛查方法　输血前对受血者血清/血浆进行抗体筛查,以发现具有临床意义

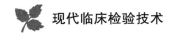

的意外抗体。意外抗体可以是 IgM 类，也可以是 IgG 类。IgG 类抗体主要是经输血或妊娠等免疫刺激产生，在盐水介质中不能凝集而只能致敏表达相应抗原的红细胞，必须通过特殊介质才能使致敏红细胞出现凝集反应。因此意外抗体检测的方法必须包括盐水介质法和特殊介质检测法：如白蛋白介质法、低离子强度介质法、酶技术、抗人球蛋白试验、聚凝胺促凝技术和微柱凝胶试验等。除盐水介质法以外，其他方法可按抗体的血清学特性和实验的具体条件选择其中一种。

（1）盐水介质法：主要用于 IgM 类抗体筛查，该方法操作简单、成本低廉，但其灵敏度低，不易检测到弱凝集。

（2）聚凝胺法：是一种非特异性促凝手段，在使用时应注意以下几点：

①聚凝胺试验阳性时，应设抗人球蛋白试验对照。

②多特异型抗球蛋白抗原阳性会引起聚凝胺试验假阳性。

③聚凝胺会增强温自身抗体反应，可用盐水试验或间接抗人球蛋白试验做对照。

（3）抗人球蛋白试验：此法通过抗人球蛋白的桥联作用，能够使抗体致敏的红细胞发生凝集反应。抗人球蛋白试剂含有抗－IgG 和抗－C3d。一些意外抗体，如 Kidd 系统血型特异性抗体能够激活补体，抗－C3d 能与之结合。由于传统的抗人球蛋白试验操作繁琐、耗时长，且所需器材试剂复杂，很难在常规工作中普及。

（4）酶介质法：蛋白水解酶能使红细胞表面某些隐蔽抗原暴露，增强其对某些抗体的检出率。但不足是对一些抗原起破坏作用，如 M、N、S、Fy^a、Fy^b 等，影响对这些抗体的检出。此法目前在临床已不常使用。

（5）微柱凝胶法：该方法是凝胶层析分子排阻技术和免疫学抗原抗体特异性反应技术相结合的产物，通过调节凝胶的浓度来控制凝胶间隙的大小，其间隙只允许游离红细胞通过，从而使游离红细胞与凝集红细胞分离。该方法具有敏感性高、特异性强、结果准确、易于观察和影响因素少等特点，是目前临床最常用的抗体筛查方法之一。

（6）意外抗体筛查注意事项

①抗体筛查结果全部阳性时，应进行"自身对照"，排除自身抗体干扰。

②抗体筛查可以在交叉配血试验之前或与交叉配血试验同时进行，以便尽早发现具有临床意义的抗体，避免输血反应的发生。

③抗体筛查试验结果阴性并不意味着血液中无意外抗体。某些抗体有剂量效应，因实验条件和所用谱细胞不足而造成漏检。

3. 抗体鉴定　抗体筛查试验结果阳性，应做抗体鉴定试验，以确定其特异性。

（1）自身细胞检查：观察受血者血清与受血者自身细胞的反应情况，确定血清内是否有自身抗体或自身抗体和同种抗体两者同时存在。

（2）谱细胞：抗体鉴定中使用的谱细胞在试验中占有十分重要的位置。谱细胞是通过严格筛选确定，已知血型表现型的 8～12 人份 O 型红细胞，对这些细胞的要求比抗体筛选细胞更严格。谱细胞的功能必须具备能够检出常见抗体（如抗－D、抗－Jk^a、抗－E 等）及某些罕见抗体，所以不仅要求涵盖常见且具有临床意义的抗原，还要保证这些抗原在一组谱细胞的分布特点，以便在检测相应抗体时会出现不同的反应格局。另外，为了能从统计学上保证对抗体特异性的确认,每一种血型抗原最好在谱细胞上保持一定的阴性和阳性比例,使血清学检查的结果表现出客观规律性,而不是偶然的结果。一般用 Fisher 的正确估计概率的方法来计算各种阴性和阳性结合的可能性,1/20 的 P(可能性)值被认为是统计学上有效的、可以接受的值。

与谱细胞反应有明确结果,并且从反应格局可确定为单一抗体或无法确定为单一抗体时,可用排除法限定抗体特异性范围,并用吸收放散方法分离各种特异性抗体。当使用吸收放散法不能将抗体分离时,可考虑是联合抗体或类特异性抗体。

4. 抗体筛查和鉴定的影响因素

(1)抗体筛查和鉴定细胞的质量:用于抗体筛查的试剂红细胞称筛查细胞。筛查细胞大多不包括低频率抗原,不能检出低频率抗原抗体。用于抗体鉴定的试剂红细胞称谱细胞,能鉴定大多数单一抗体和多种混合抗体,能区分复合抗体和混合抗体。细胞储存时,某些抗原变性,不能保证所有抗原阳性的细胞都与含有相应抗体的被检血清反应。由于人种的差异,对输血产生影响的意外抗体也有所不同,临床上很难找到完全覆盖所有抗原的筛查/鉴定细胞。因此在选择意外抗体筛查/鉴定细胞时,应符合本地区意外抗体分布的特点。

(2)实验方法:凝集试验的反应条件、检测凝集的方法、增强剂(低离子介质、白蛋白、聚乙二醇)的使用,都会影响到凝集反应的强度。

IgM 抗体在 4℃时凝集强度明显大于室温,37℃会有减弱。抗人球蛋白试验的敏感性大于聚凝胺试验,酶技术对 Rh,Kidd 血型系统的检出效果最好,但对某些抗原的破坏性比较大,如 M、N、S、Fy^a、Fy^b 等,要考虑到可能造成的漏检。

(3)抗体的特异性

①抗体筛查试验为阴性,并不意味着被检血清中一定没有意外抗体,要结合临床资料进行分析,防止低亲和力和低效价抗体的漏检。如怀疑为弱抗体引起的溶血性输血反应或新生儿溶血病时,需增加血清与红细胞的比例重复进行试验。

②筛查细胞漏检 ABO 亚型抗体(如抗－A_1),若被检血清中存在抗－A_1,可以通过正反定型不符提示。

③有些抗体(如抗－Le^a、抗－Jk^a)在盐水介质中可溶解抗原不配合的红细胞,出现溶血现象。

④应在标本采集 48h 内完成试验,放置时间过久,可能造成抗体减弱导致漏检。对补体依赖性抗体的检测不适于用血浆标本。

(四)交叉配血试验

1. 原理　除非极为紧急的情况,输血前患者(受血者)必须与献血者(供血者)进行交叉配血,即血液配合性试验。其目的主要是检查受血者血清中有无破坏供血者红细胞的抗体,保证受血者与供血者的血液间无可检出的不相配合的抗原、抗体成分。

完整的交叉配血试验包括:(1)复查受血者 ABO、RhD 血型。(2)查阅受血者既往血型记录,如与复查结果不符,立即分析原因。(3)复查献血者血型。(4)作交叉配血试验。

2. 方法

(1)主侧交叉配血:受血者血清(浆)与供者红细胞反应,检测受血者体内是否存在针对供

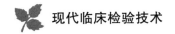

者红细胞的抗体。

（2）次侧交叉配血：受血者红细胞与供者血清（浆）反应，检测供者血液中是否存在针对受血者红细胞的抗体。

（3）自身对照：受血者红细胞与自身血清（浆）反应，以排除自身抗体、直接抗人球蛋白试验阳性及红细胞缗钱状假凝集等干扰试验结果的因素。

用于交叉配血的受血者血液标本应该是抽取后不超过 3d 的血标本，且试验前最好用生理盐水洗涤红细胞，以去除血清（浆）中的影响因素。此外，交叉配血反应体系均应在 37℃ 孵育，以去除冷凝集素的影响。除了使用盐水介质法外，还应使用能检出意外抗体的方法，例如：抗人球蛋白试验、酶技术、聚凝胺法、低离子强度介质或其他合适的方法。

3.结果判读

（1）抗体筛查阴性，交叉配血相容：即试验结果均为阴性，可以发放血液。

（2）抗体筛查阴性，主侧交叉配血不相容：多考虑受血者或供血者的血型定型不正确，应复检血型，必要时需做 ABO 亚型鉴定；受血者血清中含有同种抗体，但筛选红细胞上无此抗原存在。

（3）抗体筛查阳性，交叉配血不相容

①自身对照阴性：受血者体内含有同种抗体，可进一步做抗体鉴定，同时对供血者血液做抗原鉴定，选择相应抗原阴性的血液重做交叉配血试验；如果抗体特异性无法确定，应选择交叉配血试验阴性的血液发出。

②自身对照阳性：受血者血清中可能含有自身抗体或同时存在意外抗体。

4.影响因素

（1）缗钱状形成：被检血清在室温和 37℃，使红细胞出现了缗钱状假凝集，造成配血结果误判。常见于巨球蛋白血症、多发性骨髓瘤、霍奇金病及其他表现为血沉加速的疾病。

（2）出现抗体筛查试验阴性和交叉配血结果阳性的现象，提示受血者血清中可能存在未检明的抗体。

（3）直接抗人球蛋白试验阳性，显示受血者或供血者血清中存在自身抗体。

（4）在被检血清中如含有溶血性抗体，则具有相应抗原的红细胞被溶解而不是凝集，此种情况下交叉配血结果应为阳性。如果血清中存在补体而导致溶血反应，血清应灭活后再做试验。

（5）红细胞不正确的洗涤和悬浮，使抗人球蛋白试验出现假阴性。

输血前检查试验是一项具有高度科学性和责任性的工作，输血科人员需要熟练掌握并灵活应用血型血清学试验的原理和技术，对于试验结果能够全面、细致地观察和分析，准确出具报告，才能使输血前检查工作成为受血者安全输血治疗的保障。

二、盐水介质试验技术

（一）原理

在盐水介质中，IgM 类天然抗体分子链较长可直接与含有相应抗原的红细胞结合，并呈现肉眼可见的凝集，但 IgG 类抗体则不具备这一特点。所以盐水介质试验仅能检出 IgM 类抗体,而无法检出 IgG 类抗体。

盐水介质试验常用于血型鉴定、血清中 IgM 类抗体的筛查和鉴定、盐水介质交叉配血等。该方法操作简洁快速,可在很短时间内对供、受者间血液是否相容得出初步结论,可为紧急抢救患者及时提供血液。

(二)方法

根据试验载体不同,主要有 3 种方法:即平板法、试管法、微孔板法。

1.平板法　多应用于常规 ABO 血型和 RhD 抗原定型。此方法易于掌握,操作简便、快速,但工作环境和工作人员易被污染。如果未采用一次性耗材,清洗不彻底,会出现假阳性或假阴性结果。

2.试管法　为定性方法,也可用于半定量试验,如测定抗体效价。试管法是输血前检查最常用的方法。可以根据试验设计加入不同的试剂量或被检标本量;也可根据温度设置,将试管放在不同的温度环境中进行抗原抗体反应;也可将试验过程中的标本进行洗涤操作等。其特点是操作简便、快速,方法易于掌握,结果准确、可靠。

3.微孔板法　为定性方法。加样与观察结果参考试管法。

(三)结果判读

1.阳性结果　红细胞出现凝集反应或溶血是阳性结果。

2.阴性结果　红细胞呈游离的混悬状态是阴性结果。

3.溶血　为阳性结果,与血液凝集具有同样重要的临床意义。有些血型抗体与红细胞表面相应抗原反应后,能够激活补体,引起红细胞溶解。具有这种性质的抗体称为溶血素。当补体不存在时,这些抗体往往凝集或致敏具有特异性抗原的红细胞。血型抗体中具有溶血作用的有抗－A、抗－B、抗－A,B、抗－1、抗－i 等。

4.凝集强度判定　见表1－1。

表1－1　凝集反应判定标准

反应强度	现象
++++	一个大凝集块,背景清晰,无游离红细胞
+++	数个较大凝集块,背景清晰,几乎无游离红细胞
++	凝集块较小,背景稍浑浊,游离红细胞较少
+	细小凝集块,背景浑浊,游离红细胞较多
±(weak+)	肉眼观察呈"粗颗粒"样,镜下可见细小凝集团
—	肉眼及光镜下红细胞呈游离状态,无凝集

(四)注意事项

1.观察结果后应立即做好试验记录。

2.如果做 ABO 血型鉴定,试验温度不要高于室温;如做交叉配血试验时,应注意室温控制在(22±2)℃以上,防止冷抗体引起凝集反应。

3.要在光线良好的背景下观察凝集反应。

4.因溶血和血液凝集都是阳性结果,所以观察结果首先看有无溶血,再看红细胞是否凝

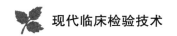

集。进行交叉配血实验时试管中发生溶血现象是配血不合,表明有抗原抗体反应,同时还可能有补体参与,必须高度重视。

5.严格按照试剂说明书进行试验操作。

三、酶介质试验技术

(一)原理

红细胞膜表面的唾液酸带负电荷,使红细胞相互排斥,保持悬浮状态。某些蛋白水解酶可作用于红细胞表面的多糖链上,切断带有负电荷羧基基团的唾液酸,从而减少红细胞表面负电荷,缩短红细胞之间的距离,增强 IgG 抗体与红细胞表面抗原的凝集反应;酶还可以部分地改变红细胞表面结构,暴露出某些隐蔽抗原,使 IgG 类不完全抗体可以与酶处理的红细胞在盐水介质中发生凝集反应。

酶介质(enzyme medium)试验常用的酶有:木瓜蛋白酶、菠萝蛋白酶、无花果蛋白酶、胰蛋白酶、胰凝乳蛋白酶、链酶蛋白酶等,临床工作以木瓜蛋白酶和菠萝蛋白酶使用最多。酶介质试验对 Rh、Kidd 血型系统的检出效果最好,但对 M、N、S、Fy^a、Fy^b 等抗原的破坏较为显著。

(二)方法

酶处理试验技术分为一步法和二步法。

在血清和红细胞反应体系中直接加入酶液促进血清中抗体与相应红细胞反应,引起特异性凝集,称之为一步法。该方法操作简便,但敏感性较差。

先用酶液消化红细胞后,洗涤去除酶液,增强红细胞抗原性,使不完全抗体与之发生反应,出现特异性凝集,称之为二步法。该方法操作步骤多,较为复杂,但敏感性强。

(三)结果判读

1.阳性对照管凝集,阴性对照管不凝集,被检管出现凝集为阳性,不出现凝集判定为阴性。

2.阳性对照管不凝集或(和)阴性对照管出现凝集,试验失败。分析原因,重新试验。

(四)注意事项

1.每批酶试剂的条件要标化,否则会影响检测结果。

2.酶试剂易失效,每批试剂要分装冻存,融化后一次使用。

3.酶试剂的量应按照实验要求加入。量过少可能导致假阴性,量过多会导致红细胞自发凝集而产生假阳性。

4.在酶的消化作用下,红细胞表面唾液酸发生变化,负电荷减少,使红细胞间的距离缩短,加强了某些血型系统的凝集强度;对一些抗原系统破坏较轻,不会影响凝集强度;对某些抗原的破坏性较大,如 M、N、S、Fy^a、Fy^b 等,不宜使用酶法检测。

四、聚凝胺介质试验技术

(一)原理

聚凝胺(polybrene)是一种高价阳离子季铵盐多聚物,在溶液中有多个阳离子基团,溶解后能产生很多正电荷,可以中和红细胞表面的负电荷,使红细胞之间距离减少,能引起正常红细胞可逆性的非特异性聚集。在加入柠檬酸重悬液后,仅由聚凝胺引起的非特异性聚集会因电荷中和而消失。当红细胞上结合 IgM 或 IgG 类血型抗体时,在上述条件下,与红细胞紧密结合,出现特异性的凝集,此时加入柠檬酸重悬液则产生的凝集不会散开,呈现出肉眼可见的凝集现象。

聚凝胺法灵敏度高,可检出 IgM 和 IgG 类抗体,而且可以加快凝集反应的速度,操作时间较短,现已广泛应用于血型鉴定、抗体筛查和交叉配血试验。

(二)方法

聚凝胺介质试验是临床输血科最常应用的方法。主要试剂有低离子介质、聚凝胺溶液及柠檬酸重悬液等。聚凝胺法抗体筛查是在加入待检血清/血浆和抗体筛查试剂红细胞后,再加入低离子介质,待室温混匀 1 min 后加入聚凝胺溶液,离心后细胞会在试管底部形成凝块,然后加入柠檬酸重悬液恢复红细胞表面电荷,若为非特异性聚集,红细胞凝块在 1 min 内散开,试验结果为阴性;反之,如依然为不同强度的凝块,试验结果判为阳性。

(三)结果判读

1.阳性对照管凝集不消失,阴性对照管凝集消失,被检管出现凝集不消失判定为阳性,凝集消失则为阴性。

2.阳性对照管凝集消失和(或)阴性对照管凝集不消失,试验失败。分析原因,重新试验。

(四)注意事项

1.不能使用含柠檬酸钠和肝素的抗凝血液标本,因其对聚凝胺有拮抗作用,可能会产生假阴性。

2.严格按照比例加样,观察非特异性凝集,60s 内观察结果。

3.聚凝胺对冷凝集有加强作用,有冷凝集的配血不宜选择此法。

4.聚凝胺只能使正常红细胞发生凝集,对缺乏唾液酸的细胞(如 T 及 Tn 细胞)无作用。

5.应用聚凝胺法交叉配血出现不相合时,要用抗人球蛋白试验重复。结果不一致时,以抗人球蛋白试验结果为准。

6.本方法对 Kell 系统检测不理想。

五、抗人球蛋白试验技术

抗人球蛋白试验是由 Coombs 等于 1945 年发明的经典的血清学方法,又称为 Coombs 试验,主要用于检测 IgG、IgA 等抗体参与的抗原抗体反应,也可测定补体组分 C3、C4 片段参与的免疫反应,包括直接抗人球蛋白试验(direct antiglobulin test,DAT)和间接抗人球蛋白试验(indirect antiglobulin test,IAT)。DAT 用于检测在患者体内致敏红细胞的不完全抗体和(或)补体。IAT 用于检测血清中的不完全抗体,即在体外致敏人红细胞,再与抗人球蛋白试剂反应。

(一)原理

抗人球蛋白试验主要用于检测血清中的不完全抗体和(或)补体。大部分 IgG 抗体与具有相应抗原的红细胞在盐水介质中能够特异性结合,但不发生肉眼可见的凝集反应,该类抗体称为不完全抗体。不完全抗体主要是 IgG 类,IgG 为 7S 的单体结构,分子量小,在盐水介

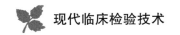

质中只能致敏红细胞,不能出现可见的凝集反应;加入抗人球蛋白试剂后,后者的 Fab 片段与包被在红细胞上 IgG 的 Fc 片段结合,从而通过抗人球蛋白分子的搭桥作用而产生红细胞凝集,未被抗体致敏的红细胞不会发生凝集,因此采用此种方法能够检测出血清中是否存在不完全抗体。

有些不完全抗体只有在补体同时存在时,才能出现抗人球蛋白试验阳性反应,例如一些 Duffy 抗体不需要补体存在就能出现凝集反应,而另一些 Duffy 抗体只有在补体存在时才能出现凝集反应。

(二)临床应用

DAT 在临床上主要用于胎母血型不合新生儿溶血病的诊断、免疫溶血性输血反应的调查、自身免疫性溶血性贫血(autoimmune hemolytic anemia,AIHA)的诊断及药物诱发型溶血病的诊断。

IAT 主要应用于血型鉴定、交叉配血、器官移植、妊娠所致免疫性血型抗体以及自身免疫性血型抗体的检出和鉴定。

(三)抗人球蛋白试剂

抗人球蛋白试剂主要有多特异性和单特异性的区分,多特异性抗人球蛋白试剂主要含有抗-IgG 和抗-C3d,也可能含有抗-C3b、抗-C4b 和抗-C4d,以及抗-IgA 和抗-IgM 分子重链的成分。单特异性抗人球蛋白试剂主要含有某一种抗人球蛋白成分,例如抗-IgG、抗-IgA、抗-IgM、抗-C3d 等试剂。进行试验时应仔细阅读试剂使用说明书。

(四)直接抗人球蛋白试验

患者体内若有与自身红细胞抗原不相合的不完全抗体存在,可使红细胞处于致敏状态,通过加入抗人球蛋白试剂,与红细胞上吸附的不完全抗体结合,在致敏红细胞之间搭桥,出现肉眼可见的凝集。

1.结果判读

(1)阳性对照管凝集,阴性对照管不凝集。被检管凝集,判定为阳性。

(2)阳性对照管凝集,阴性对照管不凝集。被检管不凝集,需要做阴性确认后判定结果(无凝集的被检管中加入 IgG 抗-D 致敏红细胞后离心,出现凝集,判定阴性结果正确;否则可能是红细胞洗涤不充分而呈假阴性,必须重新试验)。

(3)阳性对照管不凝集和(或)阴性对照管凝集,结果不可信不能发出报告,分析原因后重新试验。

2.注意事项

(1)抗人球蛋白血清应按说明书使用最适稀释度,避免出现前带现象而误判为阴性。

(2)结果判读时应转动拖拉,细胞扣摇散后,如肉眼未见凝集,应将反应物涂于玻片上,再在显微镜下观察确认阴性。

(3)如需进一步分析体内致敏红细胞的免疫球蛋白类型,可分别以抗-IgG、抗-C3d 单价抗人球蛋白血清进行试验。

(4)被检标本需用 EDTA 抗凝,避免出现假阳性;标本不宜久置,防止红细胞上已致敏的抗体游离到血浆中,造成假阴性或阳性程度降低。

（5）红细胞上抗体吸附太少可使直接抗人球蛋白试验呈现假阴性，如自身免疫性溶血性贫血和ABO新生儿溶血的标本。

（6）DAT前红细胞需进行充分洗涤，以去除游离的球蛋白和补体，防止其中和抗人球蛋白试剂导致假阴性。洗涤后应立即检测。应使用室温生理盐水进行洗涤。如果采用更高温度的盐水如37℃进行洗涤，可能使致敏在红细胞上的低亲和力IgG被洗脱下来。

3. 意义　DAT阳性可以是在体外形成的，也可以是在体内形成的，以体内形成为主。DAT阳性的红细胞在体外偶尔会发生溶血，在体内则多半会受到免疫系统攻击而被破坏。其具体意义需要结合临床病情加以判断。

（1）单抗-C3d阳性的意义：补体可在体内或体外致敏红细胞，可以是伴随抗-IgG阳性一起出现，也可以单独出现。以下分析常见的几种情况下抗-C3d阳性的意义。

①IgM抗体在体内激活补体：患血液冷凝集素疾病的患者，冷反应自身抗体在32℃时也能够与红细胞抗原反应，因此红细胞可被自身冷抗体致敏，然后补体吸附到红细胞上，是否溶血决定于患者的免疫状态。未溶血的红细胞返回体内37℃环境，冷抗体被释放到血液中，呈游离状态。但补体成分仍然牢固地吸附在红细胞上，存在于红细胞上的补体成分主要为C3d和C4d。

②IgM抗体在体外激活补体：在体外检测红细胞时，单纯的抗-C3d阳性常由具有冷抗体性质的IgM抗体造成的。1个IgM抗体分子可使成百的补体结合在红细胞上，当IgM性质的冷抗体在体外较冷的环境下与红细胞结合，并激活补体，在较高的温度或反复洗涤中IgM抗体会从红细胞上脱落，但补体仍保留在红细胞上。

③温抗体型自身免疫性溶血性贫血：DAT阳性大约10%～20%是由C3单独引起的。此时在常规检测方法中检测不出IgG、IgA及IgM抗体，虽然部分标本红细胞有IgG包被，但数量有可能低于抗-IgG试剂能够检出的最小量。

④血浆内形成的免疫复合物能够很弱并非特异性地结合到红细胞上，引起补体包被。在免疫复合物解离后，只留下激活的补体继续附着于红细胞膜上，此时只有C3d能被特异性地检出。

（2）单抗-IgG阳性的意义：单抗-IgG阳性，说明红细胞表面致敏了IgG免疫球蛋白。确认致敏在红细胞上的IgG抗体的特性，常用的方法是选择合适的放散方法，将IgG抗体从红细胞上放散下来，然后进行抗体鉴定。以下是按照放散液中IgG抗体特性的不同，分别说明IgG阳性的意义。

①自身抗体：如果从患者红细胞上放散下来的抗体与谱红细胞出现阳性反应，同时患者不是新生儿，在4个月内也无输血史，则该抗体可以确认为自身抗体，患者很可能患有自身免疫性疾病。该自身抗体与一组谱红细胞反应，会出现较为一致的凝集强度，此种情况下一般难以确认抗体特异性。

②类同种特异性自身抗体：偶尔某些自身抗体在与谱红细胞反应时，与某些细胞反应较强，与另外一些细胞反应较弱。对照谱红细胞抗原列表（细胞谱）分析，可见该抗体似乎包含了某种类似同种抗体的特异性。用吸收放散试验可以证明，该抗体不是自身抗体和同种抗体的混合物，它仍然是一种自身抗体，只是该自身抗体具有某些特异性，类似同种抗体的特点。

③同种特异性抗体：在新生儿溶血病、免疫性溶血性输血反应的病例中，往往能从红细胞放散液中检测到同种特异性抗体。当明确了这些抗体的特异性后，就会选择合适的血液对患者进行输血治疗。

④药物抗体：有时直接抗人球蛋白(IgG)试验明显阳性的红细胞，其放散液与谱红细胞不发生反应。这种情况提示抗－IgG阳性很可能是药物抗体引起的，应结合临床用药情况作出判断。

（五）间接抗人球蛋白试验

用已知抗原的红细胞检测受检者血清中相应的不完全抗体，或用已知的不完全抗体检测受检者红细胞上相应的抗原。在37℃条件下孵育，若被检血清或红细胞有对应的不完全抗体或抗原，抗原抗体作用使红细胞致敏，再加入抗人球蛋白试剂，与红细胞上不完全抗体结合，出现肉眼可见凝集。

1.结果判读

（1）阳性对照管应呈现凝集反应，阴性对照管未呈现凝集反应。被检管呈现凝集反应为阳性结果，表示被检者血清内含有抗体。如果自身对照管无凝集反应（阴性结果），则检出的抗体可能为同种抗体；如果自身对照管有凝集反应（阳性结果），则该抗体可能为自身抗体，或同时存在红细胞同种抗体。如果被检管结果阴性，表示被检者血清中未被查出意外抗体。

（2）阳性对照管不凝集或(和)阴性对照管出现凝集，试验失败。分析原因后重新试验。

2.注意事项

（1）如果被检抗体弱，有时需要用低离子液配制红细胞悬液，增强抗原抗体反应；如果被检抗体为补体依赖性抗体，则必须加入新鲜正常AB型血清，使用多特异性抗人球蛋白试剂血清。

（2）红细胞应充分洗涤，避免残留抗体部分中和抗人球蛋白试剂而产生假阴性，洗涤过程防止交叉污染。

（3）应根据试验目的选择单特异性或广谱的抗人球蛋白试剂。不同厂家的抗人球蛋白试剂差异较大，使用前应先进行标化，选择最适稀释度，稀释后用于试验。

（4）致敏时间：30～60min，不超过90min。

（六）抗人球蛋白试验的影响因素

1.抗体亲和力　亲和力常数越高，抗原抗体反应致敏阶段的抗体水平越高。对实验室的具体实验来说，其条件设计是在平衡状态下，要求和细胞结合的抗体量最大，以利于抗原或抗体的检测。

2.孵育时间和温度　IgG抗体最适反应温度是37℃，补体致敏的最适温度也是37℃。温度如果较低，抗体与抗原结合量将减少；温度过高时，抗原抗体变性。红细胞悬浮于生理盐水中，37℃孵育30～60min，能检出多数临床上的重要抗体。

3.离子强度　悬浮红细胞的溶液可以是生理盐水、低离子强度溶液、白蛋白或血清。如果红细胞悬浮在单纯的低离子强度溶液中，将增强抗体的结合作用，孵育时间将缩短到15～30min。

4.抗原、抗体比例　通常情况下，增加抗体量可增强反应体系的敏感性。在红细胞血清学试验中,常用的比例是 2 滴血清对 1 滴 2%~5% 的红细胞悬液。如果加大血清量到原血清量的 10 倍,可以发现在标准实验条件下未检测出的抗体,特别是调查溶血性输血反应时,可以试用此方法。

5. 洗涤 为使结合到红细胞上的抗体不因洗涤而损失,要尽可能缩短洗涤时间。每次洗涤要尽可能完全倒掉盐水,每次加盐水要充分悬起红细胞,最好用急流方式加盐水。洗完红细胞后,应立即加入抗人球蛋白试剂血清。因为结合在红细胞上的 IgG 可以脱落,游离在液体介质中,一方面会降低红细胞的凝集强度,另一方面游离 IgG 会抑制抗人球蛋白试剂血清的活性。

6. 体外补体致敏 在 DAT 试验的判读中,C3 阳性往往并不代表患者体内的情况,C3 成分可以因血样采集和保存因素的影响而致敏在红细胞上。常见的过程是血液采集后置于较冷的环境中,血液中的冷抗体结合在红细胞上,导致补体系统激活,使红细胞表面存在 C3 成分。要尽量避免这种情况发生,最有效的方法是将血液标本直接采集到 EDTA 抗凝管中,足量的 EDTA 可以完全地螯合血液中的 Ca^{2+},从而阻断补体系统活化过程。

7. 红细胞自身凝集 少部分患者红细胞有自身凝集倾向,例如患者体内存在常温下具有活性的冷抗体时,红细胞经过洗涤后仍可能在离心后出现凝集。为避免自身凝集造成抗人球蛋白试验出现假阳性结果,需要在试验中加入盐水对照试验,即将患者红细胞经充分洗涤后直接离心观察结果,如果盐水对照出现阳性,则直接抗人球蛋白试验不可能得出可靠的结果。

六、微柱凝胶介质试验技术

(一)原理

微柱凝胶介质试验技术是分子筛技术和免疫学技术相结合的产物,其实质是一种红细胞膜抗原与相应抗体在微柱管中利用凝胶介质的凝集反应。该技术基于游离红细胞和凝集红细胞是否能通过特殊结构的凝胶介质,从而使不同状态的红细胞得以分离这一原理进行。

特定配比的葡聚糖凝胶分装于特制的微柱中,其上层为“反应池”(红细胞抗原与相应抗体结合区),下层为“分离池”。在一定的离心力作用下,未与抗体结合的游离红细胞因体积小而能够通过凝胶层,沉淀于底部,形成“细胞扣”,即是阴性反应;与特异性抗体结合或凝集的红细胞因体积大被凝胶阻滞不能通过凝胶层,留于凝胶介质的顶部或悬浮于凝胶中,即是阳性反应。

(二)适用范围

根据试验目的不同,微柱凝胶介质试验分为中性胶(不含抗体,相当于试管的作用)、特异性胶(含特异性抗体,如抗-A、抗-B,可进行 A、B 抗原检测)和抗人球蛋白胶(含抗人球蛋白,可进行 IgG 类抗体的检测),分别用于不同的血型血清学试验。临床多应用于抗人球蛋白试验、ABO 血型正/反定型、交叉配血及其他血型系统抗原检测。

(三)结果判读

1. 若红细胞沉淀在凝胶柱管底,判读为阴性。

2. 若红细胞沉淀在凝胶柱中部或凝胶之上,判读为阳性。

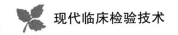

（四）结果分析

1.假阳性反应　①未完全去除纤维蛋白原的血清标本在凝胶中形成纤维蛋白,阻碍红细胞沉降而悬浮于凝胶中或凝胶表面,造成假阳性。②抗凝剂不足或不含抗凝剂的血浆标本常常易出现假阳性。③标本被细菌污染致使红细胞浮于胶中或胶表面。④实验室温度较低时,因凝胶颗粒活动减少,单个红细胞穿过时困难,易出现假阳性结果。

2.假阴性反应　①抗原或抗体过少、过弱。②抗原或抗体比例不当。③离心力过大时,容易使弱阳性成为阴性格局。④未加入抗体等人为试验错误。

3.溶血反应

（1）试验操作错误或标本本身存在问题:①反应液是低渗透压溶液。②温度过低或过高。③红细胞或抗体被细菌等污染。④其他可能使红细胞破坏的理化因素。

（2）红细胞抗原抗体反应:①红细胞抗原与特异性抗体结合,激活补体,作用于红细胞膜使之破裂溶血。②红细胞抗原与特异性抗体结合,未激活补体,但受到血清中其他因子作用而溶血。

（五）注意事项

1.微柱凝胶卡必须室温保存,试验前应离心,避免卡中的凝胶在运输途中导致胶质不均匀、胶面不整齐或产生气泡。

2.试验中一定设阴性对照。

3.操作中应先向反应腔内先加入红细胞,再加入被检血清或试剂血清。

4.微柱凝胶介质试验如果抗原抗体反应时间较短,有可能难于鉴别或漏检某些 ABO 亚型抗原。微柱凝集试验技术不适合于 DAT 阳性的红细胞样本和酶处理的红细胞样本的检测。

5.微柱凝胶介质中出现溶血现象,提示为红细胞抗原抗体阳性反应,也不排除其他因素造成的溶血,因此对标本一定要认真分析,重新试验。

七、吸收放散试验

红细胞上的抗原可吸收血清中的相应抗体,在适当条件下可发生凝集或致敏,观察吸收前后抗体的效价可证明红细胞上有无相应抗原及其强度。这种抗原抗体的结合具有可逆性,如改变某些物理条件,抗体可以从红细胞上放散出来,通过检测放散出来的抗体,以诊断抗体的种类与性质。这种方法称为吸收放散试验。

根据试验目的不同可采取不同的方法,有时吸收放散是一个试验,有时是独立的两个试验。需要注意的是,检测IgM抗体时应使用冷吸收、热放散;检测IgG抗体时应在37℃吸收、乙醚放散。

（一）吸收试验

1.原理　待检血清抗体加入已知抗原的红细胞,或待检抗原红细胞加入已知效价的特异性抗血清,产生抗原抗体反应,离心后分离经过抗原吸收的血清。将吸收前与吸收后的血清用生理盐水作倍比稀释并测定其效价差异,若吸收后的血清效价低于吸收前,证明待检血清中含有与已知红细胞抗原对应的抗体,或待检红细胞与加入的已知抗原的红细胞血型相同。

冷抗体在4℃反应最强，即自身抗体用自身红细胞吸收，同种抗体用对应红细胞吸收。温抗体的吸收通常采用酶处理后的红细胞在37℃孵育。IgM抗体通常在4℃条件下比22℃或37℃更容易被吸收，且容易被完全吸收。IgG类抗体通常在37℃的吸收效果最好，但难以完全吸收；某些酶增强的抗体如Rh抗体，可用酶处理红细胞后进行吸收。

2.临床意义

(1)应用于ABO亚型鉴定，全凝集或多凝集红细胞的定型以及某种原因引起的红细胞血型抗体减弱时的定型。

(2)可结合放散试验鉴定抗体特异性，探明是单一抗体、混合抗体或复合抗体，是何种免疫球蛋白，是否为冷凝集素。

(3)可在多种抗体中通过吸收试验去除某种不需要的抗体，保留某种需要的抗体的特异性，达到获取单一特异性抗体的目的。

3.注意事项

(1)抗－A、抗－B血清要标化，效价不宜过高，否则抗血清被亚型红细胞吸收后，效价下降不明显，难以判断结果。

(2)洗涤红细胞制成压积红细胞时应尽量除尽盐水，以免抗血清被稀释。

(3)根据抗原抗体反应的最适温度来决定吸收试验的温度。ABO系统以4℃或室温为宜，Rh系统以37℃为宜。

(4)冷自身抗体吸收时需采集两份样本，一份为抗凝样本，应置于37℃水浴箱备用，避免冷抗体吸附于红细胞表面；另一份为不抗凝标本，分离血清后备用。

(5)自身抗体如果用O型红细胞进行吸收试验，吸收后的血清可用于ABO血型鉴定，但不宜用于抗体筛查和交叉配血。因为随机O型红细胞有可能会吸收同种抗体，必须用自身细胞吸收后才能用于抗体筛查和交叉配血。

(二)放散试验

1.原理　放散试验是把结合到红细胞膜上的抗体解离下来，用于其他目的。通过放散试验获得的含有或不含有抗体的溶液称为放散液。放散试验的目的是需要得到红细胞上致敏的抗体或没有抗体吸附的红细胞，前者是得到抗体，用于进一步鉴定；后者是得到红细胞，用于血型鉴定和交叉配血。基于目的不同，放散试验的方法有很多种，主要有热放散技术、乙醚放散技术、磷酸氯喹放散技术、冻融放散技术、柠檬酸放散技术、氯仿/三氯乙烯放散技术、二甲苯放散技术等。下面介绍两种主要方法。

2.热放散技术　抗原抗体反应必须在合适的温度中进行，一般以15～40℃为宜，将反应温度提高到56℃，抗体就会从红细胞膜解离到放散液中。热放散技术操作简便、实用，临床具有广泛的应用范围。热放散既可以获取放散液，也可以用于获取没有抗体附着的红细胞；既可以针对盐水反应性抗体(IgM类)，也可以针对IgG类抗体；既可针对冷抗体，也可针对温抗体。

(1)适用范围:常用于ABO抗体的放散，例如新生儿溶血病试验。

(2)方法:试验细胞(吸收后的红细胞或已致敏的红细胞)用生理盐水洗涤3次制成压积红细胞，与等体积生理盐水或3%牛血清白蛋白缓冲液混匀，56℃水浴不断振摇10 min，最短时间内分离上清液,检测放散液中抗体。

(3)注意事项

①放散时应严格注意温度和时间。温度过高,抗原抗体变性;温度过低,抗体从红细胞上解离不完全。特别注意的是离心过程中容易因温度低使已被放散出的抗体再次结合到红细胞上,因此要使用经过预热的离心杯。

②检测末次洗涤液中是否有残存抗体,判定洗涤是否充分。如果末次洗涤液中检出了残存抗体,应继续洗涤。

③放散液中抗体易变性,故应立即进行鉴定。如果需保存,应在放散液中加入 AB 型血清或牛血清白蛋白。

④如需要检测放散后的细胞血型,最好用 45℃代替 56℃,孵育时间延长至 15 min,可预防细胞溶血。

3.乙醚放散技术 乙醚为有机溶剂,可以破坏红细胞膜,解离 IgG 抗体,该方法制备的放散液,抗体回收率较高。但是,由于乙醚的可燃性、毒性和致癌性使其在临床中的应用受到了限制。

(1)适用范围:主要用于红细胞上各种 IgG 类抗体的检测。适用于解离红细胞上致敏的 Rh 抗体;放散液可用于特殊情况下的配血。

(2)方法:试验细胞(吸收后的红细胞或已致敏的红细胞)用生理盐水洗涤 3 次制成压积红细胞,与生理盐水、乙醚按照 1∶1∶2 的比例混匀,上下颠倒混匀 10 min,高速离心 3 分钟。离心后可见溶液分为三层:最上层是乙醚,中层是红细胞基质,下层是含有抗体的放散液。将下层深红色放散液移入另一试管中,置 37℃孵育 30 min 除尽乙醚。再次高速离心,最短时间内分离上清液,检测放散液中存在的抗体。

(3)注意事项

①乙醚蒸发时应防止放散液溢出。

②乙醚放散液中抗体的检测最好使用抗人球蛋白技术,因为其放散液呈深红色,会影响其他检测技术对红细胞凝集的观察。

(三)临床意义

1.鉴定存在于红细胞上的弱抗原 例如在 ABO 亚型鉴定中,红细胞上的 ABH 抗原有时很弱,可能与相应试剂血清反应后未出现明显凝集反应。经过吸收放散后,测定放散液中的抗体,可以确定红细胞上带有的抗原。

2.分离、鉴定混合抗体 当血清中存在多种血型抗体,并要求鉴定抗体特异性时,可以利用吸收放散试验将抗体分离开来,并分别加以鉴定。

3.除去血清中不需要的抗体 当存在冷抗体、自身抗体或抗血清试剂中混有其他特异性抗体时,可以利用吸收试验除去这些不必要或干扰试验的抗体。

4.浓缩低效价抗体 当血清抗体效价很低,可以利用吸收放散试验浓缩抗体。如利用红细胞膜做吸收放散试验可以浓缩低效价的抗血清,使之成为可利用的试剂。

5.鉴定血清中特异抗体 用已知抗原红细胞吸收抗体,有助于鉴定、核实该抗体的特异性。

6.利用吸收放散技术鉴定新生儿溶血病和免疫性输血反应的抗体。

7.研究鉴别免疫性溶血性贫血的抗体。

八、凝集抑制试验

人类血型抗原除存在于红细胞膜上,部分还以游离形式存在于血浆、唾液等体液中,称为可溶性血型物质,如 ABH、Lewis、I、P1、Chido、Rodger 等。这些可溶性的血型物质与对应的血型抗体结合,可中和该抗体,使该抗体凝集对应红细胞的能力受到抑制,称为凝集抑制试验。

凝集抑制试验主要应用于鉴定存在于体液中的可溶性血型物质,利用这些血型物质可以结合相应抗体的性质,再用红细胞检测抗体是否被中和,以显示相应血型物质的存在。将被检标本与已知效价的试剂血清(抗体)一起孵育,如果存在相应可溶性抗原,就会与抗体结合,结合程度因被检标本中抗原活性强度的不同而异,即根据抗原活性不同,孵育后的血清抗体效价可能明显降低,亦可能轻度减少。

（一）唾液中可溶性 ABH 血型物质的检测

1.原理　大约78％的个体具有 Se 基因,其控制产生可溶性 ABH 抗原的分泌腺体,这些分泌的 ABH 抗原能够进入除脑脊液以外的所有体液中。因此,近80％的人体液中可检出 ABH 抗原物质,称为分泌型;20％的人体液中不存在 ABH 抗原物质,称为非分泌型。A 型分泌型人唾液中含有 A 型物质,B 型分泌型人唾液中含有 B 型物质,O 型分泌型人唾液中含有 H 型物质,AB 型分泌型人唾液中含有 A 及 B 型物质,H 物质在 A、B、O、AB 四型分泌型唾液中均存在,O 型人含量最多。

2.适用范围　最常用的是鉴定唾液中的 ABH 和 Lewis 抗原。常用于 ABO 血型鉴定的辅助试验。

3.方法　该试验需特别注意抑制物处理及抗体标化步骤,这是试验结果准确的先决条件。抑制物处理一般收集被检者漱口后自然流出的唾液 5~10mL,煮沸 10 min 除去其中的蛋白酶。抗体标化是将抗体通过倍比稀释,找出可凝集红细胞至(＋＋＋)的最高稀释度,并按该稀释度进行稀释。这一稀释度可明确显示抗体是否被中和,又能最大限度地显示从完全中和到完全不能中和的过程。例如血型物质被倍量稀释后,加入标化的抗体与之反应,就可以看到红细胞的凝集从(＋＋＋)~0 的明显变化过程。

如果试验要在几小时内完成,可将样品于 4℃冷藏。若试验不能在 1 天完成,需将标本保存于−20℃。冻存标本的活性可保持数年。

4.结果分析

（1）阴性对照管的凝集强度一般应为(＋＋＋)~(＋＋＋＋),阳性对照管凝集强度应为(－),盐水对照管凝集强度应大于相应的唾液测定管。

（2）在三排试管中任何一管红细胞不凝集,均表明被检唾液中存在相应的血型物质。

（3）确定唾液中有分泌型血型物质后,如果第一管中含有较高浓度的血型物质,能够完全中和加入的标化抗血清,致使加入的相应红细胞呈阴性反应,那么稀释后的效价管可导致红细胞出现凝集,出现血凝第一管的前一管唾液稀释倍数的倒数为该唾液中血型物质的凝集抑

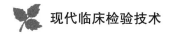

制效价。

（4）指示细胞与抗体发生凝集反应，说明唾液中不含相应抗原；指示细胞与抗体不发生凝集反应，说明唾液中含相应抗原；盐水对照管加入指示细胞，应与抗体结合出现凝集反应，若无凝集，则本次结果无效，需按上述步骤重新做试验。

5.注意事项

（1）用已知分泌型或非分泌型者的唾液做对照。检测 ABH 抗原时可使用鉴定为 Se 和 sese 人的唾液；检测 Lewis 抗原时，使用 Le(a＋b－)或 Le(a－b＋)人的唾液作为阳性对照，用 Le(a－b－)人的唾液作为阴性对照。

（2）若唾液在加热前没有先离心去除沉淀，则可以从任何可能存在的细胞释放 H 物质，导致非分泌型出现假阳性。

（3）应同时做盐水对照试验避免弱分泌型漏检，比较两者的凝集强度。

（4）抗血清应标准化校正后使用，否则易出现假阳性或假阴性。

（二）P1、I 等血型抗原凝集抑制试验

1.原理　当需要确定某些被检血清的抗体特异性时，可用已知血型物质辅助鉴定。如怀疑血清中含有抗－P1 时，可用商品化的 P1 血型物质来确认。

2.适用范围　用已知血型物质测定未知抗体的特异性。

3.实验方法

（1）抑制物制备

①P1 物质可从包虫囊液体和鸽或斑鸠的卵类黏蛋白中提取。首先冷冻包虫囊液体 72 小时，灭活包虫头节，再用缓冲液滴定确定优选效价，－20℃储存备用。

②I 物质可从人乳汁中获得。人乳汁煮沸 10 min 后离心，尽可能去掉脂肪，－20℃储存备用。

③Sdª 物质来源于豚鼠尿液。豚鼠尿液经缓冲盐溶液透析后，－20℃储存。

（2）方法：在 2 只标记好的试管各加 $50\mu L$ 待检血清，其中一管加等体积的血型物质，另外一管加等体积的生理盐水作为对照管，轻轻振摇试管，室温孵育 15 分钟。在两支试管中分别加入 $50\mu L$ 标化的试剂红细胞，静置 15 分钟，离心 15 秒，观察结果。试验同时设盐水对照（用盐水代替待检物质）、阳性对照（不加待检物质）和阴性对照（用已知阴性分泌型或非分泌型唾液）。

4.结果分析

（1）若对照管凝集而试验管无凝集，说明被检血清中含有该特异性抗体。

（2）若对照管和试验管都发生凝集，说明被检血清中无该特异性抗体或其浓度过高，血型物质仅部分中和其活性，或由于血清中存在其他抗体与试剂红细胞发生反应。

（3）若对照管和试验管均不发生凝集，说明被检血清中该特异性抗体浓度很低，加入相应血型物质或生理盐水使其稀释，导致凝集活性消失。

5.注意事项

（1）血清体积要足够进行抗体鉴定或相容性试验。

（2）若使用商品化试剂，抑制物和血清的比例严格按照说明书要求。

（三）其他组织中血型物质的检测

人体体液中的血型物质仅见于分泌型个体，而人体的血管内皮细胞、消化道组织切片均含有 ABH 抗原，与分泌状态无关。在人的毛发、骨骼、血管内皮、食管上皮、胃、空肠、阑尾、胆囊的黏膜上皮细胞、黏膜腺上皮及黏液腺体、肾小球血管及肾远曲小管上皮细胞、膀胱、输尿管、肾盂黏膜的移行上皮中均含有与红细胞相同的血型物质。因此可利用它们进行凝集抑制试验以鉴定 ABO、MN 等血型，此方法常见于司法鉴定及考古鉴定。

九、红细胞血型分子生物学检测

红细胞血型抗原的表达受基因调控，红细胞血型抗原表型的多样性是基因多态性的具体表现，通过对遗传物质的分析而间接推断出红细胞血型抗原表型的方法称为红细胞血型基因检测。随着分子生物学技术的发展，检测基因结构和突变的方法不断涌现，尤其是聚合酶链反应（polymerase chain reaction，PCR）技术问世后，各种与 PCR 相结合的检测技术进一步推动了基因研究的发展。分子生物学技术应用于红细胞血型的检测，使红细胞血型分析的技术飞跃到了一个崭新的阶段。

（一）红细胞血型分子生物学检测技术

利用 DNA 序列的特异性来间接区分等位基因这一基本方法，红细胞血型分子生物学检测的方法有多种，包括 PCR－序列特异性引物（PCR－sequence specific primer，PCR－SSP）、PCR－限制性片段长度多态性（PCR－restriction fragment length polymorphism，PCR－RFLP）、PCR－序列特异性寡核苷酸探针（PCR－sequence specific oligonucleotide probes，PCR－SSOP）、PCR－单链构象多态性（PCR－single strand conformation polymorphism，PCR－SSCP）、PCR－反向点杂交（PCR－reverse dot blot，PCR－RDB）、PCR－DNA 测序、基因芯片及 PCR 指纹图等。

1. PCR－SSP 即序列特异引物引导的 PCR 反应。根据不同类型核心序列关键几处碱基的差异设计一系列具有等位基因序列特异性的引物，从对应类型的核心序列起始扩增，直接扩增具有各种序列差异的等位基因特异性片段。由于该型核心序列是串联重复形式，引物可以与每一个核心序列结合，串联重复数不同的同一种核心序列距公共引物的距离不同，由此可以产生出大小不同的阶梯状扩增片段。这些 PCR 产物经电泳分离，银染显示，呈现为不同的阶梯状扩增片段图谱。如果目的基因多态性的序列清楚，对 PCR－SSP 产物进行分析便可判定样本的基因型。该方法具有操作简便、结果直观等优点。

2. PCR－SSOP 即序列特异性寡核苷酸探针引导的 PCR 反应。根据目的基因的突变或多态性设计、合成与等位基因互补的寡核苷酸探针，以放射性核素或者异羟基洋地黄毒苷元、辣根过氧化物酶等非放射性核素标记，与 PCR 产物即目的 DNA 片段杂交。如果目的DNA 与已知核苷酸序列并标记放射性核素或非放射性核素的探针互补（A－T、G－C），则两者结合，通过放射显影或酶底物显色，便可分析被检标本的突变或多态性。该方法操作简便，结果容易观察。

3. PCR－SSCP 即单链构象多态性 PCR。根据不同构象的等长 DNA 单链在中性聚丙烯酰胺凝胶中的电泳速度变化来检测基因变异。PCR 产物经热变性和甲酰胺处理后保持单

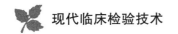

链状态并自身折叠形成具有一定空间结构的构象,相同长度的 DNA 单链基因其碱基序列不同,甚至单个碱基不同,会形成不同构象,在不含变性剂的中性聚丙烯酰胺凝胶中的电泳速度也不同。比较不同样本的 PCR－SSCP,可以分析基因的碱基缺失或碱基替换,也可以检测已知的点突变及未知点突变或新的点突变。如果将被检标本的 PCR－SSCP 图谱与一组已知 DNA 序列的等位基因标准品 SSCP 图谱比较,便可判定其基因型。该方法简便、快速、灵敏,不需要特殊的仪器。

4.PCR－RFLP　即限制性片段长度多态性 PCR。用 PCR 扩增目的 DNA,扩增产物再用特异性内切酶消化切割成不同大小的片段,直接在凝胶电泳上分辨。不同等位基因的限制性酶切位点分布不同,产生不同长度的 DNA 片段条带,从而分析被检标本的多态性。此项技术大大提高了目的 DNA 的含量和相对特异性,而且分型明确,重复性好。

5.PCR－RDB　即反向点杂交 PCR。其原理与 PCR－SSOP 基本相同,即通过寡核苷酸探针与 PCR 产物的杂交结果分析等位基因的多态性。与 PCR－SSOP 操作过程不同的是,先将一组等位基因探针固定在尼龙膜上,然后再将 PCR 产物与其杂交(即"反向"的含义)。PCR－RDB 的实验操作比 PCR－SSOP 简易。

6.PCR－DNA 测序　其原理简单来说就是 DNA 合成分为 4 组体系,每 1 组体系中除了 4 种普通的脱氧核糖核苷酸 dNTP 外,还分别加入少量某一种双脱氧核糖核苷酸 ddNTP。DNA 链不断合成和偶然终止,产生了一系列的 4 种长短不一的核苷酸链。由于在 4 组合成体系中,都有不同的一种 dNTP 被放射性核素标记过,4 组体系同时做聚丙烯酰胺电泳,放射自显影技术可分辨出合成的 DNA 序列中哪怕仅一个碱基的变异。用 4 种不同颜色的荧光标记,一个体系中就可以完成系列反应,最后以 4 种不同颜色的波峰表现出来。用荧光染料作为标记物安全、便于检测,具有操作简单、个体识别能力强、结果准确和直观的优点。

7.液相芯片法　又称悬浮点阵技术、xMAP(即灵活的多元分析平台)、多元流式荧光微球检测技术。液相芯片的反应体系主要由荧光微球、固定在荧光微球上的捕获分子、与捕获分子特异性结合的待检分子以及最后的报告分子组成。包被于微球上的捕获分子若为抗原或抗体,便可检测蛋白质;若包被核酸探针,便可检测核酸。液相芯片在生物检测及分析领域具有显著优势,具有通量大、敏感性高、特异性强、重复性好、灵活性大、应用范围广、方便、省时、经济的优点。

(二)分子生物学技术在红细胞血型检测中的应用

目前,血型分子生物学技术尚无法取代血型血清学方法,但是该技术已开辟了人类血型检测的新纪元,并将越来越多地应用于血型鉴定工作中。

1.疑难血型鉴定　红细胞血型鉴定正确是安全、有效输血的前提。由于血清学方法是通过检测血型抗原和抗体来确定,常规采用单克隆或多克隆抗体与红细胞凝集试验进行测定,疑难者再进行吸收放散试验、唾液定型等来判断,因而红细胞凝集强度的判断会因实验室条件不同和判断标准的掌握不一致而导致漏检或误判。同时由于血型血清学技术的局限性,致使一些疑难标本难以及时、准确的判定。在特殊情况下,如 ABO 亚型、RhD 变异体、红细胞被抗体致敏或多凝集、疾病干扰、血型特异性物质过高等血型不易鉴定时,基因分型是正确鉴定血型不可缺少的辅助手段。

2. 发现 ABO 血型新等位基因　如 ABO 血型等位基因 O61,ABO 血型新等位基因（B112、CisAB06）。

3. 对于 ABO 基因突变的研究　已有不少报道发现一些新的单核苷酸点突变,初步揭示出中国人群等位基因有着自己的特点。如汉族人群 A 型以 A102 占优势,未发现 O03 仍等位基因,而 O02(01)基因较为常见以及类孟买血型个体 FUT1 基因突变的发现。

4. 新生儿溶血病(HDFN)的辅助诊断　以母亲外周血细胞或血浆 DNA 预测胎儿血型,鉴定父亲 RhD 或 ABO 基因是纯合子或杂合子等能够预测新生儿溶血病的发生概率。

5. 某些疾病的病理研究　如探寻 Duffy 血型基因与间日疟原虫侵袭红细胞或 HLA－B27 与强直性脊椎炎关联的分子机制。

6. 法医个体识别　如血样表型同为 A 型时,一基因型为 AA,另一为 AO,则显示为非同一个体。

应用分子生物学技术,使血型分析更加精细,并发现了更多的血型多态性。分子生物学技术与传统的血清学技术比较,优点是试剂由化学合成、易于获得和标准化、取材容易、无须新鲜血样而仅需微量样品等,现已成为血清学方法的竞争者和互补者。对小量含 DNA 的任何组织样品,用分子生物学分型技术对红细胞抗原的基因型作鉴定,不受血清中自身抗体、意外抗体以及疾病影响,对保证安全输血有着重要意义。

第二节　白细胞抗原系统检测

人类白细胞抗原(HLA)具有重要的生物学作用和临床意义,进行 HLA 分型有助于了解其功能和临床应用。目前 HLA 分型技术已广泛应用于多个领域,如 HLA 群体遗传多态性、HLA 生物学功能、实体器官和造血干细胞移植供受者组织相容性配型、与某些疾病的关联、人类遗传进化、药物个性化选择、造血干细胞捐献者库等方面。随着研究的深入,经过多年的不断演变和发展,HLA 分型技术主要有血清学分型方法、细胞学分型方法、基因分型方法等。20 世纪 50 年代,HLA 研究初期主要采用血清学方法检测抗原,通过一系列的特异性抗体来指定 HLA 的多态性;随后在 1975 年第六届组织相容性协作会议上开始采用细胞学分型技术检测 HLA－D 抗原;20 世纪 90 年代,随着分子生物学技术的发展,逐步采用 HLA 基因分型方法。基因分型方法、血清学方法侧重点不同,血清学方法可检测抗原或抗体,而基因分型方法是检测其基因碱基核苷酸多态性的不同。实际应用中往往根据检测目的选择不同的方法,当侧重交叉配合和抗体筛选、确认(如实体器官移植等)时,则采用血清学技术;当侧重抗原的指定(如干细胞移植等)时,大多使用基因分型方法。

一、HLA 血清学检测

(一)HLA 抗原检测

检测 HLA 抗原的血清学分型方法是指用一系列已知的抗 HLA 标准分型血清来检测未知淋巴细胞表面的 HLA 抗原型别。HLA－Ⅰ类和Ⅱ类抗原均可以采用血清学方法检测,最常用和经典的血清学分型方法是 Terasaki 等建立的微量淋巴细胞毒试验。本节将重点介绍

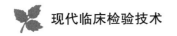

其原理以及影响因素。

1. 微量淋巴细胞毒试验　补体依赖的微量淋巴细胞毒试验(complement dependent microlymphocytotoxic technique)最早由美国加利福尼亚大学洛杉矶分校(University of California, Los Angeles, UCLA)的 Terasaki 等引入人类 HLA 的分型研究,是国际通用的标准方法。微量淋巴细胞毒试验方法基于抗原抗体反应,在抗原抗体免疫复合物的基础上,利用补体的作用破坏细胞膜,再利用染料或其他方法鉴定和区分死活细胞。

微量淋巴细胞毒试验的原理是个体的淋巴细胞膜表面可表达特有的 HLA 抗原,试验过程中将分离的淋巴细胞加入到 72 孔微孔反应板中,然后在不同的反应孔内加入不同特性的 HLA 分型血清,当淋巴细胞表面 HLA 抗原与分型血清特性相对应时,淋巴细胞膜上抗原与该抗体结合后形成抗原抗体复合物,在补体参与下可损伤淋巴细胞膜,导致膜通透性改变或细胞死亡;然后添加适当的染料(如曙红)染色后,通过观察细胞是否被染色来判断待测细胞是否损伤或死亡,进而可判断淋巴细胞表面是否存在相应的抗原,从而进行 HLA 抗原指定。当淋巴细胞表面 HLA 抗原与抗血清特性相对应时,则发生抗原抗体反应。在补体参与下该淋巴细胞膜被破坏,细胞染色后在显微镜下呈灰黑色,无折光性,细胞肿胀,体积变大,死亡细胞数与抗原抗体反应强度成正比。当淋巴细胞表面 HLA 抗原与抗血清特性不相对应时,则无抗原抗体反应。染料不能进入淋巴细胞,细胞基本保持原有的大小,在显微镜下因不被着色而明亮,折光性强。

微量淋巴细胞毒试验的准确性很大程度取决于抗血清的质量、淋巴细胞活性和操作者细胞观察判定经验。开展微量淋巴细胞毒实验应进行质量控制,每次须设置阴性和阳性对照;阳性对照死亡细胞应大于 80%,阴性对照死亡细胞应小于 2%,否则实验结果不可靠。一般在相差显微镜下可清楚区分死细胞和活细胞,而死细胞占全部细胞的百分比可以较准确反映出抗原抗体反应强度,常采用记分方法表示。通用的判断记分方法为 NIH 计分法,其判定标准为:未实验或无法读数时,记分为 0;死细胞百分比≤10% 时,记分为 1,表示阴性反应;死细胞百分比 11%～20% 时,记分为 2,表示阴性反应;死细胞百分比 21%～50% 时,记分为 4,表示可疑或弱阳性反应;死细胞百分比 51%～80% 时,记分为 6,表示阳性反应;死细胞百分比 >80% 时,记分为 8,表示强阳性反应。

2. HLA 抗血清的来源　开展微量淋巴细胞毒试验,首先应具备相应的 HLA 抗体血清。产生 HLA 抗体的途径主要有:①同种免疫刺激产生 HLA 同种抗体,常见免疫方式为多次妊娠、反复输血和同种器官移植等,为多克隆抗体。②HLA 抗原免疫刺激动物产生 HLA 异种抗体,该方法获取的抗体为多克隆抗体。③杂交瘤技术获得单克隆抗体,目前大多数分型血清为单克隆抗体。④人群存在的天然抗体。

3. 微量淋巴细胞毒试验的影响因素　微量淋巴细胞毒试验易受抗血清特性、淋巴细胞、反应温度和时间、补体特性和判定等方面的影响,从而影响其分型指定结果的准确性。

(1)HLA 抗血清

①抗血清的来源和抗体种类:早期大多通过人群筛选获取,为多克隆抗体,其存在明显的交叉反应。目前大多为单克隆抗体,其特异性有所提高。

②抗血清效价:抗血清需要有合适的效价,一般通过滴定方法选择最佳使用效价。抗体

效价较低,其反应结果难以判断,容易导致抗原指定错误;而抗体效价过高容易产生假阳性。造成抗血清效价降低的主要原因有多次冻融、运输过程温度不当、冻干过程活力受损和冻存时间偏长等。

③HLA抗血清特性:HLA抗血清存在剂量效应、协同效应和交叉反应,会干扰实验结果,影响实验结果重复性。

④HLA抗血清质量:纤维蛋白和其他杂质颗粒可以干扰试验结果判读,一般在制备血清反应板前通过高速离心方法去除。此外,抗血清应避免细菌污染。

(2)淋巴细胞

①淋巴细胞活性:分离出的淋巴细胞必须具有高活性,因此应尽量采用新鲜标本,活性下降易发生假阳性反应。常见活性下降的原因为保存和运输过程细胞悬液pH改变、剧烈摇动、标本处理不及时、标本不新鲜、人为损伤等。

②分离淋巴细胞纯度:分离出的淋巴细胞应具有高纯度,避免红细胞的污染。白血病患者分离淋巴细胞过程中可发生红细胞污染,红细胞污染严重时将造成判读的困难,常用8.3g/L氯化铵溶液处理破坏红细胞。

③淋巴细胞数量问题:抗原抗体反应有一定的最适比例,比例不当可引起抗原抗体反应的改变。淋巴细胞数量太少时,易造成假阳性;细胞数过多时,易造成假阴性。

④淋巴细胞上抗原表达异常:部分白血病或肿瘤患者HLA抗原可出现减弱甚至缺失,少数患者则可能出现抗原增多现象,这将引起HLA分型错误。此外个体携带无效等位基因时,虽然拥有相应的基因序列,但并不表达抗原。

(3)孵育时间和温度:孵育时间和温度对微量淋巴细胞毒试验有明显影响。孵育时间过长,可能使某些HLA抗血清表现出弱交叉反应、某些抗体的反应强度增加,从而产生假阳性反应。孵育时间不足,将使抗原抗体结合不足,部分抗体反应得不到显示,特别是弱抗体反应,将产生假阴性结果。研究证实,25℃时淋巴细胞和HLA抗体的相互作用比37℃更为敏感,因此孵育温度的范围以20~25℃最为适宜。

(4)补体活性:补体对淋巴细胞毒试验存在影响,试验前应先对补体进行预实验,确认最适补体方案,包括补体量和反应时间。其影响主要体现在:①补体具有天然细胞毒性或活性偏高,可能导致部分淋巴细胞在未形成相应的抗原抗体结合物情况下被误杀死,造成假阳性。②补体活性偏低,不能有效杀死发生抗原抗体结合反应的淋巴细胞,HLA抗原和抗体的结合反应未被充分显示,导致假阴性。

(5)染色和固定:试验前应先对曙红染料进行预试验,观察其对死细胞的染色效果。曙红溶液采用蒸馏水配制,为非等渗溶液,长时间染色将使活细胞死亡而着色,染色时间一般控制在2~10min。由于甲醛能使活细胞有更大的折光性,因此使用曙红染色时,一般配合使用甲醛固定反应结果。此外,部分实验室已采用新的染料(荧光染料等)替代曙红。

4.血清学抗原分型方法评价 血清学方法可以检测HLA-Ⅰ类和Ⅱ类抗原。检测HLA-Ⅰ类抗原相对容易,而检测HLA-Ⅱ类抗原需要分离和纯化B淋巴细胞;此外,HLA-DPB1、DQA1的抗原表达弱,很难采用血清学确定抗原型别。目前在实际工作中常用于检测HLA-A、B抗原。

血清学方法指定抗原易受多种因素影响。由于 HLA 抗血清具有交叉反应、弱反应以及额外反应等特性，单一特异性的 HLA 分型血清难以获取，具有活性淋巴细胞的分离和保存也需要一定的技术保障，因此 HLA 血清学分型相比分子诊断技术而言，其错误率相对较高。由于活性淋巴细胞的保存相对困难、高质量的单价 HLA 分型血清来源有限以及基因诊断技术的不断发展和完善，导致血清学方法已被基因诊断技术逐步取代。但应注意到血清学方法检测的是抗原，而基因分型检测的是碱基多态性，两者间存在区别。

此外，在人群中部分服等位基因存在不表达的现象，即个体拥有该等位基因序列但在相应的细胞表面并不表达其抗原，在 HLA 血清学分型过程中会出现某一座位上只能检测到一个抗原的情况，而基因分型存在两个不同等位基因。因此在检测过程中当出现血清学方法和基因分型不一致时，应考虑到可能存在无效等位基因。

（二）HLA 抗体检测

用于 HLA 抗体检测的方法有多种，可分为 2 大类：淋巴细胞毒方法和非淋巴细胞毒方法。常见的方法为淋巴细胞毒方法、流式细胞仪方法、ELISA 方法、Luminex 检测技术。以下主要介绍各种方法的基本原理和特性。

1. 补体依赖的淋巴细胞毒方法　补体依赖的淋巴细胞毒方法（complement dependent cytotoxicity，CDC）有多种，主要有微量淋巴细胞毒交叉配合试验和细胞板方法。补体依赖的淋巴细胞毒方法的原理是患者血清与供者淋巴细胞反应。当待检血清中无 HLA 抗体或抗体不能识别供者淋巴细胞表面相应 HLA 抗原时，则不发生抗原抗体反应，此时供者淋巴细胞为活细胞，染色后在显微镜下因不被着色而明亮，折光性强。当血清中存在的抗体能识别供者淋巴细胞相应 HLA 抗原时，则形成抗原抗体复合物，在补体参与下进而损伤细胞膜，导致细胞膜破损或细胞死亡，从而细胞膜通透性增加；细胞经染料染色后在显微镜下呈灰黑色，无折光性，细胞肿胀，体积变大。因此根据活细胞、死细胞数目比例，可以估计淋巴细胞毒的反应强度，依此可以判定受检者血清中是否存在 HLA 抗体以及抗体的强度。

微量淋巴细胞毒交叉配合试验属于经典的方法，可以检测血清中存在的 HLA－Ⅰ类、Ⅱ类抗体，包括 IgG 和 IgM 抗体，但敏感性较低。由于该方法利用补体特性来破坏细胞膜，只能检测补体结合的抗体，不能检测非补体依赖的抗体。此外该方法检测结果的准确性易受实验过程中的多种因素影响。

2. ELISA 方法　ELISA 方法（enzyme linked immunosorbent assay，ELISA）检测 HLA 抗体根据包被物和反应情况有两种情形，ELISA 技术可测定补体依赖的 HLA 抗体和非补体依赖的 HLA 抗体，根据包被的抗原不同可鉴定出 HLA－Ⅰ类或Ⅱ类抗体。

ELISA 方法第一种方式的基本原理是首先将抗 HLA－Ⅰ类（或Ⅱ类）单克隆抗体直接包被在酶联检测板孔上，并捕获可溶性 HLA 抗原后制成 ELISA 反应板，然后在反应孔内加入待检标本。当待检标本中存在 HLA 抗体时，则形成单克隆抗体－可溶性 HLA 抗原－HLA 抗体复合物，洗涤后再加入抗人 IgG 酶标记抗体，可形成单克隆抗体－抗原－待检抗体－酶标记抗体复合物，洗涤后加入酶显色反应体系，根据显色程度判定结果。当待检标本中无 HLA 抗体时，则不发生抗原抗体反应及后续反应，标本反应孔不显色；当待检标本中存在 HLA 抗体时，则发生抗原抗体反应和后续显色反应，标本反应孔呈现颜色，显色程度与抗体强度呈现一定的关系。因此根据反应孔最后显色的程度来判定标本是否存在 HLA 抗体以及强度情况。

ELISA 方法第二种方式的基本原理是首先将纯化的可溶性 HLA 抗原直接包被在 ELISA 板上,然后在反应孔内加入待测血清标本。如果待测血清中存在 HLA 抗体,则在相应的孔内发生抗原抗体反应,形成可溶性 HLA 抗原－HLA 抗体复合物;洗涤后加入酶标记的第二抗体,形成可溶性 HLA 抗原－HLA 抗体－酶标记抗体复合物;洗涤后加入酶显色反应体系,根据显色程度来判定结果。当待检标本中无 HLA 抗体时,标本反应孔不显色;当待检标本中存在 HLA 抗体时,标本反应孔呈现颜色,显色程度与抗体强度呈现一定的关系。由于其直接包被纯化的可溶性 HLA 抗原,因此可根据抗原包被的情况对抗体的特性进行分析。

3. 流式细胞术　流式细胞术(flow cytometry,FCM)可区分 IgG、IgM 类 HLA 抗体以及检测非补体依赖性抗体。其基本原理是以淋巴细胞作为靶细胞抗原,加入待测血后进行反应。如果待测血清中存在 HLA 抗体,可在淋巴细胞表面形成相应的抗原抗体复合物;洗涤后再加入荧光标记的第二抗体,则形成抗原－抗体－荧光标记抗体复合物;洗涤后经流式细胞仪测定淋巴细胞上的荧光值,依据淋巴细胞上荧光值大小判定是否存在 HLA 抗体。当待检标本中无 HLA 抗体时,淋巴细胞上不显示荧光;当待检标本中存在 HLA 抗体时,淋巴细胞上显示荧光,荧光值大小与抗体强度呈现一定的关系。该方法采用整个淋巴细胞作为靶细胞抗原,可能产生 5%～10% 的假阳性反应。根据荧光标记第二抗体的特性,可以检测所有的免疫球蛋白类型(IgG、IgM、IgA 等)。

4. Luminex 检测技术　Luminex 检测技术基本原理是以包被抗原的微球磁珠作为靶细胞,每种磁珠上包被一种抗原,多种磁珠可以在同一体系内反应,因此反应系统中可包含数种特异性抗原。当加入待测血清与磁珠孵育时,如果待测血清中存在 HLA 抗体,则包被不同 HLA 抗原的磁珠可以与相应的抗体结合,形成抗原－抗体复合物,洗涤后再加入荧光标记的抗人 IgG 抗体孵育,可形成抗原－抗体－荧光标记抗体复合物,洗涤后经 Luminex 仪测定微球磁珠上的荧光值并通过识别颜色区分磁珠种类,依据微球磁珠荧光值大小和每种磁珠的反应特性可判定 HLA 抗体的强度和特异性,该方法可区分 HLA－Ⅰ和 HLA－Ⅱ抗体,并可鉴定抗体的属性和强度。

5. 抗体检测方法的比较　上述 4 种方法中最早建立并应用于临床的是补体依赖的淋巴细胞毒方法,该方法采用淋巴细胞作为靶细胞抗原,检测敏感性最低,而且易受多种因素影响,操作费时而且人为判定,实验间的变异较大。

ELISA 方法有多种检测试剂,该方法采用抗原包被技术,操作上较为简便,实验结果变异较小,为实验室常见的一种方法。ELISA 方法能检测 HLA－Ⅰ和 HLA－Ⅱ抗体,可区分免疫球蛋白类型和较为准确的定量分析,目前大多为筛选试剂。

流式细胞术采用淋巴细胞作为靶细胞抗原,结合了荧光检测技术特点,敏感性较高,能进行较为准确的定量,但需要特殊设备,操作较繁琐。该方法检测所有的免疫球蛋白类型(IgG、IgM、IgA 等),能区分 HLA－Ⅰ和 HLA－Ⅱ抗体。

Luminex 检测技术结合了荧光流式细胞仪和免疫标记技术,该技术敏感性高、特异性好,可区分 HLA－Ⅰ和 HLA－Ⅱ抗体,并进行抗体强度的计算,而且可以指定 HLA 抗体的抗原

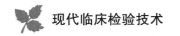

特性,目前大多数实验室采用该方法检测 HLA 抗体,但该技术需要特殊的设备、价格贵。

二、HLA 细胞学检测

通过血清学方法可以检测 HLA－A、B、C、DR 座位上的抗原,它们也称为 SD 抗原;而利用细胞学分型方法可指定 HLA－D 座位上的抗原,它们也称为 LD 抗原。在 HLA 研究发展过程中,曾利用细胞分型技术指定了多个 HLA－D、HLA－DP 抗原。但是由于分型细胞来源困难以及操作手续繁琐,而且指定偏差较大,目前采用细胞学分型方法指定 HLA 抗原应用不多。以下仅介绍混合细胞培养方法(mixed lymphocyte culture,MLC)、纯合分型细胞(homozygote typing cell,HTC)和预致敏淋巴细胞试验(primed lymphocyte test,PLT)的基本原理及其应用。

(一)混合淋巴细胞培养

混合淋巴细胞培养(MLC)或称混合淋巴细胞反应(MLR)是将两个无关个体功能正常的淋巴细胞在体外混合一起培养,由于两者的淋巴细胞膜上的组织相容性抗原不同,可互相刺激对方的 T 细胞发生增殖,导致对方的淋巴细胞分裂增殖和转化,其增殖反应强度与双方组织相容性抗原的差异程度成正比,两者相容性差异愈大,反应愈强烈。转化的淋巴母细胞表现为细胞体积增大,核内 DNA 和 RNA 合成增加等,可通过形态学方法计数转化的淋巴细胞百分数,也可通过测定激活的淋巴细胞摄取 DNA 合成前体物质的多少来判定。MLC 不仅用于 HLA－D 抗原分型,而且应用于实体器官移植前的快速相容性检测,它可以分为双向 MLC 和单向 MLC。

在双向 MLC 中,双方的淋巴细胞互相刺激而增生、转化,即双方的淋巴细胞既是刺激细胞,又是反应细胞;如果它们的抗原相同或相容,则刺激作用很小,细胞无变化;反之,如双方抗原不相容,则刺激作用就大,细胞被活化并产生增殖。在单向 MLC 中,将一方的淋巴细胞用 X 线照射或用丝裂霉素 C 处理,使其丧失增殖反应能力而仍保留其抗原刺激效应,此时的 MLC 只有一方淋巴细胞发生增殖反应,故可了解单一个体淋巴细胞的刺激强度和应答程度。

(二)纯合细胞分型方法

HTC 的基本原理是用已知 HLA－Dw 型别的经灭活的纯合子细胞作为刺激细胞,而待检细胞作为反应细胞,这两种细胞进行单向混合淋巴细胞培养。若不发生或仅发生弱的增殖反应,表明受检细胞具有与纯合子分型细胞相同的 HLA－Dw 型别,它可能为特定 HLA－Dw 型的纯合子或杂合子;而发生增殖反应,表明受检细胞不具有与纯合子细胞拥有的 HLA－Dw 型别。因此该方法也称为阴性分型。

(三)预致敏淋巴细胞试验

预致敏淋巴细胞(primed lymphocyte,PL)是一种仅对一种单体型具有识别增殖能力,而处于静止状态的小淋巴细胞。它作为应答细胞参与了初次 MLC 反应,经过增殖后又回到小淋巴细胞;当这种细胞遇到相应抗原刺激后,可迅速发生淋巴细胞转化和增殖。PIT 试验是将此种细胞作为已知的分型细胞,试验时将待检淋巴细胞处理作为刺激细胞,分别与一系列的预致敏淋巴细胞进行单向 MLC,如果待检细胞与预致敏淋巴细胞预先识别的抗原相同,预致敏淋巴细胞会迅速增殖。因预致敏淋巴细胞分型试验是用阳性反应作为判定标准,故 PLT

试验又称为阳性分型法。

三、HLA 分子生物学检测

HLA 基因分型技术已得到广泛的应用,目前主要方法为 PCR 序列特异性引物(PCR－SSP)、PCR 序列特异性寡核苷酸探针(PCR－SSOP)、Luminex 检测技术、基因芯片、PCR－核苷酸序列测定(PCR－sequence－based typing,PCR－SBT)等。早期 HLA 基因分型曾采用 PCR－限制性片段长度多态性(PCR－RFLP)和参比链介导的构象分析(reference strand mediated conformation analysis,RSCA)方法,现基本已淘汰。需要注意的是,HLA 基因分型检测的是个体 HLA 座位上等位基因的核苷酸序列情况,其指定的是核苷酸序列的差异;而 HLA 血清学技术和细胞分型技术检测的是 HLA 座位上的抗原情况。

(一)HLA 的分子生物学检测方法

1. PCR 序列特异性引物　PCR 序列特异性引物方法的原理是根据编等位基因核苷酸碱基序列的差异性,设计出一系列特异性引物,引物 3'端最后一个碱基是否与其等位基因 DNA 模板配对起决定作用。若引物的 3'端最后一个碱基设计在各等位基因特异性有差异的碱基序列上,则可直接扩增出有序列差异的等位基因特异性片段,通过琼脂糖电泳直接判断有无扩增产物来确认基因的多态性,根据多对引物扩增的结果可以指定 HLA 基因型。

该方法操作简单、快速、耗时较短,结果判断简便,适合小批量标本,一般在 3 小时内可取得分型结果。但是由于特异性引物有限以及实验条件的影响,特别是为了操作的方便将所有反应体系设置在同一扩增条件下进行,将可能出现假阳性带或漏带现象;同时某些罕见的 HLA 等位基因难以用此方法检出,导致错误结果。该方法被大多数实验室选择接受,有低分辨和高分辨分型试剂,为实验室常用的方法之一。

2. PCR 序列特异性寡核苷酸探针　PCR 序列特异性寡核苷酸探针的原理是利用核酸互补的杂交技术。它首先采用特异性引物对目的 DNA 片段进行扩增,然后将 PCR 扩增产物与已知序列特异性探针进行杂交,洗涤后在反应体系中(扩增引物或探针上已进行适当标记)加入酶促反应体系或显色(影)溶液进行显色,当扩增片段与探针不互补时,在该探针位置无颜色显示;当基因片段与探针互补时,可形成特异性互补链,因此在该探针位置可显示颜色;根据显色可以判定待测片段是否与探针互补,从而推测其碱基特性,进而根据多个探针杂交信号结果进行 HLA 分型。目前 PCR－SSOP 方法大多被 Luminex 技术替代。

3. Luminex 检测技术　Luminex 检测技术的原理是利用核酸互补的杂交技术,采用的结合载体为特定微球磁珠。首先在微球磁珠上固定已知序列特异性探针,每一种微球磁珠上只有一种探针,由于每一种微球磁珠上标记的颜色比例不同,在 Luminex 检测仪红色激光束下可识别每一种微球磁珠,从而有效识别探针种类。然后利用标记的特异性引物对目的 DNA 片段进行扩增,将标记的 PCR 扩增产物与多种微球磁珠在同一孔内进行特异性杂交,洗涤后再加入荧光显色剂,利用 Luminex 检测仪绿色激光束检测杂交信号,红色激光束区分探针的种类。当扩增基因片段与探针不互补时,在微球磁珠上无荧光显示;当扩增基因片段与探针互补时,该微球磁珠上有荧光显示;根据荧光值强度大小可以判定待测片段是否与探针互补,从而推测其碱基特性,进而根据多个探针杂交信号结果进行 HLA 分型指定。

Luminex 检测技术灵敏度非常高,在 96 孔微板上检测,实现了所有探针的杂交于液相条件下在同一个孔内进行,而且采用微球磁珠作为载体,具有高通量、快速、简便、可靠的优点,是目前实验室中最常见的方法之一。

4.基因芯片技术 基因芯片(gene chip)技术原理是根据核酸互补的杂交技术,并结合激光共聚焦荧光检测系统特性。首先在特定载体(玻璃、硅等)上高密度有序地排列特定寡核苷酸片段作为探针,然后对待检标本 HLA 基因片段进行扩增并荧光标记,再将待测的标记过的 HLA 基因片段与特定探针进行特异性杂交。当基因片段与探针不互补时,在该探针位置无荧光显示;当基因片段与探针互补时,可形成特异性互补链,因此在该探针位置可显示荧光;通过激光共聚焦荧光检测系统对芯片进行扫描,并配以计算机系统对每一个探针上的荧光信号进行检测,根据荧光值强度大小可以判定待测片段是否与探针互补,从而推测其碱基特性,进而根据多个探针杂交信号结果进行 HLA 分型指定。HLA 基因芯片能够一次进行大量靶基因的杂交检测,具有快速、高效、高通量、性能稳定、重复性好等特点,但是 HLA 基因芯片分型技术存在信号检测区分能力不足、方法有待标准化等问题。

5.核苷酸序列测定法 核苷酸序列测定法(PCR-SBT)的原理是通过扩增目的 DNA 片段,采用双向测序引物利用经典双脱氧测序方法对扩增片段进行测序分析,根据测序序列中 HLA 等位基因核苷酸多态性位点碱基情况,结合软件分析与已知可能的等位基因的序列进行比较,从而指定 HLA 等位基因型别。该方法是直接检测基因的核苷酸序列,属于高分辨方法,结果准确性最高,但是需要特殊的仪器设备,耗时较长,价格较贵,而且直接双链测序过程中存在模棱两可基因型结果,这在实际分型中应引起重视,避免指定错误。值得注意的是,PCR-SBT 技术正在引进新一代测序平台,它们与双脱氧测序方法明显不同,可得到单链等位基因序列。

6.新一代测序技术 新一代测序(next generation sequencing,NGS)技术具有超高速、高通量、低成本和高效益等优点,目前市场上有多种技术平台,其测序原理上存在差异。近年 NGS 已应用于 HLA 分型,其关键在于如何系统建立好 HLA 位点的 DNA 文库,而后续的片段扩增和测序步骤则取决于所用的技术平台,不同平台原理和操作过程存在差异。NGS 技术可用于 HLA-Ⅰ和 HLA-Ⅱ位点分型,为单链测序结果,可有效解决经典双链测序存在的模糊指定问题。由于 HLA 的高度多态性以及 NGS 技术本身的特性,目前 NGS 进行 HLA 分型可存在一定的偏差,但其显示了良好的应用前景。

(二)HLA 常见基因分型方法比较

HLA 基因分型准确率高,其分型错误率远低于血清学方法和细胞学分型方法。它具有如下优点:所需血样少、不需要新鲜标本,标本可长期保存和远程运输;分型试剂来源基本不受限制,可大量制备;实验重复性好。有关 HLA 基因分型的方法很多,但是在日常 HLA 分型工作中常见的方法主要为 PCR-SSP、PCR-SSOP、Luminex 检测技术、PCR-SBT、基因芯片等。常见方法的比较见表 1-2。不同的实验室可根据自身实际情况选择相应的分型方法,但是不论何种方法都需要进行质量控制,以保证分型结果的准确可靠。

表1－2　基因分型方法比较

参数	PCR－SSP	PCR－SSOP	Luminex 检测技术	PCR－SBT	基因芯片
分辨能力	低、高分辨	中、低分辨	中、高分辨	高分辨	中、低分辨
检测时间	试验时间最短	试验时间较长	试验时间较长	试验时间最长	试验时间较长
检测操作	操作最简单	操作较复杂	操作较复杂	操作复杂	操作较复杂
检测过程	PCR 扩增＋电泳	PCR 扩增＋杂交反应＋检测	PCR 扩增＋杂交反应＋检测	PCR 扩增＋测序反应＋测序	PCR 扩增＋杂交反应＋检测
检测通量	低通量	中通量	高通量	中通量	高通量
检测成本	较低	较低	较低	较高	较低
结果判定	容易判断	较复杂	较复杂，需要特殊分析软件	较复杂，需要特殊分析软件	较复杂，需要特殊分析软件
结果准确性	较准确，可能出现漏带或假阳性条带现象	较准确，部分探针易出现干扰	较准确，受探针数量的影响	最准确，用于新等位基因确认	较准确，可能受信号干扰
常用设备	PCR 仪	PCR 仪 ＋ 杂交设备	PCR 仪 ＋ Luminex	PCR 仪＋测序仪	PCR 仪＋杂交设备＋读数设备

（三）HLA 高分辨分型中模棱两可结果的原因及其对策

模棱两可的基因型结果是指在基因分型过程中，标本指定结果形式中存在一种以上的 HLA 等位基因组合方式，如采用测序方法检测某标本 HLA－B 位点可得到 HLA－B＊46：01：01＋B＊58：02 或 B＊46：09＋B＊58：06 组合，因此无法进行唯一的指定。

1.模棱两可结果产生的原因

（1）PCR－SSP 中的模棱两可结果：HLA 基因分型中，一般针对同一座位上不同等位基因碱基多态性位点设计 PCR－SSP 引物，但设计的引物特异性可针对单一或多个等位基因。前者只扩增某特定的单一等位基因，而后者可扩增数个等位基因。尽管 PCR－SSP 常采用不同引物进行组合方式来指定或排除某个等位基因，但是由于等位基因数量较多而且引物大多针对多个等位基因，因此 PCR－SSP 方法可产生一定的模棱两可分型结果。

（2）PCR－SSOP 中的模棱两可结果：PCR－SSOP 方法中探针的互补序列是否是单一等位基因特有或多个等位基因所共有将决定其特异性。部分探针只与某一等位基因序列互补杂交，当标本与该探针杂交时呈现阳性反应，即可明确无误地指定相应特定等位基因。但是绝大多数探针能够与多种等位基因序列互补杂交，因此无法单纯依靠这种探针进行等位基因指定。PCR－SSOP 中常采用探针反应格局表通过数理逻辑关系进行指定，但是由于大量探针往往针对多个等位基因，因此将产生错综复杂的杂交格局，导致产生模棱两可的分型结果。

（3）PCR－SBT 中的模棱两可结果：PCR－SBT 直接测序反应得到的序列是两个等位基因序列的组合，某些情况下并不能完全区分等位基因而存在模棱两可的结果，主要表现为测序分析获得的序列与多种等位基因的组合序列完全匹配。有 3 种情况可能引起模棱两可的结果：①不能指定单一等位基因，测序区域未包括这些等位基因核苷酸的区分点，因此可以通过扩增其他区域的序列进行解决。目前 HLA－Ⅰ类基因 PCR－SBT 分型大多测定为第 2、3 和 4 外显子，当等位基因序列区分区域在其他外显子时，则难以区分，如 4＊74：01 和 4＊74：02 在第 2～4 外显子序列完全相同，但在第 1 号外显子存在差别（第 67 位）。②大多数等位基因未测定全部外显子序列，如 HLA－A＊02：08、HLA－A＊03：06 缺乏第 4 外显子序列，解决方法是完善这些等位基因相应的未测定区域。③多种等位基因组合在测序区域内具有相同的杂合序列，如 DRB1＊03：01：01G＋DRB1＊13：32、DRB1＊03：06＋DRB1＊13：93 和 DRB1＊03：12＋DRB1＊13：40 的组合在 2 号外显子表现为完全相同的杂合序列。

2.模棱两可结果区分的策略　HLA 分型方法产生模棱两可结果后不能得到明确的 HLA 分型结果，对于模棱两可的结果可以通过以下方法加以区分和指定：(1)常见及确认等位基因原则(common alleles and well documented alleles，CWD)。(2)结合多种方法结果进行综合判断，利用不同方法的互补作用，从而指定 HLA 基因型。(3)改用其他厂家的试剂，由于每一个厂家探针或引物的组合不同，改用其他厂家试剂也许可以区分。(4)增加测序的范围或杂交的探针数。(5)采用单链 DNA 抽提技术。(6)采用单链扩增技术，首先采用型或组特异性引物扩增某些特定等位基因，然后再将不同等位基因进行区分。(7)采用组特异性测序引物技术。(8)克隆转染后形成单链后检测。以下介绍 4 种常见的解决模棱两可结果的方法。

(1)CWD 原则：2007 年美国组织相容和免疫遗传协会(American Society for Histocompatibility and Immunogenetics，ASHI)成立了一个专门委员会，提出常见及确认等位基因原则(CWD 表)。目前将 HLA 等位基因定义为 3 大类：常见等位基因(common alleles)、确认等位基因(well－documented alleles)、罕见等位基因(rare alleles)。常见等位基因是指那些在任何参考群体中频率大于 0.001 的等位基因。确认等位基因是那些至少在 5 个独立非亲缘个体中或者 3 个独立非亲缘个体中并伴有特定的单体型被检测到的等位基因，而在人群中尚无准确的频率。罕见等位基因是除常见等位基因和确认等位基因以外的所有等位基因，它们的频率很低，可能不会在一个显著大的由非亲缘个体组成的群体中被再次发现，常仅被提交的实验室发现。CWD 原则分型中将常见等位基因和确认等位基因合并为 CWD，当模棱两可的等位基因组合中出现 CWD 等位基因可能需要进一步区分，而出现罕见等位基因组合其临床分型中实际意义有限可予以排除。

CWD 原则依据数理统计分析，对于解决 HLA 高分辨分型中模棱两可的等位基因组合具有指导意义。该方法操作简单，主要依据现有分型结果和原则进行选择判定，从而可节约分型时间和减少工作量，为目前实验室较常用的一种 HLA 高分辨指定方法。但由于采用统计学原则估算，存在较少概率指定错误的可能。

(2)单链 DNA 抽提技术：该技术原理是首先根据等位基因序列设计生物素标记的特异性探针，然后探针与标本基因组 DNA 进行杂交反应，杂交后将形成单一等位基因 DNA/特异性探针复合物，然后加入链亲和素标记磁珠，将形成单一等位基因 DNA/特异性探针/磁珠复合物，洗涤后溶液中只含有单一等位基因 DNA/特异性探针/磁珠复合物，从而有效将个体两个等位基因进行分离。单链 DNA 抽提技术将得到单一等位基因 DNA，因此通过该技术抽提 DNA 后再进行 HLA 基因分型将可直接检测个体特定的某个等位基因，从而解决 HLA 直接测序中模棱两可结果,提高组织配型的能力和准确性。如 HLA－B＊46：01：01G＋B＊58：02 和 B＊46：09＋B＊58：06 组合,可选择针对 HLA－B＊46 或 HLA－B＊58 的探针进行抽提,将分别得到只含有或等位基因的 DNA,然后再进行基因分型。该技术操作较为简单,但针对不同等位基因需要选择特定的探针,未得到广泛应用,可用于确认新等位基因或特定的鉴别试验。

(3)单链扩增技术:该技术原理类似于 PCR－SSP。通过选择合适的引物对扩增后,可有效将个体两个等位基因分别进行扩增而不干扰,从而达到单一等位基因的分离效果。如 HLA－B＊46：01：01G＋02 和 B＊46：09＋B＊58：06 组合,可选择针对 HLA－B＊46 和 HLA－B＊58 的引物分别进行扩增,扩增后将得到 HLA－B＊46 和 HLA－B＊58 的扩增片段,再进行序列分析从而指定等位基因。该技术相对简单,常用于新位点的确认,但由于 HLA 高度复杂性,其设计的引物对较多,部分等位基因需要采用两次扩增技术才能有效区分。

(4)组特异性测序引物技术:该技术原理是利用特异性引物进行测序反应,在基因组 DNA 双链扩增后的测序过程中,利用 HLA 等位基因的核苷酸碱基序列的差异性,选择和设计一系列特异性的测序引物,该引物 3′端在测序反应中只能与某一个等位基因的序列互补,因此采用该引物进行测序反应将得到与引物序列互补的某个特定等位基因的序列,从而实现对单一等位基因的测序分析。如 HLA－B＊46：01：01G＋B＊58：02 和 B＊46：09＋B＊58：06 组合,可选择针对 HLA－B＊6 和 HLA－B＊58 的测序引物分别进行测序反应,测序反应后将分别得到针对 HLA－B＊6 和 HLA－B＊58 的测序片段,再进行序列分析从而指定等位基因。

四、粒细胞抗原抗体检测

(一)粒细胞抗原、抗体检测血清学诊断方法

血清学鉴定粒细胞抗原或抗体的方法主要有粒细胞凝集试验(granulocyte agglutination test,GAT)、粒细胞免疫荧光试验(granulocyte immunofluorescence test,GIFT)、流式细胞技术、单克隆抗体粒细胞抗原捕获试验(monoclonal antibody immobilization of granulocyte antigen,MAIGA)和 ELISA 等方法。

1.粒细胞凝集试验　GAT 方法利用密度梯度分离出新鲜的粒细胞,然后在 Terasaki 微量板上进行实验。待测粒细胞与标准抗血清反应后或标准粒细胞与待检血清反应后在显微镜下观察粒细胞凝集情况,依据细胞凝集情况来判定抗原或抗体的特性。该方法为早期建立的方法,操作简单,但该方法灵敏度、特异性都不高。HLA 抗体和某些高滴度的免疫复合物可导致假阳性结果,引起实验结果的偏差,现实验室已较少使用。

2.粒细胞免疫荧光试验　GIFT 可分为直接法和间接法。直接法一般用于检测粒细胞抗原,其原理为荧光标记的粒细胞抗体与待检粒细胞反应,当有相应的抗原存在时可形成抗原抗体反应,通过荧光显微镜检测荧光的情况,从而判定是否存在相应的粒细胞抗原。

间接法可用于检测粒细胞抗体或抗原。下面以检测抗体为例阐述其原理。首先分离出新鲜的粒细胞,经多聚甲醛固定后与待检血清反应。若存在相应抗体时可形成抗原抗体结合

物,洗涤后再加入荧光标记的抗人 IgG 反应。若待检血清中存在相应抗体,可继续形成抗原－抗体－荧光标记抗人 IgG 结合物,再次洗涤后通过荧光显微镜检测荧光的情况,从而判定是否存在相应的粒细胞抗体。该方法为早期实验方法之一,其敏感性、特异性均优于 GAT 法,但需要荧光显微镜,实验干扰因素较多。该方法现一般采用流式细胞计数仪取代荧光显微镜。

3. 流式细胞术　流式细胞术可用于检测粒细胞抗原或抗体。下面以抗体检测为例阐述其原理。首先通过密度梯度离心获取随机供者粒细胞(应尽可能覆盖全部 HNA 抗原),然后将粒细胞与待检血清进行反应。若存在相应抗体时可形成抗原抗体结合物,洗涤后再加入荧光标记的抗人 IgG－Fc、IgM－Fc 反应。若待检测血清中存在相应抗体时,可继续形成抗原－待检抗体－荧光标记抗人 Ig 结合物,洗涤后经多聚甲醛固定通过流式细胞计数仪检测荧光的情况,从而判定是否存在相应的粒细胞抗体。该方法敏感性、特异性较好,为大多数实验室常用的方法。

4. 单克隆抗体粒细胞抗原捕获试验　MAIGA 方法的基本原理是分离获取的粒细胞,经多聚甲醛固定后与待检血清反应,若存在相应抗体时可形成抗原－抗体复合物,然后再加入特定的单克隆抗体,形成单克隆抗体－抗原－抗体三联复合物。然后将细胞裂解离心后获取上清液(含三联复合物),将其加入到包被特定抗体(针对单克隆抗体特性)的 ELISA 板微孔内反应,使特定的三联复合物结合到孔内形成包被抗体－单克隆抗体－粒细胞抗原－待测抗体复合物,洗涤后再加入酶标记的抗人 IgG 抗体形成包被抗体－单克隆抗体－粒细胞抗原－待测抗体－酶标抗体复合物,加显色剂进行比色分析,根据显色程度判定是否存在抗体。MAIGA 方法灵敏度和特异性较好,由于采用单克隆抗体,可以有效区分 HNA 抗体种类,为目前 HNA 抗体特性鉴定常用的方法。

5. ELISA 方法　ELISA 方法原理为首先在特异性单克隆抗体包被的微板上,然后加入粒细胞抗原和待检血清反应,当存在相应的抗体后可形成包被抗体－抗原－待测抗体复合物,再加入酶标记的抗人 IgG 形成包被抗体－抗原－待测抗体－酶标抗体复合物,加显色剂进行比色分析,根据显色程度判断抗体的有无和强度。ELISA 方法敏感性和特异性较好。

6. 血清学方法评价　血清学方法检测粒细胞抗原的准确性与采用抗血清的质量密切相关,抗血清应具有较高效价、特异性好、覆盖相应的全部 HNA 抗原系统。而检测粒细胞抗体时,其制备的粒细胞应尽可能覆盖 HNA 系统不同抗原谱,同时应考虑该方法能检测 HNA－1、HNA－3、HNA－4 和 HNA－5 系统的免疫抗体,可以鉴定和区分 HNA 和 HLA 抗体,能区分多种 HNA 抗体并存的情况,并可以检测和区分细胞毒和非细胞毒性的抗体。

目前血清学方法大多操作过程相对繁琐、耗时,而且要求标本新鲜,一般控制在 24 h 内,以便粒细胞具有一定的生物活性。整个实验过程需要分离粒细胞,而且要求分离的粒细胞有较高的纯度,无红细胞污染。GAT 是最早应用的方法,由于灵敏度、特异性都不高,一般不再使用。GIFT 现大多采用流式细胞计数仪检测最后的荧光强度,该方法敏感性、特异性较好,是目前实验室常用的一种方法。MAIGA 方法灵敏度和特异性较好,常用于 HNA 抗体特性鉴定。ELISA 方法灵敏度和特异性较好,其特异性取决于包被情况。

（二）HNA 系统基因分型技术

HNA－1、HNA－2、HNA－3、HNA－4 和 HNA－5 系统的分子机制已经阐明，HNA 系统抗原的差异为单核苷酸多态性（SNP）引起，因此理论上能够区分 SNP 的方法均可应用 HNA 基因分型。根据目前 HNA 研究进展情况，基因分型方法主要有 PCR－RFLP、PCR－SSP、PCR－SBT 和多重 SNaPshot 等。

1. PCR－限制性片段长度多态性（PCR－RFLP）　PCR－RFLP 的基本原理是用 PCR 扩增 HNA 系统基因的目的 DNA 片段，扩增产物采用合适的特异性限制性内切酶消化切割成不同大小片段，直接电泳后进行分辨。由于 HNA 不同等位基因的限制性酶切位点分布不同，将产生不同长度、不同数目的 DNA 片段，经电泳紫外照射成像或染色后可出现不同的 DNA 条带型，从而进行 HNA 的分型。

该方法为较早应用的 HNA 分子诊断技术，PCR－RFLP 方法简便，分型时间较短，已成功用于 HNA－4a 和 HNA－5a 的分型。但是该方法需要特异性的内切酶，存在消化不完全引起实验失败或错误的可能，而且由于部分 HNA 系统的多态性位点周围碱基序列无法选择到合适的限制性内切酶进行实验，因此并非所有 HNA 系统多态性均可利用 PCR－RFLP 进行基因分型。

2. PCR－序列特异性引物（PCR－SSP）　PCR－SSP 为实验室最常用的分子诊断方法，具有方法简便、快速的优点，其成本较低。早期建立的方法主要针对 HNA－1、HNA－4、HNA－5 系统，并采用该方法获取了大量不同人群 HNA 多态性分布的数据。近年来随着 HNA－2 和 HNA－3 系统分子机制的阐明，已有文献报道 HNA－1、HNA－3、HNA－4 和 HNA－5 系统基因分型的 PCR－SSP 方法。但是应注意到 PCR－SSP 方法中，扩增引物 3 端最后一个碱基决定扩增特异性，而其扩增特异性与 PCR 扩增参数和反应条件有关。因此 PCR－SSP 方法中可能会出现假阳性或假阴性扩增，特别是自行设计引物开展 HNA 实验中，应优化有关的扩增参数和反应条件，采取相应的标准品进行验证。

3. PCR－核苷酸序列测定（PCR－SBT）　PCR－SBT 方法直接检测 HNA 基因的核苷酸序列，分型结果最准确，由于其对特定区域的碱基进行序列测定，因此可以发现测定区域内碱基突变的情况，可以识别新的突变点，但是 PCR－SBT 需要特殊的 DNA 测序设备，实验耗时较长，而且费用相对较高。由于编码 HNA－1 系统的基因为编码 FcγRⅢa 的 FCGR3A 基因与 FCGR3B 高度同源，因此实验设计引物中应考虑到 FCGR3A 的干扰，选择合适的碱基点进行设计。目前 PCR－SBT 测序方法已应用于 HNA－1、HNA－3、HNA－4 和 HNA－5 系统基因分型。

4. 多重 SNaPshot 技术　SNaPshot SNP 分型是一种以单碱基延伸原理为基础，同时利用多重 PCR 对多个已知 SNP 位点进行遗传分型的方法。其首先通过多重 PCR 反应体系获得多个 SNP 位点的 PCR 产物模板，然后在含有测序酶、四种荧光标记的 ddNTP、紧挨多态位点 5 端的不同长度延伸引物和 PCR 产物模板的反应体系中，引物延伸一个碱基即终止，经测序仪电泳后，根据峰的颜色可知掺入的碱基种类，从而确定该样本的基因型，根据峰移动的胶位置确定该延伸产物对应的 SNP 位点。

SNaPshot 为中等通量 SNP 分型技术，可以在同一体系中实现多个 SNP 位点检测，其分

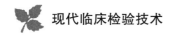

型结果准确,准确度仅亚于 PCR－SBT 方法,但检测费用较 PCR－SBT 明显降低,也需要特殊的 DNA 测序设备。由于该系统可同步实现多个 SNP 位点检测,因此可以在同一体系中检测 HNA－1、HNA－3、HNA－4 和 HNA－5 系统等位基因,从而减少基因检测工作量,实现中等通量基因分型。该方法目前已成功应用于多个红细胞血型系统的基因分型,对于 HNA 系统基因正处于研究阶段。

5.方法学比较分析 目前 HNA 似基因分型方法可有效区分 HNA－1、HNA－3、HNA－4 和 HNA－5 系统,而且采用基因诊断技术获得了部分人群 HNA 遗传分布数据,但是每种 HNA 基因分型方法的特点和应用价值不同,其方法特点比较见表 1－3,目前大多数实验室最常用的方法是 PCR－SSP。

表 1－3　HNA 基因分型方法特性比较

参数	PGR－RFLP	PCR－SSP	PCR－SBT	多重 SNaPshot 技术
操作难易程度	操作简单	操作最简便	操作较复杂	操作较复杂
检测过程	PCR 扩增＋酶切＋电泳	PCR 扩增＋电泳	PCR 扩增＋测序反应＋测序电泳	多重 PCR 扩增＋测序反应＋测序电泳
检测时间	实验时间较长	实验时间最短	实验时间较长	实验时间较长
结果判定难易程度	容易判断	容易判断	较复杂,需要特殊分析软件	较复杂,需要特殊分析软件
结果准确性	较准确,易受酶切效果影响	较准确,易受扩增条件的影响	最准确,可发现新的突变点	较准确,仅次于 PCR－SBT 方法
标本检测能力	适合于单个标本检测,低通量标本检测	适合于单个标本检测,低通量标本检测	适合于单个标本检测,低通量标本检测	适合于单个标本检测,中通量标本检测
设备要求	PCR 仪	PCR 仪	PCR 仪＋测序仪	PCR 仪＋测序仪

第三节　血小板血型检测技术

血小板抗体的实验室检测为协助临床诊断血小板血型抗原引起的同种免疫反应提供了重要依据。国际输血协会血小板免疫学工作组推荐使用多种方法进行血小板抗体的检测,包括使用糖蛋白特异性检测方法、使用完整血小板的检测方法以及 HPA 基因分型的方法,以便建立一套完善的体系进行血小板血型抗原和抗体的鉴定。

一、血清学检测

血小板血型血清学检测包括血小板抗原鉴定、抗体筛查和鉴定以及交叉配血。但是血小板血型血清学检测发展缓慢,主要是由于缺乏能推广使用的单克隆抗体以及行之有效的抗原抗体反应检测技术。以下介绍目前国内外常用的血小板血清学检测方法。

（一）固相红细胞吸附技术

固相红细胞吸附技术（solid phase red blood cell adherence assay，SPRCA）是使用未裂解的完整血小板，广泛用于血小板抗体（HLA 和 HPA）检测和交叉配合试验，也可用于血小板抗原鉴定以及血小板自身和药物依赖性抗体检测。简易致敏红细胞血小板血清学技术（simplified sensitized erythrocyte platelet serology assay，SEPSA）和单克隆抗体固相血小板抗体试验（monoclonal antibody solid phase platelet antibody test，MASPAT）均属于这一技术，现以 SEPSA 为例进行介绍。

1. 血小板抗体检测　将血小板固相包被在微孔中，再与患者血清孵育洗涤后加入抗人 IgG 多抗和人 IgG 致敏的指示红细胞，静置或离心，肉眼判读结果（图 1－1）。如果患者血清中存在抗体，那么红细胞将在微孔底形成单层，判为阳性；否则指示红细胞将在微孔中央形成紧密的细胞扣，判为阴性。由于氯喹或酸可以破坏血小板表面的 HLA 抗原，故血小板经氯喹或酸预处理，则可区分抗－HPA 和抗－HLA；同时结合已知抗原特异性的血小板谱，可判断患者血清抗体特异性；若血小板未经预处理，则无法区分抗－HPA 和抗－HLA，仅能判断患者血清中有无血小板相关抗体。

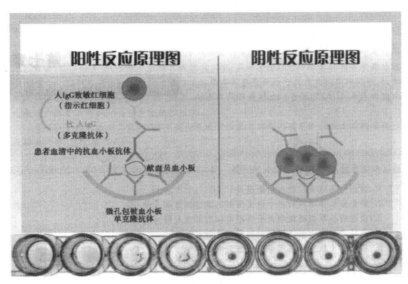

图 1－1　SEPSA 原理

2. 血小板交叉试验　献血者血小板包被在微孔内，再加入患者血清，反应后经指示红细胞观察结果，取阴性献血者血小板（配合型血小板）进行输注。

3. 血小板抗原鉴定　患者血小板被固定在微孔中后，加入已知特异性抗体反应，经过指示红细胞观察反应结果，并根据已知抗体判断血小板特异性抗原。

使用低离子强度介质（low ionic strength solution，LISS）可以提高血小板抗原抗体反应的敏感性。SEPSA 技术可以同时检出 HPA 抗体和 HLA 抗体，操作简便、快速、微量、敏感，不需要特殊仪器。而且固相化的血小板及抗 IgG 指示细胞能长期保存，使用方便。该技术可大样本批量操作,适宜于免疫性血小板减少症的诊断、发病机制的研究,以及开展配合型血小板输注治疗等工作。

(二)单克隆抗体特异的血小板抗原固定试验

单克隆抗体特异的血小板抗原固定试验(monoclonal antibody－specific－immunobilization of platelet antigens assay,MAIPA)是1987年Kiefel等报道的一项应用较为广泛的免疫学技术血小板先结合人的同种抗体,然后与不同的抗血小板膜糖蛋白的(抗GP Ⅰ b、GP Ⅱ b、GP Ⅲ a、GP Ⅸ、HLA等)鼠抗人血小板单克隆抗体孵育。经洗涤后裂解血小板,将产物移至包被的羊抗鼠IgG微孔板内,通过加入辣根过氧化物酶标记羊抗人IgG,经酶底物显色可以检测血小板膜糖蛋白特异的同种抗体(图1－2)。

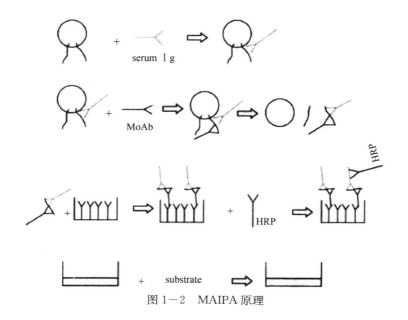

图1－2 MAIPA原理

该项技术的特点是敏感性强,如血小板膜上表达很少的HPA－5抗原,也能很好地检测出来。该技术可以仅固定GPs,因此可以去除血小板非特异性抗体,尤其是HLA抗体的干扰,单独检测HPA抗体。在疑为FNAIT时,采用本法可以对双亲进行配型,以检出许多低频的同种异体抗原。但是未知抗体检测必须使用一组单克隆抗体,后者不能对所有糖蛋白具有活性。患者体内的同种抗体与单克隆抗体和同一抗原决定簇反应,可以引起假阴性结果。

(三)改进的抗原捕获酶联免疫吸附试验

改进的抗原捕获酶联免疫吸附试验(modified antigen capture ELISA,MACE)是将献血者或随机混合血小板与患者血清混匀反应。血小板与抗体致敏,洗涤后加入血小板细胞裂解液,将裂解后的抗原抗体复合物分别加入包被有抗GP Ⅰ b、GP Ⅱ b、GP Ⅲ a、GP Ⅸ、HLA等小鼠抗人单克隆抗体的微孔内,复合物中的血小板膜蛋白与相应的抗体结合而被固定在微孔中。再加入酶标羊抗人－IgG(该二抗仅与原复合物中的抗体结合,而不与包被在微孔中的抗体结合),经底物显色,终止反应后测405nm处吸光度A,待测样本A值大于或等于2倍阴性对照 A 值为阳性(图 1-3)。此法特异性较高,血小板无须氯喹或酸预处理就能区分血清中的 HLA 和 HPA 抗体。

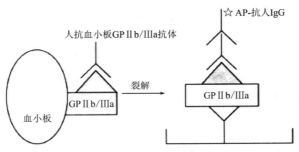

图 1-3　MACE 原理

(四)流式细胞术

1.血小板抗原鉴定　应用流式细胞术(flow cytometry,FCM)鉴定血小板抗原,是取患者血小板与已知特异性的血小板抗体反应,再加入荧光素(如 PE)标记的抗人-IgG,避光反应后加入 PBS 悬浮,上机分析。根据细胞在流式细胞仪上的前向角和侧向角确定血小板区域,排除红细胞、白细胞和碎片的干扰,并分析血小板区的荧光强度。阴性对照管内以血小板抗体阴性血清代替待检血清,根据阴性血清确定 Cutoff 值,判断反应结果。可以根据已知血小板抗体的特异性来鉴定血小板抗原特异性。

2.血小板抗体检测和交叉试验　若检测已致敏在血小板上的血小板相关抗体,则血小板经洗涤后直接加入荧光标记抗人-IgG 作为二抗,并上机检测,若检测血清中游离的血小板抗体,则需增加随机混合血小板与患者血清致敏步骤,其余步骤类似,该试验尚不能确定抗体特异性(图 1-4)。

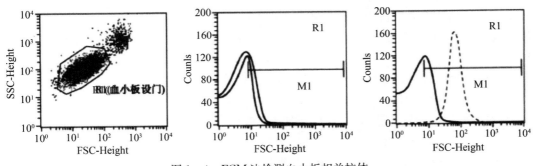

图 1-4　FCM 法检测血小板相关抗体

R1 为血小板设门;中图为血小板抗体阴性;右图为血小板抗体阳性(实线为二抗的 IgG_1,κ 同型对照管,虚线为测定管)

FCM 法检测血小板抗体敏感性非常高,该法使用完整血小板,可以检测针对 MAIPA 和 MACE 法不易检测的裂解后不稳定 GP 表位的同种抗体。此法缺点是需要特殊仪器和专业

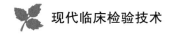

操作人员,成本较高。

（五）微柱凝胶血小板定型试验

微柱凝胶血小板定型试验(microcolumn gel test for platelet typing)是建立在传统血小板检测和免疫微柱凝胶基础上的一项新技术。将血小板、待检血清和指示红细胞加到微柱反应腔中,经孵育和离心后,观察结果。如果血小板被抗体致敏,则形成血小板－血小板抗体－抗 IgG－指示红细胞四位一体的凝集网络,离心后被滞留在微柱上面或中间,结果显示阳性;如指示红细胞离心后沉淀到柱底,则为阴性结果。该法操作简便、快速、敏感性强,结果易于观察。图 1－5 显示 HPA－1a 抗体阳性。

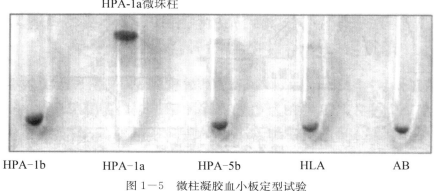

图 1－5　微柱凝胶血小板定型试验

（六）检测血小板自身抗体的试验

很多血小板抗体检测试验被用于 ITP 患者血小板自身抗体检测,虽然这些方法都较为敏感,但缺乏特异性。一些针对血小板 GPⅡb/Ⅲa、Ⅰa/Ⅱa 和(或)Ⅰb/Ⅸ复合物上的特异性表位的抗体检测方法可以提高区分 ITP 和非免疫性血小板减少症的特异性,但其敏感性较低。近年报道了使用洗涤血小板的放散液进行血小板谱检测的方法。在 ITP 患者自身血小板上,可检出与之结合的自身抗体,但约 17％的案例在血清中未检出类似反应性的血小板自身抗体。

（七）检测药物依赖性血小板抗体的试验

各项检测血小板结合 Ig 抗体的血清学试验均可改良后用于检测药物依赖性血小板抗体。患者血清/浆与正常血小板同时在药物存在或不存在两种情况下进行检测。FCM 法是最敏感和最常用的检测 IgG 和 IgM 型药物抗体的方法。然而,其他因素如药物抗体可能针对药物代谢物而非药物本身,很多药物的最适检测浓度尚未确定,疏水性药物较难溶解等,故药物抗体检测方法还存在较大局限性。

二、分子生物学检测

HPA 血清学分型受人源抗血清稀少及 FNAIT、PTP 或 PTR 患者较难获取足够的血小板用于血清学检测的限制,故一直希望有一种更实用的方法取代血清学方法。20 世纪 90 年代后,随着血小板同种抗原系统的相应基因序列被阐明,分子生物学技术的不断发展和对血小板抗原、基因结构研究的突破性进展,使血小板血型的基因分型成为可能。由于目前所知的大部分 HPA 等位基因多态性皆为单核苷酸多态性(single nucleotide polymorphism,SNP),故 HPA 的基因分型方法与 SNP 检测方法类似。目前主要有以下方法用于血小板抗原基因分型。

(一)PCR－限制性片段长度多态

PCR－限制性片段长度多态性(PCR－RFLP)是扩增针对血小板目的等位基因的 DNA 片段,用特异性的核酸内切酶消化和电泳分析鉴定各等位基因。PCR－RFLP 法比较简单,DNA 纯度要求不高,实验重复性好,可进行大批量检测,如人群基因频率调查。缺点是酶切条件不易掌握,特别是双酶切时的反应体系和温度;而且 PCR－RFLP 法需要一定的限制性酶切图谱,故并非每一个等位基因都可以直接使用此法进行分型。通过引物修饰产生"人为的酶切位点",使 PCR 产物能直接用于 RFLP,已能成功地用于大部分 HPA 等位基因分型。

(二)PCR－等位基因特异性寡核苷酸探针

PCR－等位基因特异性寡核苷酸探针(PCR－allele specific oligonucleotide probes,PCR－ASO)用一对特异性引物扩增包含 HPA 等位基因多态性的一段 DNA,然后将 PCR 扩增产物点样固定于杂交膜上,分别与 2 个 5 端标记有地高辛的特异性寡核苷酸探针进行杂交。这 2 个探针仅有一个碱基的差别,如在 HPA－1 系统中,分别针对 HPA－1a 和 HPA－1b。可根据杂交结果判断 HPA 特异性。PCR－ASO 具有特异性强的优点,但杂交过程比较费时、繁琐,杂交背景较强或杂交信号较弱时,结果难以判断。

(三)PCR－序列特异性引物

PCR－序列特异性引物(PCR－SSP)是最简单常用的血小板 HPA 分型方法。将多态性核苷酸设计为引物的 3 端,就可以分别扩增不同的 HPA 等位基因,再进行电泳成像分析(图 1－6)。该技术具有快速、简便和可靠之优点。在分型过程中,除引物设计必须合理、特异外,在反应中要仔细调节 Mg^{2+} 浓度,严格控制退火温度。

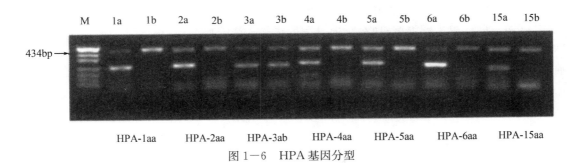

图 1－6　HPA 基因分型

(四)DNA 序列分析

DNA 序列分析(DNA sequencing)是利用 PCR 或克隆纯化制备 DNA 或 cDNA 模板,用 DNA 序列分析仪对 HPA 多态性位点进行序列分析。该法能直接检测 HPA 的未知多态性位点,但耗时较长,常用于新突变位点的检测。

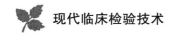

血清学方法简单、快速、成本低,血型抗原的血清学定型是基因分型的前提。目前还没有合适的分子生物学方法进行血小板抗体检测和血小板交叉试验。分子生物学方法结果准确、可靠,样本要求低(不需要血小板)。两者各有所长,应相互参考,相互补充。目前,血小板血型抗原分型主要运用分子生物学技术,而血小板抗体检测和交叉试验主要运用血清学技术。针对不同实验检测目的,各实验室可以根据各种检测方法的特点,选择适合自己的实验方法。

第四节　血液及血液成分的制备和保存

血液是人体的重要组成部分,发挥着重要的作用,由血细胞成分和血浆成分组成。人体的血容量是根据生理需要调节的,正常人的循环血容量的范围为(44~100)mL/kg。若体重及身高的比例合理,成年男性平均为77.6mL/kg,成年女性65.2mL/kg。新生儿的血容量为85mL/kg,儿童的血容量和体重的比例与其年龄密切相关。输血是临床一种重要的治疗手段,与药物治疗不同,它给予患者的是正常人体所拥有的血液或血液成分,以恢复患者血液功能。传统的输血是给患者输注全血,但全血中所含的凝血因子、血小板、粒细胞等数量有限,且在保存过程中已大量失活或功能丧失,难以达到预期的治疗目的;而且输注大量全血又会带来副作用,如增加心脏负担,引起循环超负荷、心力衰竭、肺水肿,甚至死亡等。随着对全血输注的缺点的认识深入和增加,从20世纪70年代起,现代输血医学越来越主张使用成分输血。成分输血就是应用经物理方法制备的高纯度、高浓度的血液组分制剂治疗疾病的输血措施,是现代输血医学发展史上的重要里程碑。成分输血因血液成分浓度高、质量好,输血治疗效果明显;血液成分的保存质量达到最优,时间达到最长;此外,成分输血可最大限度地减少输血反应(副作用)。成分输血实现了一血多用,最大限度地节约血液,保护血液资源。

血液成分通常是指在一定条件下采用特定的方法将全血中分离的一种或多种成分血液制剂,单采血液成分也称为血液成分。常用的血细胞成分有红细胞、白细胞和血小板。红细胞成分制剂主要有浓缩红细胞、悬浮红细胞、单采红细胞、去白细胞红细胞悬液、洗涤红细胞悬液、冰冻红细胞、辐照红细胞和年轻红细胞等;白细胞成分制剂为浓缩白细胞、浓缩粒细胞、辐照白(粒)细胞、单采粒细胞;血小板成分制剂主要为浓缩血小板、单采血小板、洗涤血小板、冰冻血小板、去白细胞浓缩血小板、辐照血小板等;血浆成分制剂有新鲜冰冻血浆、普通冰冻血浆、病毒灭活新鲜冰冻血浆、病毒灭活血浆、去冷沉淀血浆等;血浆蛋白制品有白蛋白、正常人免疫球蛋白、特异性免疫球蛋白、静脉注射免疫球蛋白(intravenous immunoglobulin, IVIG)、各种凝血因子制剂和抗凝血酶浓缩剂等。

一、全血的采集和保存

(一)全血的采集

全血是指采用特定的方法将符合要求的献血者体内一定量外周静脉血采集至塑料袋内,与一定量的保养液混合而成的血液制剂。

全血理论上讲含有血液的全部成分,包括血细胞及血浆成分。但基于所用的保养液,将致血液中某些成分丢失,但增加了保养液的成分;血液离开人体,其成分将随时间、保存条件及血液保护剂的不同而发生变化;同时全血的成分含量还受献血者个体差异的影响。全血的贮存时间长短主要取决于保养液和保存条件。随着贮存时间的延长,全血中的有效成分(红细胞、白细胞、血小板、凝血因子等)会逐渐减少或失活,相关成分功能(如 2,3-DPG、ATP、红细胞变异能力、携氧能力等)逐渐降低甚至丧失;而一些有害成分(氨、游离血红蛋白、血钾、细胞碎片、泛素等)又会逐渐增加。

全血可按容量(mL)或单位进行计量,国外常将 450mL 全血计量为 1 单位;我国将200mL 全血计量为 1 单位,即 1 单位全血为 200mL 全血。

全血可直接应用于临床输注,同时又可以作为血液成分制备的原料。全血的采集质量直接影响着全血本身和后续所制备的相关血液成分的质量。

全血采集多在血站(血液中心、中心血站)内进行,随着无偿献血工作的推广和方便献血者献血需要,现在采血(献血)场所是多元化的。目前将献血场所分为 3 类:固定献血场所(设置血站内、血站外的固定献血室)、临时献血场所(在机关、厂矿企业、社区、学校、医院等单位临时设置的献血场所)和献血车(流动采血车、流动献血屋)。所有的采血场所均应符合国家相关要求,一般应包括献血登记、血源管理、等候区、体检室、采血室、休息室、抢救室、检验室等,各区域应相对独立,人流、物流、信息流流向合理,具体按《献血场所配置要求》(WS/T 401—2012)执行。

我国已全面使用一次性密闭式无菌塑料血袋采集系统,采用开放式采血方式。此方式有助于提高采血效率和加强采血者与献血者的交流以减少献血不良反应的发生。

1.献血(采血)场所配置　献血场所的人员、设施、设备和器具、关键物料的配备按有关规定执行,所有物品、器材均应达到使用要求,按相关要求进行场所、物品消毒。

2.采血人员准备　采血人员调整好心理与情绪,进入献血者服务工作状态,情绪稳定,工作热情,说话和气,态度和蔼,耐心细致周到。熟悉采血技术操作规程,尤其应注意关键控制点和近期变更的操作步骤。采血人员着工作制服,不佩戴戒指、手镯(链)等饰物。采血人员保持手卫生,具体操作按照《医务人员手卫生规范》(WS/T 313—2009)的规定执行。

3.采血器材准备

(1)采血器材清单:建立采血器材卡片,列出采血所需的全部器材。采血人员按卡片准备和核查采血器材的种类和数量。采血器材的数量与预计采血量相适宜。一次性使用物品在有效期内且包装完好。采血器材准备工作应有专人复核。

(2)血袋质量检查:①无破损、无渗漏,无污染,抗凝剂和保养液无变色。②处于有效期内。③宜采用具有留样袋的血袋。

(3)标本管准备:①带有分离胶用于检测病毒核酸的标本管。②用于酶联免疫吸附法(ELISA)、丙氨酸转氨酶(alanine transaminase,ALT)和血型检测的标本管。

(4)皮肤消毒剂:一般选用含碘消毒剂,对碘过敏者可选用其他消毒剂;所用消毒剂应当符合相应的国家标准要求;处于有效期内。

(5)采血仪(秤):开启并检查采血仪(秤),检查证实处于正常状态。

(6)热合机:开启并检查热合机,证实处于正常状态。

(7)健康征询物料:体重磅秤、血压计、听诊器、献血者健康情况征询表、献血宣传资料等。

8.快速检测设备、试剂与物料　ALT快速检测仪、ALT快速检测条、硫酸铜溶液(或血红蛋白快速检测仪)、乙型肝炎表面抗原(hepatitis B surface antigen,HBsAg)快速检测条、ABO血型试剂与反应板、扎指针等。

9.其他器材　各种标签、电脑、扫描枪、血液保存冰箱(运输箱)、洗手液、各种记录表格、纪念品、献血证、抢救器材与药品等。

(二)献血者准备

应加强宣传无偿献血知识,特别是对献血者应注意精神和饮食的细心询问和观察,建议并要求献血者献血前一晚应有充足的睡眠,献血当日早餐应为清淡饮食、餐量与平时相同;献血前可适当或鼓励饮用糖水、温水或饮料。献血者应认真、如实填写"献血者健康情况征询表"中的相关内容,并签名。血站应为献血者提供私密性强的环境,切实做好献血者隐私保护、个人信息保密。

(三)献血者健康征询

应严格认真核对献血者身份信息;问询献血者健康状况,进行必要的体格检查;询问献血者的既往献血经历、近日休息等情况,评估出现献血不良反应的可能性和不适合献血的情况;解答献血者提问。

(四)献血者快速检测

对献血健康征询符合《献血者健康检查要求》(GB 18467－2011)的献血者,再次核对献血者身份信息;选择献血者无名指进行皮肤消毒,应用扎指针扎刺;取血进行ABO血型、Hb、ALT、HBsAg快速检测。

(五)血液采集

在静脉穿刺前,应核对献血者身份。在血液采集过程中应当加强与献血者的沟通,尤其是进行每一项主要操作之前,应当与献血者沟通并取得配合。观察献血者面部表情和肢体语言,是否处于紧张、害怕甚至恐惧状态。如发现这些不利情况,则不急于采血,做好宽慰工作,待献血者解除思想顾虑,充分放松后开始采血。

应选择无损伤、炎症、皮疹、皮癣、瘢痕的皮肤区域为穿刺部位。选择上肢肘部清晰可见、粗大、充盈饱满、弹性好、较好固定、不易滑动的静脉;通常选择的静脉主要有肘正中静脉、头静脉、前臂正中静脉、贵要静脉等;使用止血带可使静脉充盈,便于触及和穿刺。

用无菌棉拭蘸取适量使用皮肤消毒剂,以穿刺点为中心,自内向外螺旋式旋转涂拭,消毒面积不小于6cm×8cm。消毒作用1～3 min,消毒2～3遍。待消毒剂干后行静脉穿刺。

静脉穿刺成功后,如果使用的带留样袋的采血袋,松开留样袋夹子,使最先流出的血液流入留样袋,约15～20mL,用做血液检测标本。夹闭留样袋夹子,松开阻塞件下端止流夹,使血液流入采血袋。如果使用不带留样袋的采血袋,松开夹子,使血液直接流入采血袋。

维持静脉穿刺点与血袋的落差,保持血流通畅。嘱献血者做握拳和松手动作,以促进静脉回流。血液开始流入采血袋后,即将其与抗凝剂轻匀混合。宜采用连续混合采血仪。应当对采血时间进行控制,一般情况下,采血200mL需要3分钟,采血400mL需要6分钟。200mL全血采集时间＞5分钟,或400mL全血采集时间＞10分钟,应给予特殊标识,所采集的全血不可用于制备血小板。200mL全血采集时间＞7分钟,或400mL全血采集时间＞13

分钟,所采集的全血不可用于制备新鲜冰冻血浆。注意与献血者进行交流,观察献血者面容、表情,及时发现并处置献血反应。

采血结束和献血者休息与观察。采血量达到要求时,嘱献血者松拳,松开止血带,合闭止流夹,用创可贴/消毒棉球/纱布轻按静脉穿刺点,拔出针头后即加重按压,用弹力绷带包扎,松紧度适中。嘱献血者在献血者休息处用茶点,休息 10～15 分钟。如出现献血不良反应,按相应程序处理。

发给献血者无偿献血证和纪念品,表示感谢,鼓励定期献血。

(六)留取标本与热合

检测结果用于判定血液能否放行的标本只能在献血时同步留取,不得在献血者健康检查时提前留取。将标本管内促凝剂或抗凝剂与血液充分混匀。

血袋及血液标本标识,一次只能对来源于同一献血者的一份血袋、标本管和献血记录进行标识。经核对后,将唯一性条形码标识牢固粘贴在采血袋、标本管、转移袋、血袋导管、献血记录单上。

在标本管与留样针/静脉穿刺针分离前开始标识,对采血袋和标本管的标识应当首先连续完成,不应中断。宜在标本管与留样针/静脉穿刺针分离前核查采血袋、血液标本、献血登记表,所标识的献血条形码应一致。宜采用计算机程序进行核查。

分段热合血袋导管,以供交叉配血、血型复查和血液标本保存使用。血袋应保留注满全血的导管至少 35cm。

二、全血的保存

采集后的血液应按照要求进行暂存。全血采集后应尽快在合适的温度下保存。

全血保存时间的长短主要取决于保养液。全血保存液由保存 24 h 逐渐发展至现在可以保存 35 d,所用的抗凝剂主要有以下几种:①柠檬酸钠溶液,1914 年 Hustin 首先发现柠檬酸钠与血液中的钙作用可形成可溶性的螯合物;研发出第一个血液保存液,它由柠檬酸盐与葡萄糖组成;1918 年发现冷藏可以延长血液保存时间,开始用柠檬酸钠作为血液抗凝剂保存血液,实现了间接输血法的诞生,这是输血发展历史上的一大进步。单纯柠檬酸钠由于不含葡萄糖,保存期仅为 5 d。②柠檬酸—柠檬酸钠—葡萄糖保存液(acid－citrate－dextrose,ACD),从 1943 年第二次世界大战中开始使用该抗凝剂,在柠檬酸钠—葡萄糖保存液中加入柠檬酸。葡萄糖是正常红细胞酵解过程中的必需底物,其主要功能是氧化供能,延长红细胞的保存期,保存期可延长至 21 d。柠檬酸还可延缓保存中红细胞脆性的增加。③柠檬酸—柠檬酸钠—磷酸二氢钠—葡萄糖保存液(citrate－phosphate－dextrose,CPD),1957 年有人在 ACD 保存液中加入磷酸盐,使其 pH 有所提高(5.63),成为 CPD 保存液(柠檬酸盐—磷酸盐—葡萄糖),由于加入磷酸盐后 pH 的提高,使 2,3－DPG 下降速度减慢,保存 1 周后 2,3－DPG 不变,保存 2 周后仅下降约 20%。④柠檬酸盐—磷酸盐—葡萄糖—腺嘌呤(citrate－phosphate－dextrose－adenine,CPD－A),该保存液是在 CPD 的基础上增加了腺嘌呤,可以促进 ATP 的生物合成,有利于红细胞活性的维持,大大延长血液保存期,从原来的 21 天延长到 35 天。还有对部分配方进行稍加修改的改良保存液。各种保存液的有效期均是指红细胞在保存期其输入到人体 24 h 后红细胞仍有 70% 以上存活率所对应的时间。常见的各种血液保存液配方及保存时间见表 1—4。

表 1—4　血液保存液配方(g/L)及保存时间

保存液	柠檬酸钠 $C_6H_5O_7Na_3 \cdot 2H_2O$	柠檬酸 $C_6H_5O_7 \cdot H_2O$	无水葡萄糖	磷酸二氢钠	腺嘌呤	比率(保养液 mL/血 mL)	保存天数
ACD—A	22.0	8.0	24.5	—	—	1.5∶10	21
ACD—B	13.2	4.8	14.7	—	—	2.5∶10	21
CPD	26.3	3.27	25.5	2.22	—	1.4∶10	21
CP2D	26.3	3.27	51.1	2.22	—	1.4∶10	21
CPDA—1	26.3	3.27	31.8	2.22	0.275	1.4∶10	35
CPDA—2	26.3	3.27	44.6	2.22	0.550	1.4∶10	42

由于全血含一定量的抗凝剂(保养液),保存温度 2～6℃ 仅是红细胞的最佳保存温度,在此条件下,血液中凝血因子、白细胞、血小板等有效成分会很快失活。白细胞寿命只有 5 d,其中粒细胞死亡最快,淋巴细胞最慢(图 1—7)。血小板在 24 h 内至少有 50% 丧失功能,48 h 更为显著,72 h 后其形态虽然正常,但已失去止血功能(图 1—8)。全血保存在 4℃ 超过 24 h 后仅含有少量的有功能活性的血小板和稳定的凝血因子(FⅡ、FⅦ、FⅨ、FⅩ)及纤维蛋白原。热不稳定性凝血因子 FⅤ 和 FⅧ 随时间延长而逐渐降低,FⅧ(抗血友病因子)保存 24 小时后活性丧失可达 50%,FⅤ 保存 3～5 天也丧失活性可达 50%。全血保存至 21 d 时 FⅤ 的含量降低到正常水平的 30%,而 FⅧ 降低到仅 15%～20% 水平。所以,4℃ 保存 5 d 的全血,基本成分是红细胞、血浆蛋白和稳定的凝血因子。随着保存时间的延长,各种血液成分的生理生化指标会发生改变(表 1—5),即所谓的贮存损伤。一般情况下这些贮存损伤引起的变化对受血者不会带来明显的临床影响,但应用于幼儿和新生儿受血者需特别注意。

表 1—5　全血保存过程中一些生化指标的变化

项目	ACD 保存					CPD(保存天数)					CPD(保存天数)				
	0	7	14	21	35	0	7	14	21	35	0	7	14	21	35
血浆 pH	7.0	6.79	6.73	6.71		7.2	7.0	6.89	6.84		7.60				6.98
红细胞存活率(%)	100	98	85	70		100	98	85	80		100				79
ATP(%)						100	96	83			100				57
2,3-DPG	100	60	23	10		100	99	80	44		100				5.0
血浆 Na^+(mmol/L)	172	158	150	146		175	163	155	152						
血浆 K^+(mmol/L)	10.0	20.0	29.0	35.0		3.9	11.9	17.2	21.0		4.20				27.3
血浆 FHb(mg/L)	100	220	350	530		17	78	125	191		82				461

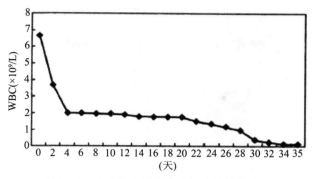

图 1－7　全血保存过程中白细胞计数的变化

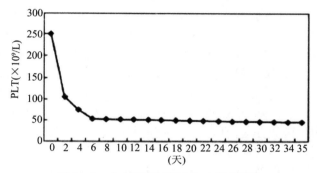

图 1－8　全血保存过程中血小板的变化

全血保存时,其中各种成分的变化说明"全血不全",即全血中各种成分包括红细胞在内的各种成分的生物活性、生理功能随保存时间的延长,均有不同程度地衰减,起不到它们在循环中的生理作用。因此,国内外均把全血作为制备血液成分的原料,将全血及时分离制备成各种血液成分。

三、红细胞的制备和保存

血液成分制备的原则是采用手工或血细胞分离机方法将全血中各种血液成分制备成体积小、浓度高、纯度好的统一规格的有效治疗成分。

无论是手工法还是血细胞分离机方法,血液成分制备的原理多利用离心、过滤、磁材料等物理的方法来分离。最常应用的是利用各种血液成分相对密度的差异,通过离心分层而得到浓度、纯度较高的单一成分。血液成分的相对密度分别是:血小板 1.030～1.060,淋巴细胞 1.050～1.078,粒细胞 1.080～1.095,红细胞 1.090～1.111,血浆 1.025～1.030。采用全自动血细胞分离机单采某种血液成分可得到比手工法纯度更高、剂量更大的单一成分。

手工法制备血液细胞成分最常用的是使用多联塑料血袋和大容量低温离心机来完成的。

多联塑料采血袋(图 1－9)是用于血液成分制备的原料全血采集的容器,也是各种血液成分制备的容器。它的使用经历了几十年的发展过程。常用的采血袋有二联袋、三联袋和四联袋等。

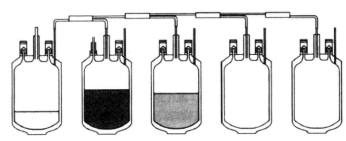

图 1-9　多联塑料采血袋

由于多联塑料采血袋在设计上做到了多个塑料单袋相连成密闭无菌系统,包括有采集全血的首袋、有添加液(additive solution)的子袋及 1~2 个空的卫星袋。在首袋使用的多是保养液,既能抗凝又有利于红细胞的保存。在成分分离制备过程中,大部分保养液随血浆分离而去,不利于红细胞的保存。为了克服这一问题,在采血多联袋中有一红细胞添加液联袋。制备血液成分时,将全血在采集到多联袋系统的首袋(含保养液的袋子)后,通过控制离心可将全血分成不同的层面:血浆在最上层,呈浅黄色;红细胞在最下层,呈红色;白细胞(含粒细胞、淋巴细胞等)为一灰白色的膜层(简称白膜层),悬浮在红细胞上层;在白膜层之上和血浆下层(下部分)为血小板层。基于不同的离心力,血小板分层可不同,同时不易观察,血小板常处在血浆层内。利用挤压的方法,将它们一一分到与首袋密闭相连的其他袋子中,再根据制备需要进一步离心制备得到较纯的单一成分。

血液成分制备时需要将多联袋装在设定的离心机中并在一定的条件下进行离心,然后采用挤压等方法制备出各种血液成分。一般需采用大容量低温离心机,离心机半径、离心转速、离心时间、离心温度、离心加速强度及离心刹车强度等均影响血液成分的分离效果。

离心力(RCF)计算公式为:

$$RCF(\times g) = 28.38 \times R \times (rpm/1000)^2$$

RCF 为相对离心力($\times g$);R 代表离心半径(英寸,inches),1 英寸=2.54cm;rpm 代表每分钟转速。

或根据以下简单公式:

$$RCF = 0.0000118 \times RN^2$$

RCF 为相对离心力($\times g$);R 代表离心半径(cm);N 代表每分钟转速(rpm)。

血液成分手工制备和保存还需要其他设备,包括:速冻冰箱-50℃、-20℃以下低温冰箱、高频热合机、血小板保存箱(22±2)℃、冷沉淀融化箱、4℃恒温水浴制备冷沉淀装备、净化台(100 级,开放采血袋使用,多联袋可不需要净化台)、分离支架或分浆夹或全自动成分分离器、托盘天平(精确度为 1g)或自动电子平衡称、电子秤及无菌接口机,以及各种塑料血袋和止血钳、离心用平衡物等。

血液成分手工制备一般应注意的事项为:

①收集已采全血的多联袋。在进行血液细胞成分制备前,应检查采血袋的热合部位是否漏血,各种标签是否齐全等。

②检查离心桶内壁是否光滑,有无遗留的硬物、尖锐物,如采血袋上封闭管路的硬塑卡子等。

③根据制备各种血液成分的要求,按不同规格型号的离心机,经实验摸索,设定不同转

速、时间、温度进行离心。最高离心力不能超过 $5000 \times g$。

④将多联袋规整地放入离心桶(最好先将离心桶置于离心套杯中)内,用平衡物平衡血袋。将平衡后盛有血袋离心桶(杯)对称放入离心机内。必须将所有的平衡物和多联袋上的连接塑料管盘放入离心桶中,防止因塑料管路缠绕而造成的损坏。

⑤开动离心机前,如配有稳压器应先开稳压器,再开动离心机,提前使温度达到设定温度。根据不同的分离要求设定时间、转速、升降速率等。

⑥开动离心机后,注意转速变化,观察有无异常噪声、气味、振动等。在未达到预定转速之前不要离开离心机。待离心机停稳后,打开离心机盖和防护盖,轻轻取出离心桶(杯),注意机器停止转动之前不得打开离心机盖(现在绝大部分离心机均有自动防护锁)。

⑦血液经离心后轻轻取出,进行外观检查。观察离心后血袋、塑料管有无渗漏,离心桶中有无血痕,如有破损应查找渗漏点。凡当血袋破漏者,血液应报废处理,并对离心桶进行有效的消毒处理。

⑧应观察离心后各种血液成分的分层情况,若血液成分分层不清,血脂严重,以及血细胞比容太低等不合格者,应重新离心或不再用于成分制备。

⑨每天工作结束前必须擦拭离心机内部,晾干离心仓,并清洁整理台面、地面。

红细胞是血液的主要成分之一,占全血总量的 40%以上。由于全血的缺点,绝大多数临床输血不再使用全血,临床输血以输注红细胞制剂为主,比例可达 98%以上,而且多数使用已滤除白细胞的悬浮红细胞制剂。红细胞制剂常见有浓缩红细胞、悬浮红细胞、去白细胞红细胞、洗涤红细胞、冰冻红细胞、年轻红细胞、辐照红细胞等。国外近年来开展单采红细胞制剂(如在美国,可从一个献血者单采 2 单位红细胞,或 1 单位红细胞和 1 单位血浆),我国部分单位有开展。

下面分别介绍常见的红细胞制剂的制备和保存等。

四、浓缩红细胞

浓缩红细胞(concentrated red blood cells,CRBC)也称为压积红细胞或少浆全血,是将采集的全血中大部分血浆在全封闭的条件下分离后剩余的部分所制成的红细胞成分血。浓缩红细胞可以在全血有效保存期内任何时间分离出部分血浆制备而成。一般推荐用二联塑料采血袋采集的全血制备浓缩红细胞。

(一)制备方法

1.用二联袋(装有保养液的主袋和一空转移袋)采集 200mL 或 400mL 全血于主袋内。

2.将二联袋在 2~6℃低温离心机内离心,离心力 3 400×g,离心 8 分钟,沉淀红细胞。

3.轻轻取出离心后的全血,在低温操作台上用分浆夹将大部分血浆分入空的转移袋内。

4.用高频热合机切断塑料袋间的连接管,制备成浓缩红细胞制剂。

(二)浓缩红细胞的保存

浓缩红细胞含有全血中全部红细胞、白细胞、大部分血小板和少量血浆,具有补充红细胞的作用。浓缩红细胞制剂的保存与全血相同,温度为 2~6℃,保存期与全血相同。含 ACD-B、CPD 保养液的浓缩红细胞保存期为 21 d,含 CPDA-1 保养液的浓缩红细胞保存期为 35 天。

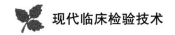

五、悬浮红细胞

悬浮红细胞（suspended red blood cells，SRBC）又称添加剂红细胞（red blood cells in additive solution），将全血中的大部分（90%）血浆在全封闭的条件下分离后并向其中加入红细胞添加液制成的红细胞成分血。悬浮红细胞是目前国内临床应用最广泛的一种红细胞制剂，适用于大多数需要补充红细胞提高携氧能力的患者。一般采用三联袋方法制备悬浮红细胞。

（一）制备方法

采集血液的容器为塑料袋，我国每次采血 1U（200mL 全血）、1.5U（300mL 全血）或 2U（400mL 全血）。三联袋一般主袋内含有抗凝剂柠檬酸盐－葡萄糖（ACD）或柠檬酸盐－磷酸盐－葡萄糖（CPD），红细胞保存液袋和空袋。

将全血采集于三联袋的主袋内，在适宜条件下暂存和运输后送达成分血液制备间。制备时先将全血与抗凝剂充分混合后，在一定时间内（如需制备新鲜冰冻血浆，则应在 6 h 内）分离制备。具体方法为：

1.用带有红细胞保存液（如 MAP）的三联袋（或四联袋）采集全血。将装有全血的三联袋在大容量冷冻离心机内离心，温度 2～6℃，离心力 3 400×g，离心时间为 7 min。

2.轻轻取出离心后的血袋悬挂于分离支架上或放入压浆板内，折断管道内塑料卡子，将上层不含血细胞的血浆分入空的转移袋内，注意不能有红细胞混入，用塑料卡子将血浆袋封闭。

3.将与红细胞保存液相连的管道上的塑料卡子折断（或打开），把末袋中的保存液加入主袋红细胞内，使红细胞与保存液充分混匀。

4.用高频热合机切断塑料袋间的连接管，封闭红细胞悬液袋上的所有管道，制成悬浮红细胞。

（二）保存

悬浮红细胞制剂是含有全血中全部的红细胞、一定量白细胞、血小板、极少量血浆和保养液的混悬液。红细胞添加液种类较多（表 1－6），如 MAP（甘露醇－腺嘌呤－磷酸盐）、SAGM（生理盐水－腺嘌呤－葡萄糖－甘露醇）、CPDA－1、AS－1、AB－3、AS－5 等。一般保存在（4±1）℃，含 CPDA－1、MAP、SAGM 保养液的红细胞保存期为 35 天；含 AS－1、AS－3、AS－5 保养液的红细胞为 42 天。

表 1－6　几种常见的红细胞添加液配方

单位：mg/100mL

	MAP	AS－1	AS－3	AS－5
葡萄糖	793	2200	1100	900
腺嘌呤	14	27	30	30
磷酸二氢钠	94	0	276	0
甘露醇	1457	750	0	525
氯化钠	497	900	410	877
柠檬酸钠	150	0	588	0
柠檬酸	20	0	42	0

SAG 由 NaCl－腺嘌呤－葡萄糖组成；在 SAG 保存液中加入甘露醇作抗溶血剂，即形成了 SAGM 保存液；在 SAGM 保存液中加入少量磷酸盐，即形成 MAP 保养液

红细胞在保存过程中仍会受到损伤,一些生理生化指标会发生改变(表1-7)。

表1-7 悬浮红细胞保存过程中常见生理生化指标的变化

项目	保存天数				
	CPD-1		AS-1	AS-3	AS-3
	0	35	42	42	42
血浆 pH	7.55	6.71	6.6	6.5	6.5
红细胞存活率(%)	100	71	76	84	80
ATP(%)	100	45	60	59	68.5
2,3-DPG(%)	100	<10	<5	<10	<5
血浆 K^+(mmol/L)	5.1	78.50	50	46	45.6
血浆 FHb(mg/L)	78	658.0		386	

(三)去白细胞红细胞

去白细胞红细胞(leukocyte-reduced red blood cells)分为2种,浓缩去白细胞红细胞和悬浮去白细胞红细胞。浓缩去白细胞红细胞(concentrated leukocyte-reduced red blood cells,CLRBC)与悬浮去白细胞红细胞(suspended leukocyte-reduced red blood cells,SLRBC)的制备有两种方法:方法一是对采集的全血进行过滤,后再按浓缩红细胞、悬浮红细胞制备方法制备;方法二是对浓缩红细胞、悬浮红细胞进行过滤所得。大多数患者因输血、妊娠、移植等,体内产生白细胞抗体,这些抗体大部分属于人类白细胞抗原(HLA)系统的同种抗体,当再次输入全血或其他含有白细胞的血液成分时,极有可能产生免疫性发热输血反应。有反复输血史和妊娠史的患者,再次输血时,有的会出现严重的发热性非溶血性输血反应(FNHTR)。各种血液成分中均含有的一定数量的白细胞(表1-8),因此去除全血或成分血制剂中的白细胞可减少发生输血不良反应的风险。一般认为去除后的白细胞低于每袋5×10^8,可避免因白细胞抗体所致的FNHTR,白细胞降至每袋5×10^6,可以预防HLA抗体所致的同种免疫和与白细胞携带病毒有关疾病的传播(表1-9)。

表1-8 血液制剂中的白细胞数量

血液及其成分种类	剂量(单位)	白细胞含量
全血	1	10^9
悬浮红细胞	1	10^8
洗涤红细胞	1	10^7
冰冻、融解、去甘油红细胞	1	$10^6\sim10^7$
去白细胞红细胞	1	$<5\times10^6$
浓缩血小板	1	10^7
单采血小板	1	$10^6\sim10^8$
去白细胞单采血小板	1	$<5\times10^6$
新鲜冰冻血浆(融化后)	1	$0.6\times10^6\sim1.5\times10^7$

表 1-9 血液制剂中白细胞数量与输血副作用的相关性

白细胞数量	作用细胞	副作用
$\geq 10^9$	粒细胞、单核细胞	FNHTR
$\geq 10^7$	单核细胞、B 淋巴细胞	HLA 免疫反应
$\geq 10^8$	$CD4^+$	HTLV-Ⅰ感染
$\geq 10^7$	淋巴细胞、粒细胞、单核细胞	CMV 感染
$\geq 10^7$	$CD4^+$,$CD8^+$	TA-GVHD

1.制备方法 去除白细胞的方法很多,其效果依据方法不同而异。过滤法因滤除效果好,简单易行,适宜规模化开展,在血液成分分离制备中得到广泛采用。

血液过滤器有近几十年的发展历史,经历了三代的发展。滤器按其使用分两种:一种可供血站使用;另一种供医院患者床边使用。前者为在线式白细胞过滤系统,在采集全血后即可对其过滤处理,减少了因保存过程中白细胞破坏以及炎症因子产生、释放所带来的输血不良反应发生的风险;后者因过滤时间的关系,其效果仍存在缺陷,一般不建议在医院进行操作。白细胞滤器的操作步骤按生产厂家的要求和使用说明进行,将全血或悬浮、浓缩红细胞经去白细胞滤器过滤即制成相应的去白细胞全血和去白细胞红细胞制剂。

现以血站型白细胞过滤器为例介绍过滤器的使用步骤(实际操作时应严格按照生产厂家的操作说明书进行,并注意使用时间和温度)。

(1)使用含白细胞滤器的采血多联袋采集全血。

(2)打开去白细胞滤器前血袋导管夹,悬挂全血袋,血液在自身重力作用下,以(5~50)mL/min 流速自动流入白细胞过滤器下端血袋中。

(3)血液过滤完后,关上血袋夹。

(4)打开旁路夹和血袋夹,将下端血袋中的空气排出。

(5)用高频热合机在滤器下方热合血袋导管并离断。

2.保存 目前采用过滤法的白细胞滤器多为第三代产品,减除白细胞可达 99%,一般可使白细胞降低至每袋 1.0×10^6~1.0×10^5,红细胞回收率大于 90%,血小板回收率大于 85%。

悬浮去白细胞的红细胞制剂应保存在 2~6℃,含 CPDA-1、MAP、SAGM 保养液的红细胞保存期为 35 d;含 AS-1、AS-3、AS-5 保养液的红细胞为 42 d。

浓缩去白细胞红细胞制剂应保存在 2~6℃,含 ACD-B、CPD 保养液的红细胞保存期为 21 d,含 CPDA-1 保养液的红细胞保存期为 35 d。

(四)洗涤红细胞

洗涤红细胞(washed red blood cells,WRBC)是在无菌条件下,将保存期内浓缩红细胞或悬浮红细胞等制剂用生理盐水洗涤,去除绝大部分非红细胞成分,并将红细胞悬浮在生理盐水中即为洗涤红细胞。一般用生理盐水反复洗涤,可以降低白细胞和血小板,去除血浆蛋白的良好方法。制备洗涤红细胞时的血浆清除率应≥98%,白细胞清除率应≥80%,红细胞回收率应≥70%。

1. 制备方法

(1)封闭盐水联袋式洗涤法(手工法):用三联生理盐水袋或四联生理盐水袋洗涤红细胞时,使用无菌接口机连接红细胞袋和生理盐水袋。

四联袋洗涤红细胞:四联袋为 4 个容积为 300mL(或 350mL)的单袋,用塑料管道相连的密闭系统。每袋内装有 100～150mL 注射用生理盐水,各袋之间用导管夹夹住,彼此不相通。

①将连接管与红细胞袋相连,使首袋内的盐水缓慢流入红细胞袋内,边加盐水边混匀,后将中间塑料管用导管夹夹住。

②将 5 个袋子按要求放入离心机内离心。

③离心后将血袋轻轻取出,悬挂于支架上或放入分浆夹中,把上清液和白膜层分入转移袋中(废液袋),热合并切断相连接的导管,弃去废液袋。

④依次反复洗涤红细胞至少 3 次。

⑤最后 1 次挤出上清液及残余白膜后注入生理盐水制成洗涤红细胞。

(2)机器洗涤法:自动细胞洗涤机所采用全封闭系统,具有安全性好,洗涤时间短、洗涤质量高等优点。选择适用于血细胞洗涤设备所规定的储存期以内的红细胞制剂,按照细胞洗涤设备操作说明书进行洗涤制备。

2. 保存　手工洗涤红细胞可以除去红细胞制剂中 80%～90%的白细胞和 99%以上的血浆蛋白;使用机器洗涤后的红细胞制剂中,白细胞可减至 5×10^9/L 以下,几乎不含有任何血浆蛋白。

由于洗涤方法和条件不同,对洗涤红细胞的保存也不相同。国内规定,洗涤红细胞制剂的保存温度为 4～6℃,自制备好后尽早输注,最好在 6 h 内输用,一般不超过 24 h。

(五)冰冻红细胞

冰冻红细胞(frozen red blood cells,FRBC)又称为冰冻解冻去甘油红细胞(frozen thawed deglycerolized red blood cells,FTDRBC),是采用甘油作为冰冻保护剂深低温保存,根据需要再进行解冻、洗涤去甘油处理的红细胞制剂。冰冻红细胞是长期保存红细胞的一种理想方法。

1. 制备方法　目前常用的主要有两种方法:高浓度甘油慢冻法和低浓度甘油超速冷冻法。两种方法都是以浓缩红细胞为材料。

(1)高浓度甘油慢冻法:甘油的最终浓度 40%,红细胞冰冻及保存温度为 -70～-86℃。因输注前洗脱甘油的方法不同,可分为盐水洗涤法和糖浆洗涤法。

①盐水洗涤法

a. 甘油化:按全血采集方法采集全血 200mL,按浓缩红细胞的制备方法制备浓缩红细胞 100mL,并在无菌条件下,将其转移至专用的三联袋,先按 10mL/min 的速度加入复方甘油溶液 100mL,后再按 20mL/min 加入复方甘油溶液 60mL,整个过程中一定要加甘油充分振荡混匀,甘油加入好后在室温中静置平衡 30 min,后置于 -80℃深低温冰箱冻存。

b. 解冻:冰冻红细胞解冻器具:40℃水浴箱、无菌空袋、9%NaCl 1 袋、706 代血浆 1 瓶、生理盐水 2～3 袋、分浆夹、不锈钢支架、挂钩、无菌接口机。

于输注前将贮存的冰冻红细胞从深低温冰箱取出,放入 37～40℃恒温水浴中缓慢摇动,

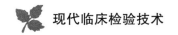

融化到全部解冻。

c. 按 1 740×g,4℃离心已融解的冰冻红细胞 12 min,挤出上清液。

d. 洗涤脱甘油:先加 9%NaCl 80mL,速度 10mL/min,同时振摇,加完后平衡 5 min,以同前速度再加 706 代血浆 100mL,4℃,1740×g 离心 7 min,去上清液;加入 706 代血浆 100mL,再加 0.9%NaCl 150~200mL,3 400×g 离心 9 min,去上清液;加入 0.9%NaCl 150~200mL 混匀红细胞,3 400×g 离心 9 min 去上清液;最后快速加入 0.9%NaCl 100mL 混匀制成红细胞悬液供临床输注。同时留供配血用的标本约 3mL。

②糖液洗涤法:又名团聚法,原理为存在于血浆中的 γ-球蛋白与红细胞膜上的脂蛋白在 pH5.2~6.1 时量可逆性结合,当加入非电解质的蔗糖时,如果糖、葡萄糖、蔗糖等由于离子强度减小,离子间引力减小,与脂蛋白结合的球蛋白之间又可结合,使红细胞聚集成团块。当加入电解质如生理盐水等时,离子间引力增加,可使球蛋白之间的结合断开,或当升高 pH 也可使 γ-球蛋白与红细胞膜上的脂蛋白之间的结合断开,所以红细胞又呈悬浮状态。

a. 甘油化:向 200mL 全血分离后余下的 100~120mL 红细胞中缓慢加入等容积的甘油化试剂,大约 10 min,并不断摇荡混匀,室温静置平衡 30 min 后放入 -80℃ 低温冰箱保存。

b. 解冻:同盐水洗涤法。

c. 洗涤脱甘油:边搅拌边加入与甘油化红细胞等体积的 50% 的葡萄糖,再加入蔗糖溶液,等待红细胞聚集沉淀后去除上清液。再用 10% 蔗糖溶液 500mL 反复洗涤 2 次,除上清液。加入生理盐水混匀,离心去除上清液,再加入生理盐水 100mL 制成细胞悬液。

(2)低浓度甘油超速冷冻法:美国纽约血液中心 Rowe 首先建立。浓缩红细胞加入等体积 28% 甘油化溶液,快速 1.5~2.0 min 冷冻并保存在 -196℃ 液氮中。输注前从液氮中取出,立即在 45℃ 水浴中振荡快速解冻,利用细胞分离机或标准离心机分次洗涤,加 16% 甘露醇生理盐水 300~350mL 离心去上清液,加 0.9%NaCl 或 0.2% 葡萄糖的生理盐水 1 000~2 000mL 离心去上清液。加等体积的 0.9%NaCl 或 0.2% 葡萄糖的生理盐水悬浮。

2. 保存 冰冻红细胞最大优点是可以长期保存,高浓度甘油冷冻的红细胞可以保存 3 年;低浓度甘油超速冷冻的红细胞可以保存 10 年以上。高浓度甘油冷冻的红细胞在 -80℃ 保存,超低温冰箱即可保存,广为人们所接受。

一般冰冻红细胞洗涤后在 2~6℃ 保存,24 h 内输注。

(六)年轻红细胞

年轻红细胞(young red blood cells,YRBC)是一种具有较多的网织红细胞、酶活性相对较高、平均细胞年龄较小的红细胞成分。年轻红细胞的存活期明显长于成熟红细胞,半存活期为 44.9 天,而成熟红细胞仅为 29 天。因年轻红细胞输入患者体内可相对延长存活期,所以对长期依赖输血的贫血患者、重型珠蛋白生成障碍性贫血患者疗效较好。国外大多采用血液细胞分离机制备。

1. 制备方法

(1)离心、特制挤压板法:采集全血 400mL 于三联袋主袋内,离心力可选择 1670×g、1960×g、2280×g 分别离心 5 min。将离心后的主袋放入特制挤压板上,先分出上层血浆(含血小板、白细胞),再分离红细胞袋上层约 100g 的红细胞至收集袋,即可获得 2U 年轻红细胞。

(2)离心分离钳法:采集全血 400mL,4℃ 2900×g 离心 10 分钟,去除上层 200mL 血浆,其余部分血浆与红细胞充分混匀,移入无菌空袋,置于离心桶内以 4℃ 3500×g 离心 30 min。用分离钳将红细胞上层 45% 和底部 55% 分开,将上部的红细胞与白膜层和部分血浆混匀,移入另一无菌空袋即为 2U 年轻红细胞,余下为年老红细胞 1 单位;将 100mL 保存液分别移入年轻红细胞和年老红细胞各 50mL。

(3)血细胞分离机法:用 Aminco 和 IBM 2997 型连续流动血细胞分离机制备,把浓缩红细胞引入分离机的加工袋中,生理盐水洗涤 2 次,再收集最先流出的红细胞,收集量为原来的一半,即为年轻红细胞。

(4)血细胞分离机采集法:应用血液细胞分离机的年轻红细胞采集程序,对献血者进行年轻红细胞采集。

2.保存　年轻红细胞制剂的保存与全血相同,温度为 2~6℃。含 ACD-B、CPD 保养液的年轻红细胞保存期为 21 d,含 CPDA-1 保养液的年轻红细胞保存期为 35 d。

(七)辐照红细胞

辐照红细胞(irradiated red blood cells,IRBC)是用射线照射灭活活性淋巴细胞的红细胞制剂,用来预防 TA-GVHD 的发生。

血液成分制剂中能引发输血相关性移植物抗宿主病(transfusion-associated graft versus host disease,TA-GVHD)的主要成分是白细胞群,特别是淋巴细胞群。绝大部分红细胞血液成分中都含有足够量的能使易感受血者发生 GVHD 的淋巴细胞。患者出现 GVHD 有 3 个先决条件:(1)受体与供体之间组织相容性不同。(2)移植物(所输注的血液成分)中存在免疫活性细胞。(3)宿主无法清除这些免疫活性细胞。

采用辐照血液的方法则可灭活血液制剂中的活性淋巴细胞,达到预防 TA-GVHD 的目的。常用 γ 射线辐照红细胞等血液成分。红细胞制剂经 γ 射线照射后,淋巴细胞则完全失去活性或死亡。辐照后的红细胞并没有放射活性,因此对受体无任何放射损伤作用。国外应用 γ 射线照射血液日益增多,有的国家应用率已高达 95%。

1.辐照红细胞的制备　血液制剂的辐照剂量是以其对被照射物质的吸收剂量来计算,吸收剂量取决于照射量。血液制剂的最佳辐照剂量是完全消除供血者淋巴细胞的有丝分裂能力而不破坏其他血液细胞功能。

1993 年,美国 FDA 把照射中心的靶剂量定为 25Gy,其他部位的剂量不得低于 15Gy。欧洲学术委员会制定的照射剂量范围是 25~40Gy,英国规定的剂量范围是 25~50Gy。我国要求的照射剂量为 25~35Gy。

实际操作时应按照不同厂家提供辐照仪说明书要求进行。每次进行血液辐照处理时,应放置辐照剂量测试条,以观察辐照剂量是否达标,如剂量不达标,成分应按未辐照成分供临床使用,但保存期同经辐照的成分。

2.保存　美国 FDA 规定红细胞辐照后保存不超过 28 d,最好尽快输注,输后体内恢复率应>75%;红细胞制剂保存的总时间不能超过未辐照的红细胞制剂保存时间。欧洲会议则推荐红细胞的辐照应在采血后 14 d 内进行,并且辐照后红细胞的保存时间应在辐照后 14 d 内。我国还未修订血液制剂制备与保存标准,可参照国外标准执行。通常情况下,血液辐照后宜尽快使用,不宜长时间贮存。

红细胞悬液经辐照后,对红细胞的功能有一定影响,随时间延长,红细胞 2,3-DPG、

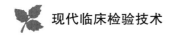

ATP、pH 的变化不大,但 K$^+$ 含量在一周内迅速升高。

六、血小板的制备和保存

血小板是血液有形成分中相对密度最小的,密度约为 1.040,用离心法可以从全血中分离血小板。目前血小板制剂的制备方法有两种:一种是手工法,制备出的血小板为浓缩血小板制剂,并可进行多人份汇集保存和输注;另一种方法是用血细胞分离机从单一献血者体内进行直接采集,制备的血小板称为单采血小板,可从单一献血者采集 1 或 2 个成人治疗剂量的血小板。美国规定一个治疗剂量为 $\geq 3.0 \times 10^{11}$,我国规定一个治疗单位(剂量)为 $\geq 2.5 \times 10^{11}$。血小板均可进行进一步处理,以获得更为高质量和安全的血小板制剂,如去除白细胞、辐照等处理,可得到相应的血小板制剂。

(一)浓缩血小板

浓缩血小板(platelet concentrates,PC)制剂是将室温保存的多联袋内的全血,于采血后在一定时间内(通常 6 h 内)在 20~24℃的全封闭条件下将血小板分离出来并悬浮在血浆内所制成的成分血,已有研究表明,全血采集后室温 20~24℃放置后再制备血小板,可得到更高产率。制备浓缩血小板有三种模式:一种为富血小板血浆法(platelet－rich plasma,PRP),新鲜采集的全血于 4~6 h 内分离 PRP,再进一步分离为 PC。另一种为白膜法,从白膜中经第二次离心后提取血小板。美国多采用 PRP 法,欧洲则多用白膜法,在我国则两种方法均有采用。第三种方法为机分法,采集全血后,用专业血细胞分离器分离浓缩血小板。

1. 浓缩血小板的制备

(1)白膜法

①全血采集于四联袋内。

②将 400mL 全血放入离心机内,20~24℃ 3100×g 离心 10 min。

③血液离心后,分出上层血浆,留下约 20~30mL 血浆,然后将剩余血浆连同白膜层及白膜层下 1.5cm 的红细胞(约 60mL)挤入第 3 袋。

④热合封闭并切断连接主袋与第 2 袋之间的塑料管。

⑤将第 3、4 袋置 20~24℃ 280×g 离心 6 min。

⑥第 3 袋上层悬液挤入第 4 袋即为血小板浓缩液。

(2)PRP 法

①用三联袋或四联袋采集全血于主袋内。

②全血采集 4~6 h 内,20~24℃ 1100×g 离心 7 min 或 700×g 离心 10 min,使红细胞、白细胞基本下沉,大部分血小板因比重较轻而保留于血浆中为 PRP 层,约可获得全血中 70%以上的血小板。

③将上层 PRP 分入转移空袋内。

④热合机热合切断主袋与末袋之间的连接塑料管。

⑤把装有 PRP 的次空袋协同另一转移袋重度离心,20~24℃ 3400×g 离心 10 min。

⑥分离上层少血小板血浆进入转移袋内。留下 40~60mL 血浆即为制备的浓缩血小板,

约可获得全血中 60% 以上的血小板。

⑦在 20～24℃静置 1～2 h,使血小板自然解聚重新悬浮形成悬液,置 20～24℃血小板振荡器中保存。

(3)机分法

①将全血采集于四联袋主袋内。

②将 400mL 全血放入离心机后,20～24℃ 2100×g 离心 14 min。

③开启血细胞分离机的电脑,启动分离血小板的程序,按仪器操作说明进行。

④分离结束后,设备自动热合,同时取下富有血小板层挤入 2 号转移袋进行第二次离心,20～24℃ 280×g 离心 10 min。

⑤将第二次离心后的血袋置于悬挂架上,进行分离,取下分离好的血小板,热合称重,一般约 80～90mL。

2.浓缩血小板的保存

PC 可在 20～24℃振荡条件下保存 1～5 d,保存天数依据所使用的血小板专用保存袋而定。

常采用多人份汇集浓缩血小板并进行白细胞过滤的方式,汇集后 PC 的保存期在美国规定为 4 h,欧洲为 6 h。我国虽未有明确规定,但汇集的多人份 PC 仍应尽早使用,保存不得超过 6 h。

PC 的质量还与保存介质有一定关系,通常情况下,制备 PC 采用献血者本身血浆作为保存介质,国外开发出合成的无机盐溶液作为血小板添加液(platelet additive solutions,PASs),一方面可以替代 PC 中 2/3 的血浆,减少输注血浆蛋白所导致的输血不良反应,延长血小板的保存时间,另一方面可为病毒灭活技术提供更好的处理平台(几种常见的 PASs 配方见表 1-10)。PASs 于 1980 年首先开发出来,随后逐渐进行改进。使用 PASs 对血小板保存质量和患者输注均有益。PASs 配方使用名称各异,有人建议进行统一命名(PASs 分类及其组分见表 1-11)。绝大多数 PASs 使用醋酸作为血小板的营养剂,血小板在保存期间氧化代谢过程中会产生碳酸氢盐,因此,醋酸可起到缓冲作用。有些 PASs 使用葡萄糖,则可能由于代谢过程产生乳酸对保存浓缩血小板的 pH 维持起到不利影响。还有些配方加入其他缓冲物质,如磷酸盐,维持中性 pH 的作用。研究发现,镁和钾离子对血小板活化起抑制作用。相对于血浆介质,缺少镁和钾离子的 PASs 对 PC 的保存时间明显缩短,加入这两种离子后,浓缩血小板的保存时间与血浆介质相似或甚至更长。Thrombosol(TS)是一种抑制血小板活化的第二信使调节剂混合物,包含阿米洛利、硝普钠和腺苷,可以延长血小板保存期。目前,采用 PASs 可以替代 70% 的血浆,进一步的研究需寻找更好的配方、减少血浆比例,有利于病原体灭活,延长保存时间,同时还需进行大量的临床应用评估。国外已有商品化的手工血小板制备耗材(如美国 Pall 公司的 Acrodose™ Systems),包括进行白细胞去除和核黄素/光化学法病毒灭活处理,使临床血小板制剂的使用更为安全、有效。国内还未有成功上市的 PASs 及其病毒灭活处理系统。

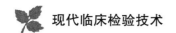

表 1-10　几种常见的血小板添加液组成

单位:mmol/L

组成成分	PAS-2	PAS-3	Plasmalyte A
氯化钠	115.5	77.0	99.0
氯化钾			5.0
氯化镁			3.0
柠檬酸钠	10.0	12.3	
磷酸钠		28.0	
醋酸钠	30.0	42.0	27.0
葡萄糖酸钠			23.0

表 1-11　PASS 分类及其组分

分类	柠檬酸	磷酸	醋酸	Mg^{2+}	K^+	葡萄糖酸盐	葡萄糖	其他名称(商品或文献命名)
PAS								
PAS-A	√	√			√			PAS(1)
PAS-B	√		√					PAS-Ⅱ,PAS-2,T-Sol,SSP
PAS-C	√	√	√					PAS-Ⅲ,PAS-3,Intersol
PAS-D	√		√	√	√	√		Composol PS
PAS-E	√	√	√	√	√			PAS-ⅢM,SSP+
PAS-G	√	√	√	√	√		√	

　　血小板的保存方式还有 4℃ 低温保存和冰冻保存等,但这些方式迄今还未正式得到我国卫生行政部门的批准,应用有限。

　　(二)单采血小板

　　使用血细胞分离机采集献血者的血小板所制成的血小板制剂,称之为单采血小板制剂。由于单采血小板是从单一个体用全自动血细胞分离机采集而来,通常又称为机采血小板。单采血小板制剂具有纯度高、质量好等优点,可以从单个献血者体内采集 1 个或 2 个成人治疗剂量的血小板($\geqslant 2.5 \times 10^{11}$ 血小板),且白细胞残留量低。

　　1.单采血小板对献血者的要求　　献血者除符合捐献全血的健康要求外,还需符合以下要求:

　　(1)采前血小板计数在($150 \sim 450$)$\times 10^9$/L,血细胞比容>0.36。血小板计数达到$\geqslant 250 \times 10^9$/L 时,体重>60kg,可以进行采集 2 个血小板治疗剂量($\geqslant 5.0 \times 10^{11}$ 血小板)。单采血小板后,献血者的血小板仍应$\geqslant 100 \times 10^9$/L。

　　(2)单采血小板采集过程需要持续 $1 \sim 1.5$ h,要求献血者静脉必须充盈良好。

　　(3)献血前 1 h 最好多饮水,当日必须吃早餐,宜清淡饮食,如稀饭、馒头。

　　(4)要求献血者在献血前 1 周不得服用阿司匹林、吲哚美辛(消炎痛)、保泰松、布洛芬、维生素 E、双嘧达莫(潘生丁)、氨茶碱、青霉素及抗过敏类药物。

（5）单采血小板献血间隔时间为不少于 2 周,1 年不超过 24 次,因特殊配型需要,经医生批准,最短间隔时间不少于 1 周;单采血小板后与全血献血间隔时间不少于 4 周;全血献血后与单采血小板献血间隔不少于 3 个月。

2.采集血小板　血细胞分离机通常分为两类:连续性单采和非连续性单采。连续性血细胞分离机以美国汾沃(Fenwal)为代表的 CS3000Plus、Amicus、Cobe 公司的 Spectra、Trama 和费森尤斯的 Com. tec 等,用机器采集出献血者血液,通过离心分离出需要的成分,并将不需要的部分回输给献血者,整个过程连续不断进行,机器与献血者之间有两条管道相通,一根为采血管路,另一根为血液回输管路。非连续性血细胞分离机以美国血液技术公司(Haemonetics)的 MCS 和 PCS Plus 等为代表,用机器先采集出全血后,通过离心分离出需要的血液成分,再将不需要的成分回输给献血者。机器上只需要一根管道与献血者相连,既用于血液采集,又用于血液回输,不同型号的血细胞分离机,具有不同的操作程序,具体应根据仪器厂商的操作说明进行,严格执行各型血细胞分离机的使用规程,选择血小板采集程序并设定相应的参数。采集完成后,取出产品轻轻摇动 3～5 min,静置 1 h 使血小板解聚并混匀,贴好标签,放入血小板保存箱保存。美国规定 1 个治疗剂量的单采血小板计数应≥$3.0×10^{11}$。我国规定单采血小板计数应达到≥$2.5×10^{11}$/袋,白细胞混入量≤$5.0×10^8$/袋,红细胞混入量≤$8.0×10^9$/袋。

3.单采血小板的保存　保养液为 ACD-A 及经开放和(或)采用普通血袋的单采血小板(125～200mL)保存期为 24 小时;未经开放处理并采用血小板专用保存袋的单采血小板(250～500mL)保存期可达 5～7 d。

血小板的保存方式还有低温保存、血小板添加剂和冰冻保存等,但这些方式国内还未得到许可应用,国外有许可应用的。

（三）辐照血小板

辐照对血液成分有一定影响。血小板辐照处理采用的辐照剂量与辐照红细胞一致。无论是手工分离制备的浓缩血小板制剂,还是单采血小板制剂,经辐照后,血小板计数、pH、聚集功能、ATP 释放功能、低渗休克反应等指标均无显著差异,IL-1β、IL-6、IL-8 和 TNF-α 等细胞因子水平会降低。辐照对血小板功能的影响很小,允许血小板可在有效保存期内任何时间以 25～35Gy 以下剂量辐照。血小板辐照后宜尽快使用。

七、血浆的制备和保存

血浆是指抗凝全血经离心去除细胞有形成分后的淡黄色液体,含有水、电解质、激素、蛋白质、凝血因子等(表 1-12)。临床所用的血浆可由单采或经全血制备其他成分如 RBC 和 PC 时分离出来。目前国内常用的血浆制剂,根据制备方法、来源、凝血因子含量等的不同分为两类:新鲜冰冻血浆和普通冰冻血浆,进一步处理加工后,可制备成病毒灭活血浆、去冷沉淀凝血因子血浆等。

表 1-12　人体血浆中的蛋白组分

主要蛋白	分子量(Da)	含量(mg/L)
白蛋白	68000	40000
免疫球蛋白 G	150000	12500
蛋白酶抑制剂		
α₂-巨球蛋白	815000	2600
α₁-抗胰蛋白酶	52000	1500
C1 酯酶抑制物	104000	170
抗凝血酶	58000	100
肝素辅因子Ⅱ	65000	100
α₂-抗纤维蛋白溶酶	69000	70
蛋白酶		
血管性血友病因子裂解蛋白酶 ADAMTS13	190	1
纤维活性相关蛋白		
血纤维蛋白溶酶原	92000	200
富含组氨酸糖蛋白	75000	100
凝血因子与抗凝蛋白		
纤维蛋白原	340000	3000
纤连蛋白	250000	300
凝血酶原	72000	150
FⅩⅢ	320000	30
蛋白 S	69000	29
Von Willebrand 因子(单体)	220000	10
FⅡa	72000	150
FⅩ	59000	10
FⅤ	286000	7
FⅪ	80000	5
FⅨ	57000	5
FⅫ	76000	40
蛋白 C	57000	4
FⅦ	50000	0.5
FⅧ	330000	0.3
细胞因子		
IL-2	15000	痕量
G-CSF	20000	<30pg/mL
EPO	34000	0.3μg/L

(一)血浆制剂的制备

1.新鲜冰冻血浆制备　在全血采集后 6 h 内,在全封闭的条件下,将分离出的新鲜液体血浆经速冻后并保存于-20℃以下冰箱即为新鲜冰冻血浆,有效期为 1 年。可用二联袋、三联袋和四联袋来制备。

(1)二联袋制备浓缩红细胞时:将全血在 2~6℃经第 1 次以 5 000×g、强离心 7 min,用分浆夹或全自动血液成分分离器将血浆分入空的转移袋,热合连接管,将血浆立即放入-50℃速冷箱或血浆快速冷冻机内快速冷冻血浆,再把血浆放入-20℃冰箱冷贮。

(2)三联袋制备悬浮红细胞时:将全血在2~6℃经第1次强离心将血浆分入第2袋;将第3袋红细胞保养液加入第1袋;血浆再经第2次强离心,上清血浆分入第3袋中,立即速冻并冷贮存。

(3)三联袋制备红细胞、浓缩血小板时:将全血经第1次以1 220×g,轻离心5 min,制备富含血小板血浆(PRP)和浓缩红细胞;热合连接管分开红细胞袋后,再次将PRP袋经强离心,制备血小板浓缩液和乏血小板血浆(platelet-poor plasma,PPP);血浆立即速冻并冷贮存。

(4)四联袋制备红细胞、浓缩血小板和白细胞时:将全血经第1次强离心将血浆分入第2袋;将含有一定量血浆及白膜层分入第3袋;将第4袋红细胞保养液加入第1袋;第3袋及另一空袋再次轻离心,制成浓缩血小板;血浆立即速冻并冷贮存。

2.普通冰冻血浆制备

(1)新鲜冷冻血浆保存1年以后,由于凝血因子活性的降低,可改为普通冰冻血浆。

(2)制备冷沉淀后所得的血浆在-20℃以下冰箱冰冻并保存,在我国也称为普通冰冻血浆,但实际上这种类型的血浆所含凝血因子很少,使用时应注意相对应的临床适应证。

(3)全血采集后无法在6 h内进行新鲜冰冻血浆制备时,按照新鲜冰冻血浆的制备方法进行血浆制备,此血浆在-20℃以下冰箱冰冻并保存,本法所制备的血浆称为普通冰冻血浆。

3.单采血浆制备　利用血细胞分离机采集血浆,已成为血浆来源的一条重要途径。采集原理和方法与单采血小板相类似。单采血浆在6 h内速冻并冷贮存,制成新鲜冰冻血浆。采集方法按血细胞分离机的操作手册进行。

4.病毒灭活血浆制备　对血浆采用病毒灭活处理的目的是为了杀灭血浆中可能含有的病毒,提高血浆输注的安全性。目前,血液病原体灭活是输血领域的研究热点,但国内得到批准使用的血浆病毒灭活方法和材料批准并不多,国内广泛使用的仅有亚甲蓝光化学法血浆病毒灭活技术。国内外血浆病毒灭活的方法是成熟的,但其他血液成分(主要是血液细胞成分)病毒灭活的方法仍处在研发阶段。

亚甲蓝(methylene blue,MB)是一种光敏剂,可以与病毒的核酸以及病毒的脂质包膜相结合,在高强度可见光的作用下发生光化学反应,使病毒核酸(DNA或RNA)断裂、包膜破损,从而达到病毒灭活效果。MB法存在不足,只能灭活包膜病毒,如HBV、HCV、HIV等,而对非包膜病毒如HAV、B19病毒等无效,且目前仅采用单一血袋进行处理,程序较繁冗。光照处理后的血浆经病毒灭活装置配套用输血过滤器过滤可除去残留的亚甲蓝,且可以同时去除血浆中残留的白细胞,因此,病毒灭活血浆在进行病毒灭活的同时,还滤除了白细胞。

普通冰冻血浆、新鲜冰冻血浆在低于37℃进行融化成液体血浆,液体血浆可以直接使用,按无菌要求将病毒灭活器与血浆袋连接,倒置悬挂血浆袋,打开管路夹,使血浆流过亚甲蓝片(亚甲蓝添加元件),夹住下端管路夹,作用5 min,打开下端管路夹,使血浆全部流入处理袋,热合并去除原血浆袋,将含有亚甲蓝的血浆袋置于病毒灭活处理仪中,按病毒灭活处理仪的操作手册启动光源,进行光照处理,达到处理时间后,关闭光源,取出血浆袋并倒置悬挂,打开过滤器的管路夹,去除光照后的亚甲蓝,血浆全部过滤后,关闭管路夹,在离血浆袋 10cm 处热合管路并离断,将经病毒灭活处理的血浆快速冷冻,在-20℃以下冰箱冰冻并保存,保存期1年。

（二）血浆制剂的保存

新鲜液体血浆和新鲜冷冻血浆含有全部凝血因子,包括不稳定的Ⅴ因子和Ⅷ因子。国内一般不将新鲜液体血浆直接提供临床使用,而是将新鲜液体血浆速冻保存作为新鲜冰冻血浆。新鲜冰冻血浆于-20℃以下冰箱保存可达 1 年,其后可转为普通冰冻血浆,可再保存 3年（自采血时起共 4 年保存期）。病毒灭活血浆的保存期与普通冰冻血浆相同。冰冻血浆应轻拿轻放,可放入塑料袋并用纸盒包装后保存。

各类冰冻血浆使用前于 37℃水浴（湿式法或干式法）中迅速融化,防止纤维蛋白析出。融化后的血浆应立即经输血滤网过滤输注。融化后的血浆不应再冰冻保存。普通液体血浆因制备处于非封闭状态,在 2～6℃冷藏箱内可暂存,24 小时内必须输用。

八、冷沉淀的制备和保存

冷沉淀凝血因子（cryoprecipitated antihemophilic factor）以往简称冷沉淀,是新鲜血浆快速冰冻并置-80℃冻存 2 周后在 1～5℃条件下不溶解的白色沉淀物,其被加热至 37℃时呈溶解的液态。它是由美国女科学家 Pool 博士在 1964—1965 年期间发现的,主要含有Ⅷ因子、纤维蛋白原、von Willebrand 因子（von Willebrand factor,vWF）以及纤连蛋白（FN）等组分。

（一）冷沉淀的制备方法

1. Pool 方法　将新鲜液体血浆快速冰冻后置-80℃冻存,冰冻保存 2 周后,取出,置于4℃冰箱或恒温冷室过夜,血浆融化后,经离心血浆袋底部不融化白色胶状物,即为冷沉淀。

2. 水溶融化法

（1）将新鲜液体血浆快速冰冻后置-80℃冻存,冰冻保存 2 周后,取出,置室温 5 分钟,待双联袋间连接的塑料管变软后,用金属棒把原料浆袋上端小孔串联在一起,10 袋（或 20 袋）为一组,悬吊在水浴槽的摇摆架上（空袋用金属钩,悬挂在水浴槽的上方）。向水浴槽加入自来水和相应量的温水或冰块调至 16℃。当加入血浆袋后,启动摇摆装置,使血浆袋在水浴中摇摆 30 分钟后温度调至 4℃若发现温度降至 3℃以下,加适量温水,使其维持在 4℃。当血浆袋内血浆全部融化时（约 60～90min/200mL）,加足够量的冰块,使水浴温度降至 0～2℃。

（2）融化后的血浆袋于 2℃,2500×g 离心 15 min,使冷沉淀下沉于塑料袋底部。

（3）离心后立即将上层血浆（去冷沉淀凝血因子血浆）分入空袋内,留下约 30mL 血浆与冷沉淀于袋内即为冷沉淀制剂。

（4）将制备好的冷沉淀凝血因子应尽快（1 h 内）置于速冻冰箱进行速冻,后再转移至-20℃以下冰箱贮存,保存期 1 年。

3. 虹吸法　将新鲜液体血浆快速冰冻后置-80℃冻存,冰冻保存 2 周后,取出,置室温 5分钟,待双联袋间连接的塑料管变软后进行制备。将新鲜冰冻血浆置于 2～6℃恒温水浴槽,浸没于水中;另一空袋悬于水浴槽外,且位置低于冰冻血浆袋,两袋之间形成一定的高度落差。冰冻血浆融化时,上清血浆随时被虹吸入空袋中,冷沉淀留在冰冻血浆中。待融化后仅有 30mL 冷沉淀和血浆时,将冷沉淀和冷上清袋之间的导管热合分离并离断。

（二）冷沉淀的保存

将制备好的冷沉淀凝血因子尽快（1 h 内）置于速冻冰箱快速速冻,后再转移至－20℃以下冰箱贮存。保存期为自采集日起 12 个月。冷沉淀融化后应尽早输注,医院临用前于 37℃水浴中融化,融化后尽快使用或室温保存 6 h 内输注,不得再次冰冻或冷藏。冷沉淀发出和运输时应注意保温使其保存冰冻状态。

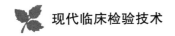

第二章　血液学检验

血液由血细胞和血浆组成。血液不断地流动与全身各个组织器官密切联系,参与各项生理活动,维持机体正常的新陈代谢。在病理情况下,除造血系统疾病外,全身其他组织和器官发生病变可直接或间接引起血液成分的变化。因此,血液检验不仅能作为原发性造血系统疾病诊断、鉴别诊断、疗效观察及预后判断的主要依据,而且还能为引起继发性血液改变的其他各系统疾病的诊治提供重要检验信息,是临床诊断和分析病情的重要依据。

第一节　血液一般检验

血液一般检验是血液检验项目中最基础和最常用的检验,主要是指对外周血中细胞成分的数量和形态的检查及与血细胞有关的实验室检查。随着现代科学技术的发展,自动化检验仪器已被广泛应用于血液一般检验中,使血液检测的参数增多而且快速。由于血液一般检验标本采集容易、检测便捷,是临床医学检验中最常用、最重要的基本内容,故其目前仍然是筛检疾病的首要项目之一。

一、红细胞检查

正常人自出生至成年后,红细胞主要在骨髓生成、发育与成熟。红细胞起源于骨髓造血干细胞,在促红细胞生成素(erythropoietin,EPO)和雄激素的作用下分化成原始红细胞,再经过多次有丝分裂依次发育为早幼红细胞、中幼红细胞和晚幼红细胞后,细胞已丧失了分裂能力,经脱核后成为网织红细胞,此过程约需 72 h。网织红细胞再经过 48 h 左右即发育成成熟的红细胞。

红细胞是血液中数量最多的有形成分,其主要功能是作为携氧或二氧化碳的呼吸载体和维持酸碱平衡等。可通过检测红细胞参数和形态变化对某些疾病进行诊断或鉴别诊断。

临床上常用的红细胞检查项目有:红细胞计数、血红蛋白测定、红细胞形态观察、血细胞比容测定、红细胞平均指数计算、网织红细胞计数和红细胞沉降率测定等。

（一）红细胞计数

红细胞计数(red blood cell count,RBC),即测定单位体积外周血液中红细胞的数量,是血液一般检验的基本项目,是诊断贫血等疾病最常用的检验指标之一。

1.检测原理 红细胞计数方法有显微镜法和血液分析仪法。

(1)显微镜法:用等渗红细胞稀释液将血液标本稀释一定倍数后,充入改良牛鲍(Neubauer)血细胞计数板中,在显微镜下计数一定区域内的红细胞数量,经换算求出每升血液中红细胞数量。

显微镜计数法所用红细胞稀释液有:①Hayem 液:由 NaCl、Na_2SO_4,$HgCl_2$ 和蒸馏水组成。其中 NaCl 和 Na_2SO_4 调节渗透压,后者还可提高比重防止细胞粘连,而 $HgCl_2$ 为防腐剂。此配方的主要缺点是遇高球蛋白血症患者,由于蛋白质沉淀而使红细胞易凝集。②枸橼酸钠稀释液:由 NaCl、枸橼酸钠、甲醛及蒸馏水组成。NaCl 和枸橼酸钠调节渗透压,后者还有抗凝作用,甲醛为防腐剂。此液配制简单,可使红细胞在稀释后较长时间保持正常形态且不凝集,故《全国临床检验操作规程》推荐此方法。③普通生理盐水或加 1% 甲醛的生理盐水:急诊时如无红细胞稀释液可用此液代替。

(2)血液分析仪法:多采用电阻抗法,也有采用流式细胞术激光检测法等。

2.参考区间

(1)成年:男性$(4.3\sim5.8)\times10^{12}/L$,女性$(3.8\sim5.1)\times10^{12}/L$。

(2)新生儿:$(6.0\sim7.0)\times10^{12}/L$。

3.方法学评价 红细胞计数的方法学评价见表 2-1。

表 2-1 红细胞计数的方法学评价

方法	优点	缺点	适用范围
显微镜计数法	设备简单,费用低廉	费时费力、精密度低	血细胞计数和分类的参考方法,适用基层医疗单位和分散就诊的患者
血液分析仪法	操作简便,易于标准化,效率高,精密度高	仪器较贵,工作环境条件要求高	适用于健康人群普查,大批量标本筛检

4.临床意义 见血红蛋白测定。

(二)血红蛋白测定

血红蛋白(hemoglobin,Hb 或 HGB)是在人体有核红细胞及网织红细胞内合成的一种含色素辅基的结合蛋白质,是红细胞内的运输蛋白,蛋白质部分是珠蛋白,色素部分是亚铁血红素。血红蛋白按不带氧计算相对分子质量为 64458,每克血红蛋白可携带 1.34mL 氧,其主要功能是吸收肺部大量的氧,并将其输送到身体各组织。

血红蛋白是红细胞的主要成分,每个 Hb 分子有 4 条珠蛋白肽链,每条折叠的珠蛋白肽链包裹一个亚铁血红素。每条肽链结合 1 个亚铁血红素,形成具有四级空间结构的四聚体,以利于结合 O_2 和 CO_2。

亚铁血红素无种属特异性,即人和各种动物皆相同。它由 Fe^{2+} 和原卟啉组成,Fe^{2+} 位于卟啉环中央,共有 6 条配位键,其中 4 条与原卟啉中心的 4 个原卟啉 N 连接,另 2 条配位键与血红素分子平面垂直,其中 1 条与珠蛋白肽链 F 肽段第 8 个氨基酸(组氨酸)的咪唑基连接,另 1 条为 Hb 呼吸载体,与 O_2 结合时形成氧合血红蛋白(oxyhemoglobin,HbO_2),此配位键空着,则称为还原血红蛋白(reduced hemoglobin,Hbred);若 Fe^{2+} 被氧化成 Fe^{3+},则称高铁血红蛋白(hemiglobin,Hi)或正铁血红蛋白(methemoglobin,MHb)。如与 O_2 结合的配位键被 CO、S 等占据,则分别形成碳氧血红蛋白(HbCO)、硫化血红蛋白(SHb)等,这些统称为血红蛋白衍生物。在正常情况下,血液中血红蛋白主要为 HbO_2 和 Hbred,以及少量 HbCO 和 Hi。在病理情况下,HbCD 和 Hi 可以增多,甚至出现 SHb 等血红蛋白衍生物。

血红蛋白测定,即测定外周血液中各种血红蛋白的总浓度,是诊断和衡量贫血程度的重要的检查项目之一。血红蛋白测定方法很多,分为全血铁法、血气分析法和分光光度法。经过临床反复筛选与评价,现多采用分光光度法。其中比色法中的氰化高铁血红蛋白(hemoglobincyanide,HiCN)测定法在 1966 年由国际血液学标准化委员会(ICSH)推荐,并经世界卫生组织(WHO)确认为血红蛋白测定的参考方法。1978 年国际临床化学联合会(International Federation of Clinical Chemistry,IFCC)和国际病理学会(International Academy of Pathology,IAP)在联合发表的国际性文件中重申了 HiCN 法。1983 年我国临床检验方法学学术会议上将其推荐为首选方法。

1. 检测原理　HiCN 检测原理:血红蛋白(SHb 除外)中的亚铁离子(Fe^{2+})被高铁氰化钾氧化为高铁离子(Fe^{3+}),血红蛋白转化成 Hi,Hi 与氰化钾(KCN)中的氰离子反应生成 HiCN,HiCN 在 540nm 处有一最大吸收波峰,在此处的吸光度与其在溶液中的浓度成正比。在特定条件下,HiCN 毫摩尔消光系数为 $44L/(mmol \cdot cm)$。可根据吸光度直接求得每升血液中血红蛋白的浓度。常规测定可从 HiCN 参考液制作的标准曲线上读取结果。

2. 参考区间
(1)成年:男性 130～175g/L,女性 115～150g/L。
(2)新生儿:170～200g/L。

3. 方法学评价　血红蛋白测定方法大致分为 4 类(表 2－2)。常用的比色法有 HiCN 测定法、十二烷基硫酸钠血红蛋白(sodium dodecyl sulfate hemoglobin,SDS－Hb)测定法、碱羟血红蛋白(alkaline haematin detergent,AHD_{575})测定法、叠氮高铁血红蛋白(HiN_3)定法、溴代十六烷基三甲胺(CTAB)血红蛋白测定法等。由于 HiCN 试剂含有剧毒的氰化钾,各国均相继研发出不含氰化钾的血红蛋白测定方法,有的测定法已用于血液分析仪,但其标准应溯源到 HiCN 量值。血红蛋白测定的方法学评价见表 2－3。

表 2－2　血红蛋白测定方法及基本原理

测定方法	测定原理
全血铁法	Hb 分子组成
比重法、折射仪法	血液物理特性
血气分析法	Hb 与 O_2 可逆性结合的特性
分光光度法(临床常用)	Hb 衍生物光谱特点

表2-3　血红蛋白测定的方法学评价

测定方法	优点	缺点
HiCN 测定法	参考方法,操作简单、反应速度快,可检测除 HbS 以外的所有 Hb,HiCN 稳定、参考品可长期保存,便于质控	KCN 有剧毒,对 HbCO 的反应慢,不能测定 SHb,遇高白细胞、高球蛋白血症的标本会出现浑浊
SDS-Hb 测定法	次选方法,操作简单、试剂无毒、呈色稳定、结果准确、重复性好	SDS 质量差异较大,消光系数未定,SDS 溶血活力大,易破坏白细胞,不适用于同时进行白细胞计数的血液分析仪
AHD$_{575}$ 测定法	试剂简单、无毒,呈色稳定,准确性与精密度较高	575nm 波长比色不便于自动检测、HbF 不能检测
HiN$_3$ 测定法	准确性与精密度较高	试剂仍有毒性、HbCO 转化慢
CTAB 测定法	溶血性强且不破坏白细胞,适于血液分析仪检测	准确度、精密度略低

4.临床意义　血红蛋白测定的临床意义与红细胞计数相关,但判断贫血程度的价值优于红细胞计数。同时测定两者,对贫血诊断和鉴别诊断有重要的临床意义。

(1)红细胞和血红蛋白增高　指单位容积血液中 RBC 及 Hb 高于参考值高限。多次检查成年男性 RBC>6.0×10^{12}/L,Hb>185g/L;成年女性 RBC>5.5×10^{12}/L,Hb>160g/L 时即认为增多。可分为相对性增多和绝对性增多两类:

①相对性红细胞增多:由于某些原因使血浆中水分丢失,血液浓缩,使红细胞和血红蛋白含量相对增多。如连续剧烈呕吐、大面积烧伤、严重腹泻、大量出汗等;另见于慢性肾上腺皮质功能减退、尿崩症、甲状腺功能亢进危象、糖尿病酮症酸中毒等。

②绝对性红细胞增多:可分为原发性红细胞增多症即真性红细胞增多症(polycythemiavera,PV)和继发性红细胞增多症:

a.真性红细胞增多症:是一种病因不明的克隆性多潜能造血干细胞疾病,以骨髓红系细胞显著持续增生为主要特点,同时伴有粒系和巨核系细胞不同程度的增生。血象示全血细胞增多,红细胞数增多,男性>6.5×10^{12}/L,女性>6.0×10^{12}/L;血红蛋白增高,男性>180g/L,女性>170g/L。

b.继发性红细胞增多症:多与机体循环及组织缺氧、血中促红细胞生成素(EPO)水平升高、骨髓加速释放红细胞有关。

(2)红细胞及血红蛋白减少　指单位容积血液中红细胞数及血红蛋白量低于参考值低限。多次检查成年男性 RBC<4.3×10^{12}/L,Hb<130g/L,成年女性 RBC<3.8×10^{12}/L,Hb<115g/L 为红细胞和血红蛋白减低。根据血红蛋白浓度可将贫血分为4度。轻度贫血:Hb<130g/L(女性 Hb<115g/L);中度贫血:Hb<90g/L;重度贫血:Hb<60g/L;极重度贫血:Hb<30g/L。当 RBC<1.5×10^{12}/L,Hb<45g/L 时,应考虑输血。

①生理性减少:如6个月~2岁婴幼儿,因生长发育迅速而致造血原料相对不足,红细胞和血红蛋白可较正常人低 10%~20%;妊娠中晚期为适应胎盘血循环的需要,血浆量明显增多,红细胞被稀释而减低(减低达 16%左右);老年人由于骨髓造血功能逐渐减低,均可导致红细胞数和血红蛋白含量减少;长期饮酒者红细胞数和血红蛋白含量减少(减低约5%)。

②病理性减少:常见于:A. 红细胞丢失过多。B. 红细胞破坏增加。C. 造血原料不足。D. 骨髓造血功能减退。

(三)红细胞形态检查

血液系统疾病不仅影响红细胞的数量,也能影响到红细胞的质量,特别是贫血患者,不仅其红细胞数量和血红蛋白浓度降低,而且还会有红细胞形态改变,呈现红细胞大小、形状、染色性质和内含物等的异常。因此在贫血的实验室诊断中,红细胞形态检查与血红蛋白浓度测定、红细胞计数结果及其他参数相结合,可以推断贫血的性质,对贫血的诊断和鉴别诊断有重要的临床价值。

外周血涂片经 Wright 或 Wright-Giemsa 染色后,先低倍镜下检查血涂片,观察细胞分布和染色情况,选择细胞分布均匀、染色良好、细胞排列均匀的区域(一般在血涂片的体尾交界处),再用油镜观察红细胞形态。

1. 正常红细胞形态   正常成熟的红细胞呈双凹圆盘形,细胞大小均一,形态较为一致,直径为 $6.7 \sim 7.7 \mu m$,平均 $7.2 \mu m$,Wright 染色后红细胞为淡粉红色,中心部位为生理性淡染区,其大小约为直径的 1/3,胞质内无异常结构。正常红细胞形态常见于健康人,但也可见于急性失血性贫血,部分再生障碍性贫血等。

2. 异常红细胞形态   各种贫血和造血系统疾病时,红细胞常可出现大小、血红蛋白含量、形状、结构和排列等异常。

(1)红细胞大小异常

①小红细胞(microcyte):直径小于 $6 \mu m$ 者称为小红细胞。其体积变小,中央淡染区扩大,红细胞呈小细胞低色素性,提示血红蛋白合成障碍。正常人偶见。常见于缺铁性贫血、珠蛋白生成障碍性贫血。而遗传性球形细胞增多症的小红细胞,直径也小于 $6 \mu m$,但其厚度增加,血红蛋白充盈良好,细胞着色深,中央淡染区消失。

②大红细胞(macrocyte):直径大于 $10 \mu m$ 者称为大红细胞。见于溶血性贫血及巨幼细胞性贫血。前者可能与不完全成熟的红细胞增多有关,后者因缺乏叶酸或维生素 B_{12}、DHA 合成障碍、细胞不能及时分裂所致,也可见于骨髓增生异常综合征(myelodysplasticsyndrome,MDS)、肝病及脾切除后。

③巨红细胞(megalocyte):直径大于 $15 \mu m$ 者称为巨红细胞,直径大于 $20 \mu m$ 者称为超巨红细胞。此类体积较大的红细胞内血红蛋白含量高,中心淡染区常消失。常见于巨幼细胞性贫血、MDS。

④红细胞大小不均(anisocytosis):是指红细胞之间直径相差 1 倍以上,红细胞大小悬殊,是由骨髓造血功能紊乱、造血调控功能减弱所致。见于重度的增生性贫血,巨幼细胞性贫血时特别明显。

(2)红细胞形态异常

①球形红细胞(spherocyte):细胞直径小于 $6 \mu m$,厚度增加大于 $2.6 \mu m$,无中心浅染区,似小圆球形,与 RBC 膜先天性或后天性异常、表面积/体积比值减小有关。常见于遗传性球形红细胞增多症,此类细胞在血涂片中高达 25% 以上。还见于自身免疫性溶血性贫血、异常血红蛋白病(HbS,HbC 病)。

②椭圆形红细胞(elliptocyte)：细胞呈卵圆形、杆形，长度可大于宽度的 3～4 倍，最大直径可达 12.5μm，横径可为 2.5μm，与细胞骨架蛋白异常有关。细胞只有成熟后才会呈现椭圆形。正常人约有 1% 的椭圆形红细胞，增高多见于遗传性椭圆形细胞增多症，常超过 25%，甚至高达 75%。此种红细胞放置于高渗、等渗、低渗溶液或正常人血清中，其形态保持不变。

③靶形红细胞(target cell)：细胞直径大于正常红细胞，但厚度变薄，中心部位染色较深，其外围为苍白区域，而细胞边缘又深染，形如射击之靶。有的中心深染区不像孤岛而像从红细胞边缘延伸的半岛状或柄状，成为不典型的靶形红细胞。与 Hb 组成和结构变异或脂质异常有关，常见于各种低色素性贫血，尤其是珠蛋白生成障碍性贫血（如地中海贫血）、异常血红蛋白病、胆汁淤积性黄疸、脾切除后、肝病。

④镰状红细胞(sickle cell)：红细胞形如镰刀状，主要见于镰状细胞性贫血（HbS 病）。其形成机制是在缺氧的情况下，红细胞所含异常血红蛋白 S(HbS)溶解度降低，形成长形或尖形的结晶体，使细胞膜发生变形。检查镰状红细胞需将血液制成湿片，然后加入还原剂如偏亚硫酸钠后观察。

⑤口形红细胞(stomatocyte)：红细胞中央有裂缝，中心苍白区呈扁平状，周围深染颇似一个张开的嘴形或鱼口。多因红细胞膜异常，使 Na^+ 通透性增加，细胞膜变硬，变形性差，因而脆性增加，使细胞生存时间缩短。正常人低于 4%，遗传性口形红细胞增多症常可达 10% 以上。少量出现可见于弥散性血管内凝血、某些溶血性贫血及肝病等。

⑥棘形红细胞(acanthocyte)：该红细胞表面有针状或指状突起，尾端略圆，间距、长宽不等。多见于遗传性或获得性 β-脂蛋白缺乏症，其棘形红细胞可高达 70%～80%，也可见于脾切除后、乙醇中毒性肝脏疾病、尿毒症等。棘形红细胞应注意与皱缩红细胞区别。

⑦皱缩红细胞：也称钝锯齿形红细胞(crenated cell，echinocyte)，可因制备血涂片不当、高渗等原因引起，红细胞周边呈钝锯齿形，突起排列均匀、大小一致、外端较尖。

⑧裂片红细胞(schistocyte)：指红细胞因机械或物理因素所致细胞碎片及不完整的红细胞。其大小不一致，外形不规则，有各种形态如刺形、盔形、三角形、扭转形等。正常人血涂片中裂片红细胞小于 2%，增多见于弥散性血管内凝血、血栓性血小板减少性紫癜、恶性高血压、微血管病性溶血性贫血等。

⑨泪滴形红细胞(dacryocyte，teardrop cell)：细胞内血红蛋白饱满，形状似泪滴状或梨状，可能是由于细胞内含有 Heinz 小体或包涵体，或红细胞膜的某一点被黏连而拉长所致，被拉长的红细胞可长可短。正常人偶见，增多常见于骨髓纤维化、珠蛋白生成障碍性贫血、溶血性贫血等。

⑩缗钱状红细胞：多个红细胞相互聚集重叠，连接成串，形似缗钱状。主要见于多发性骨髓瘤、原发性巨球蛋白血症等。

（3）红细胞染色异常

①低色素性(hypochromic)红细胞：红细胞的生理性中心浅染区扩大，染色淡，甚至成为环形红细胞，提示其血红蛋白含量明显减少。常见于缺铁性贫血、珠蛋白合成障碍性贫血、铁幼粒细胞性贫血、部分血红蛋白病。

②高色素性(hyperchromic)红细胞：红细胞内生理性中心浅染区消失，整个红细胞染色

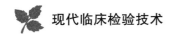

较深,是由于血红蛋白含量增高所致。最常见于巨幼细胞性贫血,也可见于溶血性贫血、球形红细胞增多症等。

③嗜多色性(polychromatic)红细胞:属于尚未完全成熟的红细胞,胞体略大于正常红细胞,在 Wright－Giemsa 染色情况下,细胞呈灰蓝色或灰红色。嗜多色性红细胞增多提示骨髓内红细胞生成活跃,见于各种增生性贫血,尤以溶血性贫血最为多见。

④细胞着色不一(anisochromia):同一血涂片的红细胞中出现色素不一致,即血红蛋白充盈度偏离较大,如同时出现低色素性和正常色素性红细胞,常见于铁粒幼细胞性贫血。

(4)红细胞结构异常

①嗜碱性点彩红细胞(basophilic stippling cell):在 Wright－Giemsa 染色情况下,红细胞胞质内出现形态和大小不一、多少不均的嗜碱性蓝黑色颗粒,属于未完全成熟的红细胞。正常人血涂片中少见(约占 0.01%),在铅、铋、汞、锌等重金属中毒时增多,为铅中毒的诊断筛选指标。在其他各类贫血中也可见到嗜碱性点彩红细胞,其增加常表示骨髓造血功能旺盛且有紊乱现象。

②染色质小体(Howell－Jolly body):又称豪－焦小体,位于成熟或幼稚红细胞的胞质中,为直径约 $1\sim2\mu m$ 暗紫红色圆形小体,可 1 个或多个,为核碎裂或核裂解后所剩的残余部分。常见于巨幼细胞性贫血,也可见于脾切除术后、溶血性贫血及红白血病等。

③卡－波环(Cabot ring):在红细胞内的胞质中出现的紫红色细线圈状或"8"字形结构。可能是胞质中脂蛋白变性所致,常与染色质小体同时存在。见于溶血性贫血、巨幼细胞性贫血、脾切除术后、铅中毒及白血病等。

④有核红细胞(nucleated erythrocyte):即幼稚红细胞。正常成人有核红细胞均存在于骨髓中,外周血液中除新生儿可见到有核红细胞外,成人均不能见到。在成人外周血涂片中出现有核红细胞属病理现象,常见于各种溶血性贫血、白血病、骨髓纤维化、脾切除后及红白血病等。

(四)血细胞比容测定

血细胞比容(hematocrit,Hct)是指一定体积全血中红细胞所占体积的相对比例。HCT高低与红细胞数量、平均体积及血浆量有关,主要用于贫血和红细胞增多的诊断、血液稀释和血液浓缩变化的测定、计算红细胞平均体积和红细胞平均血红蛋白浓度等。

1. 检测原理

(1)离心沉淀法:常用温氏(Wintrobe)法和微量血细胞比容(microhematocrit)法。

①温氏法:为离心沉淀法中的常量法。将 EDTA－K₂ 或肝素抗凝血灌注于温氏管中,在一定条件下离心得到红细胞占全血体积的百分比。水平离心机以相对离心力(RCF)2264g 离心 30 分钟,读取压实红细胞层柱高的毫米数,再离心 10 分钟,至红细胞层不再下降为止,读取还原红细胞层的高度。离心后血液分为五层,自上而下的成分为:血浆、血小板、白细胞、还原红细胞及带氧红细胞。当外周血出现有核红细胞时,离心后则位于白细胞和还原红细胞层之间。

②微量血细胞比容法:采用一次性专用的毛细玻璃管,用 EDTA－K₂ 抗凝的静脉血或用肝素化的干燥管直接采集毛细血管血,以 RCF 12 500g 离心 5min,测量红细胞柱、全细胞柱

和血浆柱的长度。红细胞柱的长度除以全细胞柱和血浆柱的长度之和,即为血细胞比容微量法,为 WHO 推荐的参考方法。

(2)血液分析仪法:由仪器根据红细胞计数和红细胞平均体积计算出 HCT,HCT=红细胞计数×红细胞平均体积。

2.方法学评价　HCT 测定的方法学评价见表 2—4。

表 2—4　HCT 测定的方法学评价

方法	优点	缺点
温氏法(离心法)	应用广泛,不需要特殊仪器	难以完全排除残留血浆(可达 2%～3%),单独采血用血量大,已渐被微量法取代
微量法(离心法)	WHO 推荐的首选常规方法,CLSI 推荐为参考标准。标本用量少,相对离心力高,结果准确、快速、重复性好	需微量高速血液离心机,仍有残留血浆,但较温氏法少
血液分析仪法	不需要单独采血测定,检查快速,精密度高	准确性不及微量离心法,需定期校正仪器

CLSI,美国临床实验室标准化研究所(Clinical and Laboratory Standards Institute)

3.参考区间

(1)成年:男性 0.40～0.50;女性 0.37～0.48。

(2)新生儿:0.47～0.67。

(3)儿童:0.33～0.42。

4.临床意义　HCT 与红细胞数量、MCV 和血浆量有关。红细胞数量增多、血浆量减少或两者兼有可导致 HCT 增高;血浆量增多或红细胞减少可导致 HCT 减低(表 2—5)。HCT 作为单一参数的临床价值不大,必须结合红细胞计数才具有临床价值 HCT 的主要应用价值为:

(1)临床补液量的参考:各种原因导致脱水时,HCT 都会增高,补液时可监测 HCT,HCT 恢复正常表示血容量得到纠正。

(2)作为真性红细胞增多症诊断指标:HCT>0.7,RBC 为 $(7～10)×10^{12}$/L,Hb>180g/L,即可诊断。

(3)计算红细胞平均指数的基础:红细胞平均值(MCV、MCHC)可用于贫血的形态学分类。

表 2—5　HCT 增高和减低的原因

HCT	机制	原因
增高	红细胞增多	真性红细胞增多症、缺氧、肿瘤、EPO 增多
	血浆量减少	液体摄入不足、大量出汗、腹泻、呕吐、多尿
减低	红细胞减少	各种原因所致的贫血、出血
	血浆量增多	竞技运动员、中晚期妊娠、原发性醛固酮增多症、过多补液

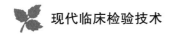

（五）红细胞平均指数计算

利用红细胞数、HCT 及 Hb，按以下公式分别可计算出红细胞三种平均值，以协助贫血形态学分类诊断，在临床上有着重要的价值。

①红细胞平均体积（mean corpuscular volume,MCV）系指平均每个红细胞的体积，以 fl（飞升）为单位。

MCV＝每升血液中血细胞比容/每升血液中红细胞个数＝（HCT/RBC）×10^{15}

②红细胞平均血红蛋白量（mean corpuscular hemoglobin,MCH）系指平均每个红细胞内所含血红蛋白的量，以 pg（皮克）为单位。

MCH＝每升血液中血红蛋白含量/每升血液中红细胞个数＝（Hb/RBC）×10^{12}

③平均红细胞血红蛋白浓度（mean corpuscular hemoglobin concentration,MCHC）系指平均每升红细胞中所含血红蛋白浓度，以 g/L 表示。

MCHC＝每升血液中血红蛋白含量/每升血液中血细胞比容＝Hb/HCT

1.参考区间　MCV、MCH、MCHC 的参考区间见表 2−6。

表 2−6　MCV、MCH、MCHC 的参考区间

人群	MCV(fl)	MCH(pg)	MCHC(g/L)
成年人	82～100	27～34	316～354
1～3 岁	79～104	25～32	280～350
新生儿	86～120	27～36	250～370

2.临床意义　红细胞平均指数可用于贫血形态学分类及提示贫血的可能原因（表 2−7）。

表 2−7　贫血形态学分类及临床意义

形态学分类	MCV	MCH	MCHC	临床意义
大细胞性贫血	＞100	＞34	316～354	叶酸及维生素 B_{12} 缺乏所引起的巨幼细胞贫血
正常细胞性贫血	82～100	27～34	316～354	再生障碍性贫血,急性失血性贫血,溶血性贫血,骨髓病性贫血
单纯小细胞性贫血	＜82	＜27	316～354	慢性炎症性贫血,肾性贫血
小细胞低色素性贫血	＜82	＜27	＜316	缺铁性贫血,铁粒幼细胞性贫血,珠蛋白生成障碍性贫血,慢性失血性贫血

二、白细胞检查

白细胞（white blood cell,WBC;leukocyte,LEU）为外周血中的有核细胞，是机体抵抗病原微生物等异物入侵的主要防线。外周血白细胞数量较少，约为红细胞的 0.1%～0.2%。按照细胞形态学特征，可将白细胞分为粒细胞（granulocyte,GRAN）、淋巴细胞（lymphocyte,L）和单核细胞（monocyte,M）三大类。粒细胞根据其胞质中的颗粒特点又分为中性粒细胞

(neutrophil,N)、嗜酸性粒细胞(eosinophil,E)和嗜碱性粒细胞(basophil,B)三类,因此通常将白细胞分为五类。另外中性粒细胞根据其核分叶情况又可分为中性杆状核粒细胞(neutrophilic stabgranulocyte,Nst)和中性分叶核粒细胞(neutrophilic segmented granulocyte,Nsg)。

根据细胞动力学原理,可将粒细胞的发育过程人为划分为5个池。①分裂池(mitotic pool):包括原粒细胞、早幼粒细胞和中幼粒细胞等具有分裂能力的细胞。②成熟池(maturation pool):包括晚幼粒、杆状核粒细胞,此阶段细胞已失去分裂能力。③贮备池(storage pool):包括部分杆状核粒细胞及分叶核粒细胞,其数量约为外周血的5～20倍。以上三个池均存在于骨髓中。④循环池(circulating pool):由贮备池进入外周血中的成熟粒细胞约一半随血液循环,即为外周血检查的粒细胞数。⑤边缘池(marginal pool):进入外周血的半数粒细胞黏附于血管壁构成边缘池,其与循环池的粒细胞之间可互换,处于动态平衡。

外周血白细胞检查是血液一般检验的重要项目之一。机体发生炎症或其他疾病都可引起白细胞总数及各类白细胞所占比例发生变化,因此检查白细胞总数及白细胞分类计数已成为临床辅助诊断的一种重要方法。

(一)白细胞计数

白细胞计数(white blood cell count,WBC)是指测定单位体积外周血中各类白细胞总的数量。

1.检测原理 白细胞计数方法有显微镜计数法和血液分析仪法。

(1)显微镜计数法:用白细胞稀释液将血液标本稀释一定倍数并破坏红细胞后,充入改良牛鲍血细胞计数板中,在显微镜下计数一定区域内的白细胞数量,经换算求出每升血液中白细胞总数。

常用白细胞稀释液由蒸馏水、乙酸和染料(如结晶紫或亚甲蓝)组成。其中蒸馏水因为低渗可以溶解红细胞;乙酸可加速红细胞的溶解,同时能固定核蛋白,使白细胞核显现,易于辨认;染料可使核略着色,且易与红细胞稀释液区别。

(2)血液分析仪法:多采用电阻抗法及光散射法等。

2.方法学评价 见红细胞计数。

3.参考区间 成人:$(3.5～9.5)×10^9/L$;儿童:$(5～12)×10^9/L$;6个月～2岁:$(11～12)×10^9/L$;新生儿:$(15～20)×10^9/L$。

4.临床意义 白细胞总数高于参考区间的上限称为白细胞增多(leukocytosis);低于参考区间的下限称为白细胞减少(leukopenia)。由于白细胞增多或减少主要受中性粒细胞数量的影响,其临床意义见白细胞分类计数。

(二)白细胞分类计数

由于各类白细胞的生理功能不同,其在外周血中数量变化的临床意义也不同,因此仅仅计数外周血中白细胞总数是不够的,需要对各类白细胞分别计数。白细胞分类计数(differential leukocyte count,DLC)是根据外周血中各类白细胞的形态特征进行了分类计数,以求得各类白细胞所占的百分率和绝对值。

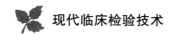

1.检测原理　白细胞分类计数方法有显微镜法和血液分析仪法。

（1）显微镜白细胞分类计数法　将血液制备成薄膜涂片，经 Wright 染色后，在显微镜下根据各类白细胞的形态特征逐个分别计数，然后求出各类白细胞所占的百分率，也可以根据白细胞总数计算出各类白细胞的绝对值。各类白细胞的正常形态特征见表2—8。

表2—8　外周血各类白细胞正常形态特征

白细胞	直径(μm)	形态	细胞质	细胞核	染色质
中性粒细胞	10～15	圆形	粉红色,含许多细小、均匀的紫红色颗粒	杆状核弯曲呈腊肠样,两端钝圆;分叶核分为2～5叶,以3叶核为主	深紫红色,粗糙,致密成团
嗜酸性粒细胞	13～15	圆形	着色不清,充满粗大、整齐、均匀的橘红色颗粒	多分2叶,呈眼镜样	深紫红色,粗糙
嗜碱性粒细胞	10～12	圆形	着色不清,含少量大小不一、分布不均、排列杂乱的紫黑色颗粒,常覆盖核上	因颗粒覆盖致使核结构模糊不清	深紫红色,粗糙模糊
淋巴细胞	6～15	圆形或椭圆形	淡蓝色透明,小淋巴细胞质很少,一般无颗粒,大淋巴细胞可有少量粗大不均匀、紫红色颗粒	圆形或椭圆形,外缘光滑,常偏于一侧,小淋巴细胞因胞质很少有时似裸核	深紫红色,粗糙,致密成块状,排列均匀
单核细胞	12～20	圆形、椭圆或不规则形	胞质丰富,灰蓝色半透明,含大量细小、灰尘样紫红色颗粒	肾形、马蹄形、山字形、不规则形,常折叠扭曲	淡紫红色,细致疏松如网状,有膨胀和立体感

（2）血液分析仪法：利用多项技术（如电学、光学、细胞化学染色和流式细胞术）联合检测。

2.方法学评价　白细胞分类计数的方法学评价见表2—9。

表2—9　白细胞分类计数的方法学评价

方法	优点	缺点	适用范围
显微镜计数法	设备简单,费用低廉,可及时发现各类白细胞形态的病理变化	费时,受血涂片质量、染色效果及检验人员经验等的影响,精确性及重复性差	白细胞分类计数的参考方法,对仪器法的异常结果进行复核
血液分析仪法	分析细胞多,速度快,准确性高,重复性好,易于标准化	仪器较贵,试剂成本较高,不能准确识别细胞类别和病理变化	适用于大规模人群健康筛查,大批量标本筛检等

3.参考区间　成人白细胞分类计数参考区间见表2—10。

表2-10　成人白细胞分类计数的方法学评价

白细胞	百分率(%)	绝对值($\times 10^9$/L)
中性杆状核粒细胞(Nst)	1～5	0.04～0.5
中性分叶核粒细胞(Nsg)	40～75	1.8～6.3
嗜酸性粒细胞(E)	0.4～8.0	0.02～0.52
嗜碱性粒细胞(B)	0～1	0～0.06
淋巴细胞(L)	20～50	1.1～3.2
单核细胞(M)	3～10	0.1～0.6

4.临床意义

(1)白细胞总数与中性粒细胞:中性粒细胞具有趋化、变形、黏附、吞噬及杀菌等功能,在机体防御和抵抗病原体侵袭过程中发挥重要作用。由于外周血液中,中性粒细胞占白细胞比例最大,白细胞总数增多或减少主要受中性粒细胞数量的影响,因此二者数量变化的临床意义基本一致。在某些病理情况下,有时二者的数量关系也表现出不一致的情况,此时需要具体分析。

①白细胞或中性粒细胞生理性变化:白细胞数量的生理性波动较大,一般认为白细胞计数波动在30%以内表示无临床意义,只有通过定时和连续观察才有意义。白细胞或中性粒细胞生理性变化见表2-11。

表2-11　白细胞或中性粒细胞生理性变化

状态	生理变化
年龄	新生儿白细胞总数较高(15×10^9/L),主要为中性粒细胞,到6～9 d逐渐下降至与淋巴细胞大致相等,以后淋巴细胞逐渐升高。2～3岁后,淋巴细胞又开始下降,中性粒细胞逐渐上升,至4～5岁两者又基本相等,以后中性粒细胞逐渐增高至成人水平
日间变化	静息状态时较低,进食和活动后较高;午后较早晨高;一天之内变化可相差1倍
运动、疼痛和情绪	脑力和体力劳动、冷热刺激、日光或紫外线照射等可使白细胞轻度增高;剧烈运动、剧痛和情绪激动等可使白细胞显著增高
妊娠与分娩	妊娠期白细胞常增加,妊娠5个月以上可多达15×10^9/L;分娩时因产伤、产痛、失血等刺激,白细胞可达35×10^9/L,产后2周内可恢复正常
吸烟	吸烟者平均白细胞总数可高于非吸烟者30%

②中性粒细胞增多症(neutrocytosis):引起中性粒细胞病理性增多的原因大致分为反应性增多和异常增生性增多。

a.反应性增多:为机体对各种病理因素刺激产生的应激反应,动员骨髓贮备池中的粒细胞释放或边缘池粒细胞进入血循环。因此反应性增多的粒细胞多为成熟的分叶核或杆状核粒细胞,常见于:急性感染或炎症;组织损伤;急性溶血;急性失血;急性中毒;恶性肿瘤。

b.异常增生性增多:类白血病反应(leukemoid reaction)是指机体在有明确病因的刺激

下,外周血中白细胞数中度增高(很少达到白血病的程度),并可有数量不等的幼稚细胞出现,常伴有中性粒细胞中毒性改变,其他细胞如红细胞和血小板一般无明显变化引起类白血病反应的病因很多,以严重急性感染最为常见,当病因去除后,类白血病反应也逐渐消失。

③中性粒细胞减少症(neutropenia):引起中性粒细胞减少的机制主要有细胞增殖和成熟障碍、消耗或破坏过多以及分布异常等。

a. 某些感染:某些革兰阴性杆菌(如伤寒、副伤寒)、病毒(如流感)等感染时。

b. 血液病:如再生障碍性贫血,白细胞可$<1\times10^9$/L,分类时淋巴细胞相对增多,中性粒细胞绝对值为其最重要的预后指标。

c. 理化损伤:长期接触电离辐射(X射线)、苯、铅、汞以及化学药物(如氯霉素)等,可抑制骨髓细胞有丝分裂而致白细胞减少。

d. 脾功能亢进:各种原因所致的脾大可促使单核－吞噬细胞系统破坏过多的白细胞,以及分泌过多的脾素抑制骨髓造血而致白细胞减少。

e. 自身免疫性疾病:由于机体产生白细胞自身抗体,导致其破坏过多。

(2)嗜酸性粒细胞:嗜酸性粒细胞是粒细胞系统中的重要组成部分,其主要作用是抑制过敏反应、参与对寄生虫的免疫反应等。临床上有时需要准确了解嗜酸性粒细胞的变化,因此须采用直接计数法。其显微镜计数法原理类似白细胞计数,所用稀释液主要作用有保护嗜酸性粒细胞(如丙酮、乙醇)、破坏红细胞和中性粒细胞(如碳酸钾、草酸铵)及使嗜酸性粒细胞着色(如伊红、溴甲酚紫等)。

①生理性变化:正常人外周血嗜酸性粒细胞白天较低,夜间较高,上午波动大,下午较恒定。

②嗜酸性粒细胞增多(eosinophilia):a. 寄生虫病;b. 过敏性疾病;c. 某些皮肤病;d. 血液病;e. 某些传染病;f. 恶性肿瘤;g. 高嗜酸性粒细胞增多综合征;h. 其他:如脾切除、脑线垂体功能低下、肾上腺皮质功能不全等。

③嗜酸性粒细胞减少(eosinopenia):其临床意义较小,可见于长期应用肾上腺皮质激素、某些急性传染病如伤寒初期等。

④嗜酸性粒细胞计数的其他应用:临床上常常用于观察急性传染病的预后、观察大手术和烧伤患者的预后及肾上腺皮质功能测定。

(3)嗜碱性粒细胞:嗜碱性粒细胞的主要功能是参与Ⅰ型超敏反应,在外周血中数量很少。

①嗜碱性粒细胞增多(basophilia):常见于:a. 过敏性和炎症性疾病;b. 慢性粒细胞性白血病;c. 骨髓增殖性肿瘤;d. 嗜碱性粒细胞白血病。

②嗜碱性粒细胞减少(basopenia):由于外周血中嗜碱性粒细胞数量本来很少,其减少临床上意义不大。

(4)淋巴细胞:淋巴细胞为人体重要的免疫细胞,包括B淋巴细胞、T淋巴细胞及少量NK细胞等。在普通光学显微镜下,淋巴细胞各亚群形态相同,不能区别。

①淋巴细胞增多(lymphocytosis):婴儿出生1周后,淋巴细胞与中性粒细胞大致相等,可持续至6~7岁,以后淋巴细胞逐渐降至成人水平。因此整个婴幼儿及儿童期外周血淋巴细

胞较成人高,属于淋巴细胞生理性增多。淋巴细胞病理性增多见于:a.感染性疾病;b.组织器官移植后;c.白血病;d.淋巴细胞相对增高。

②淋巴细胞减少(lymphopenia):主要见于长期接触放射线、应用肾上腺皮质激素、免疫缺陷性疾病等。另外各种引起中性粒细胞增多的因素均可导致淋巴细胞百分率相对减少。

(5)单核细胞:单核细胞与组织中的吞噬细胞构成单核—吞噬细胞系统,具有吞噬和杀灭病原体、清除损伤或死亡的细胞以及处理抗原等功能。

①单核细胞增多(monocytosis):儿童外周血单核细胞较成人稍高,妊娠及分娩期亦可增多,属于生理性增多。单核细胞病理性增多见于:A.某些感染;B.某些血液病;C.结缔组织病等。

②单核细胞减少(monocytopenia):临床意义不大。

(三)白细胞形态学检查

在病理情况下,除了白细胞总数及其分类发生变化外,有时白细胞的形态也会发生改变。白细胞形态学检查主要采用显微镜法,血涂片经 Wright 染色后在显微镜下观察白细胞的形态变化(图2—1)。

1.中性粒细胞的核象变化 中性粒细胞的核象是指粒细胞的分叶状况,反映粒细胞的成熟程度。正常情况下,外周血中性粒细胞以分叶核为主,常分为2～5叶,杆状核较少,杆状核与分叶核之间的比值为1:13。病理情况下,中性粒细胞的核象可发生变化,出现核左移或核右移(图2—1)。

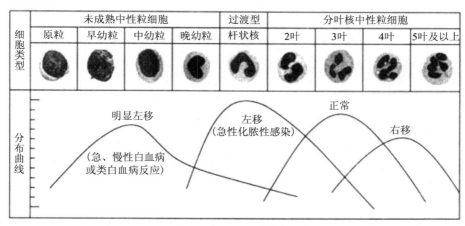

图2—1 中性粒细胞核象变化

(1)核左移(shift to the left):外周血中杆状核粒细胞增多或出现更幼稚的粒细胞时称为核左移。核左移是机体的一种反应性改变,常见于化脓性感染、急性溶血、急性失血等。

(2)核右移(shift to the right):外周血中分叶核粒细胞增多,并且5叶核以上的中性粒细胞超过3%时称为核右移。核右移常伴有白细胞总数减少。

2.中性粒细胞的毒性变化 在严重感染、败血症、中毒、恶性肿瘤、大面积烧伤等病理情况下,中性粒细胞可出现一系列形态改变。

（1）大小不均（anisocytosis）：在一些病程较长的化脓性感染时，中性粒细胞体积大小悬殊，可能与内毒素等因素作用于骨髓内幼稚细胞发生顿挫性不规则分裂有关。

（2）中毒颗粒（toxic granulation）：中性粒细胞胞质中出现粗大、大小不等、分布不均的紫黑色或紫褐色颗粒，称中毒颗粒。常见于严重化脓性感染及大面积烧伤等，可能与粒细胞颗粒生成过程受阻或变性有关。

（3）空泡（vacuolation）：多出现在中性粒细胞胞质中，可为单个，常为数个，亦可在核中出现。常见于严重感染，可能与细胞脂肪变性或颗粒缺失有关。

（4）杜勒小体（Dohle body）：又称蓝斑，指中性粒细胞胞质中出现蓝色或灰色的包涵体，呈圆形、梨形或云雾状，界限不清，直径约 $1\sim2\mu m$。常见于严重感染，是胞质因毒性变而保留的嗜碱性区域，其胞质局部发育不成熟，核与胞质发育不平衡。

（5）退行性变（degeneration）：细胞发生胞体肿大、结构模糊、边缘不清晰、核固缩、核肿胀和核溶解（染色质模糊、疏松）等现象，是细胞衰老死亡的表现。

3. Auer 小体（auer body）　白细胞胞质中出现 1 条或数条紫红色细杆状物质，长约 $1\sim6\mu m$，亦称为棒状小体。棒状小体对鉴别急性白血病的类型有重要意义。急性粒细胞白血病和急性单核细胞白血病可见到棒状小体，而急性淋巴细胞白血病则无。

4. 中性粒细胞胞核形态的异常　包括多分叶核中性粒细胞、巨多分叶核中性粒细胞、巨杆状核中性粒细胞、双核粒细胞和环形杆状核粒细胞等，常见于巨幼细胞性贫血、抗代谢药物治疗后、骨髓增生异常综合征（myelodysplastic syndrome，MDS）及恶性血液病等。

Auer 小体及中性粒细胞胞核形态异常。

5. 其他中性粒细胞畸形　多与遗传因素相关，包括 Pelger－Huet 畸形、Chediak－Higashi 畸形、Alder－Reilly 畸形及 May－Hegglin 畸形等。

6. 淋巴细胞的异常形态

（1）异型淋巴细胞（atypical lymphocyte）：在病毒、过敏原等因素刺激下，外周血淋巴细胞增生并发生异常形态变化，称为异型淋巴细胞。已知异型淋巴细胞主要为 T 细胞，其形态变异是因增生亢进，甚至发生母细胞化所致，表现为胞体增大、胞质增多、嗜碱性增强、细胞核母细胞化等。Downey 按形态特征将其分为 3 型：

Ⅰ型（空泡型或浆细胞型）：最为常见，其胞体比正常淋巴细胞稍大，多为圆形；核呈圆形、肾形或不规则形，常偏位，染色质粗糙呈粗网状或块状；胞质丰富，染深蓝色，无颗粒，含空泡或呈泡沫状。

Ⅱ型（不规则形或单核细胞型）：胞体较大，外形不规则，多有伪足；核呈圆形或不规则，染色质较Ⅰ型细致；胞质丰富，染淡蓝或蓝色，有透明感，边缘处着色较深，一般无空泡，可有少数嗜天青颗粒。

Ⅲ型（幼稚型）：胞体较大；核呈圆形或椭圆形，染色质细致呈网状，可有 $1\sim2$ 个核仁；胞质较少，染深蓝色，可有少数空泡。

（2）卫星核淋巴细胞：淋巴细胞主核旁边另有 1 个游离的小核，称为卫星核。常见于接受较大剂量电离辐射、核辐射、抗癌药物等造成的细胞损伤，可作为致畸、致突变的客观指标之一。

（3）浆细胞（plasmacyte）：浆细胞为 B 细胞经抗原刺激后转化而成，正常外周血一般少见或无。在传染性单核细胞增多症、流行性出血热、梅毒及结核病等外周血中可出现浆细胞。另外,在多发性骨髓瘤患者中外周血可出现异常的浆细胞,较普通浆细胞大、胞质增多、核染色质细致。

三、血小板计数

血小板(platelet,PLT)由骨髓中成熟的巨核细胞边缘部分破裂脱落后形成,通常每个巨核细胞可产生200个以上的血小板,其外周血中的数量受血小板生成素的调节。血小板具有维持血管内皮完整性以及黏附、聚集、释放、促凝和血块收缩等功能,主要参与一期止血过程和促进血液凝固,因此在止血与凝血,以及在心血管疾病等病理生理过程中起着重要作用。

血小板计数(platelet count)是指测定单位体积外周血中血小板的数量,为止凝血检查中最基本、最常用的筛选试验之一。

(一)检测原理

血小板计数方法有显微镜计数法、血液分析仪法和流式细胞仪法,其中显微镜计数法有普通光学显微镜法和相差显微镜法。

1.普通光学显微镜计数法 其计数原理与红细胞、白细胞计数相同。常用的血小板稀释液有能溶解红细胞的草酸铵稀释液和复方尿素稀释液等。

2.相差显微镜计数法 利用光线通过透明物体时产生的相位差而转化为光强差,从而增强被检物立体感的原理,识别血小板的形态。

3.血液分析仪法 多采用电阻抗法及光散射法等。

4.流式细胞仪法 利用荧光染料标记血小板特异性抗体,采用流式细胞仪计数血小板。

(二)方法学评价

血小板计数的方法学评价见表2—12。

表2—12 血小板计数的方法学评价

方法	优点	缺点	适用范围
普通光学显微镜法	草酸铵稀释液破坏红细胞,血小板形态清晰,为首选稀释液;复方尿素稀释液使血小板肿胀后易辨认	影响因素较多,重复性和准确性较差;复方尿素稀释液中尿素易分解,不能完全破坏红细胞	适用于基层医疗单位和分散检测
相差显微镜法	血小板易于识别,准确性高,并可照相后核对计数结果,为手工法的参考方法	仪器较昂贵	临床上较少使用
血液分析仪法	操作简便,测定速度快,重复性好,准确性高,能同时测量 MPV 及 PDW 等多个指标	不能完全区分血小板与其他类似大小物质(如红细胞、白细胞碎片及杂质),采用 EDTA 钾盐抗凝时,血小板易聚集	适用于大规模人群健康筛查,大批标本筛检等
流式细胞仪法	准确性高,是目前 ICSH 推荐的参考方法	仪器及试剂较昂贵	主要用于科学研究

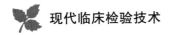
（三）参考区间

(125～350)×10⁹/L。

（四）临床意义

1. 生理性变化　正常人血小板数量随着时间和生理状态而变化，一天之内可增减6%～10%，午后略高于早晨；冬季较春季高；平原居民较高原居民低；月经前较低，月经后逐渐上升；妊娠中晚期增高，分娩后即减低；运动、饱餐后增高，休息后恢复；静脉血的血小板计数较毛细血管血高约10%。

2. 病理性变化

（1）血小板减少：血小板低于参考区间的下限称为血小板减少，是临床上引起出血的常见原因常见疾病有：①血小板生成障碍。②血小板破坏过多。③血小板消耗过多。④血小板分布异常。⑤先天性血小板减少：如新生儿血小板减少症、巨大血小板综合征等。

（2）血小板增多：血小板高于参考区间的上限称为血小板增多，是血栓形成的危险因素。在原因不明的血小板增多患者中，约有50%为恶性疾病。

①原发性血小板增多：如慢性粒细胞白血病、真性红细胞增多症、原发性血小板增多症等。

②反应性血小板增多：如急性大出血、急性溶血、急性化脓性感染、肿瘤等。

③其他疾病：如外科手术、脾切除等。

第二节　网织红细胞计数

网织红细胞（reticulocyte，Ret）是介于晚幼红细胞脱核到完全成熟的红细胞之间的过渡细胞，略大于成熟红细胞（直径8.0～9.5μm），因其胞质中残存的嗜碱性物质RNA经碱性染料（如煌焦油蓝、新亚甲蓝等）活体染色后，形成蓝色或紫色的点粒状或丝网状沉淀物，故名为网织红细胞。在红细胞发育过程中，胞质中的RNA含量有明显规律性变化，即原始阶段较为丰富，然后逐渐减低，网织红细胞自骨髓释放到外周血液后仍具有合成血红蛋白的能力，约1～2d后，RNA完全消失，过渡为成熟红细胞。红细胞中网状结构越多，表示细胞越幼稚。ICSH将网织红细胞分为4型（表2-13）。

表2-13　网织红细胞分型及特征

分型	形态特征	正常存在部位
Ⅰ型（丝球型）	嗜碱性物质呈致密块状	仅存在于骨髓
Ⅱ型（网型）	嗜碱性物质呈疏松网状结构	大量存在于骨髓，极少见于外周血液中
Ⅲ型（破网型）	嗜碱性物质呈散在的不规则枝点状结构	少量存在于外周血液中
Ⅳ型（点粒型）	嗜碱性物质少，呈分散的细颗粒、短丝状	主要存在于外周血液中

网织红细胞检测的目的：①鉴别贫血的类型。②检查骨髓的功能。③监测贫血的治疗效果。④评估骨髓移植后、再生障碍性贫血、细胞毒药物诱导治疗后或EPO治疗后的红细胞造

血情况。

一、检测原理

网织红细胞的 RNA 以弥散胶体状态存在。常规血细胞染色法(如 Wright 染色)对细胞进行了固定,即使网织红细胞的核酸物质着色,也难以在普通显微镜下识别网织红细胞,必须经活体或特殊染色后,才可用显微镜识别或经仪器分类计数。

1.普通显微镜法　活体染料(新亚甲蓝或煌焦油蓝)的碱性着色基团(带正电荷)可与网织红细胞 RNA 的磷酸基(带负电荷)结合,使 RNA 胶体间的负电荷减少而发生凝缩,形成蓝色的点状、线状或网状结构。

2.血液分析仪法　特殊染料与网织红细胞中 RNA 结合后进行 RNA 定量,可精确计数网织红细胞占红细胞的百分数(Ret%),并可根据 RNA 含量将网织红细胞分类及计算网织红细胞其他参数。

二、方法学评价

网织红细胞计数的方法学评价见表 2—14。

表 2—14　网织红细胞计数的方法学评价

方法	评价
普通显微镜法	简便、成本低,可直观细胞形态;但影响因素多,重复性差
玻片法	水分易蒸发,染色时间短,结果偏低
试管法	易掌握,重复性较好,易复查
Miller 窥盘计数法	规范计算区域,减少了实验误差。ICSH 推荐的方法
血液分析仪法	检测细胞多,精密度高,与手工法相关性好易标准化;仪器贵;在出现豪焦小体、有核红细胞、巨大血小板时结果常出现假性增高

三、参考区间

①成人、儿童:0.5%～1.5%。②新生儿:2.0%～6.0%。③成人绝对值:(24～84)×10^9/L。

四、临床意义

网织红细胞计数是反映骨髓造血功能的重要指标,表示骨髓造血功能旺盛程度。

1.网织红细胞计数

(1)增多:表示骨髓红细胞生成旺盛。常见于:①溶血性贫血(Ret 可增至 6%～8%或更高);②放射治疗和化学治疗后;③观察贫血疗效;④脾功能亢进;⑤红细胞生成素治疗后;⑥骨髓移植后。

(2)降低:是无效红细胞造血的指征。见于:①再生障碍性贫血;②骨髓病性贫血。

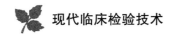

（3）鉴别贫血：①小细胞性贫血：当铁蛋白和转铁蛋白饱和度正常时，网织红细胞增多，常见于血红蛋白病；网织红细胞正常，常见于慢性炎症性疾病；②正细胞性贫血：网织红细胞增多常见于急性出血和溶血综合征，网织红细胞正常或降低常见于骨髓衰竭或慢性贫血。③大细胞性贫血：网织红细胞增多常见于维生素 B_{12} 或叶酸治疗后。

（4）放疗和化疗的监测：网织红细胞的动态观察可指导临床适时调整治疗方案，避免造成严重的骨髓抑制。

2. 网织红细胞生成指数（reticulocyte production index，RPI）　表示网织红细胞生成相当于正常人多少倍。正常人 RPI 为 1，当 RPI<1 时，提示骨髓增生低下或红细胞系统成熟障碍所致贫血；当 RPI>3 时，提示溶血性贫血或急性失血性贫血。

$$其公式为：RPI = \frac{网织红细胞百分数}{2} \times \frac{患者血细胞比容}{0.45}$$

式中：“2”为网织红细胞成熟时间，“0.45”为正常人的血细胞比容。

RPI 是衡量有效红细胞生成的很好的指标。如果贫血患者 RPI 升高至正常的 3 倍以上，说明患者的肾功能、EPO 反应、骨髓代偿能力是正常的，进一步提示贫血是由于溶血或失血引起的。骨髓代偿反应良好的贫血患者，其 RPI>1。如果 RPI<1，即使 Ret 计数升高，其骨髓的代偿能力也不充分。

第三节　红细胞沉降率测定

红细胞沉降率（erythrocyte sedimentation rate，ESR）是指在规定条件下，离体抗凝血在静止过程中，红细胞自然下沉的速率，简称血沉。ESR 是反映红细胞聚集性的一项指标。ESR 是传统且应用较广的指标，在临床诊断 ESR 检测虽然缺乏特异性，但对某些疾病的鉴别诊断、动态观察病情及疗效有一定临床价值。

一、检测原理

1. 手工法　主要有魏氏（Westergren）法、Wintrobe 法及潘氏法等，其基本原理相似，其中魏氏法为 ICSH 推荐的标准方法。其原理为将 3.2% 枸橼酸钠抗凝血置于特制的刻度血沉管内，在室温下垂直立于血沉架 1 小时后，读取上层血浆的高度，即为红细胞沉降率，以 mm/h 报告结果。

2. 自动血沉仪法　红细胞在一定管径的玻璃管中由于重力的作用自由沉降。经过大量的实验观察发现，沉降过程分为 3 个阶段：第一阶段：红细胞缗钱样聚集期，沉降较慢，约 10 min；第二阶段：红细胞快速沉降期，聚集逐渐减弱，细胞以恒定速度下沉，约 40 min；第三阶段：红细胞堆积期，此期红细胞缓慢下沉，试管底部聚集，约 10 min。

全自动血沉仪根据红细胞下沉过程中血浆浊度的改变，采用光电比浊法、红外线扫描法或摄影法动态分析红细胞下沉各个阶段血浆的透光度，以微电脑记录并打印结果。

二、方法学评价

1. 手工法　简便实用，其中魏氏法为传统方法，为国内规范方法，ICSH 推荐的标准法，

ICSH、CLSI 以及 WHO 均有血沉检测的标准化文件。ICSH 方法(1993)及 CLSI(2000)方法均以魏氏法为基础,建立了新的血沉检验"参考方法"和供常规使用的"选择方法",后者简称"常规工作方法",并分别制定了新的操作规程。新方法对血沉管的规格、抗凝剂的使用、血液标本的制备方法等做了重新规定。使用一次性血沉管,方便、安全卫生。但使用一次性血沉管成本较高,质量难以保证,结果只反映血沉的终点变化。

2.仪器法　具有自动化程度高、测量时间短、重复性好、影响因素少且宜于标准化等优点。血沉仪可动态记录整个血沉过程的变化,描绘出红细胞沉降的曲线,为临床分析不同疾病或疾病不同阶段血沉测定结果提供了新的手段。测定结果应与"参考方法"比较,制定参考区间。

三、参考区间

魏氏法:成年男性 0～15mm/h;成年女性 0～20mm/h。

四、临床意义

血沉是一项常规筛检试验,血沉的改变缺乏特异性,故不能单独根据血沉的变化来诊断疾病,但是在观察病情的动态变化、区别功能性与器质性病变、鉴别良性与恶性肿瘤等方面仍然具有一定的参考价值。

1.血沉加快

(1)生理性血沉加快:12 岁以下的儿童,由于红细胞数量生理性低下,血沉略快。老年人因纤维蛋内原含量逐渐增高,血沉常见增快。女性由于纤维蛋白原含量高,血沉较男性快。妇女月经期血沉增快,妊娠 3 个月以上由于生理性贫血、胎盘剥离、产伤和纤维蛋白原含量增高,血沉增快可达 30mm/h 或更高。

(2)病理性血沉加快:①组织损伤:如严重创伤和大手术后。②炎症疾病:急性细菌感染、风湿病活动期、结核病活动期等。③恶性肿瘤:与肿瘤组织坏死、纤维蛋白原增高、感染和贫血有关。④高球蛋白血症:多发性骨髓瘤、巨球蛋白血症、系统性红斑狼疮、肝硬化、慢性肾炎等导致免疫球蛋白增高。⑤自身免疫病:结缔组织疾病。⑥高胆固醇血症。⑦其他:退行性疾病、巨细胞性动脉炎等。

2.血沉减慢　新生儿因纤维蛋白原含量低,红细胞数量较高,血沉较慢(≤2mm/h)。一般临床意义较小。红细胞数量明显增多,如真性红细胞增多症和各种原因所致的脱水导致的血液浓缩、弥散性血管内凝血(DIC)、纤维蛋白原含量减低、红细胞形态异常等血沉会减慢。

第四节　骨髓细胞形态学检验

骨髓细胞形态学检验是临床血液学检验中重要的组成部分。通过在光学显微镜下观察骨髓穿刺液涂片中血细胞成分数量和比例的改变,以及形态的异常,从而了解骨髓的造血功能和病理改变。在诊断血液系统疾病、观察疗效、判断预后及其他系统疾病的诊断和辅助诊断方面具有一定的价值。

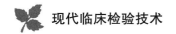

一、血细胞发育过程中形态学演变的一般规律及骨髓中正常血细胞形态学特征

(一)血细胞发育过程中形态学演变的一般规律

血细胞由造血干细胞分化为各系祖细胞后,再进一步发育成为可以从形态学上辨认的各系原始及幼稚细胞。这是一个连续的发育成熟过程,其形态学变化有一定规律性。为了研究等目的,人为地将细胞划分为各个阶段。在分类中,处于发育中间阶段的细胞可划入下一阶段。血细胞发育过程中的形态学演变规律见表2-15。

表2-15　血细胞发育过程中形态学演变一般规律

内容	特征	备注
细胞大小	大→小	原始粒细胞比早幼粒细胞小,巨核细胞由小变大
核质比(N/C)	高→低	
细胞核大小	大→小	成熟红细胞核消失
核形	圆→凹陷→分叶	有的细胞不分叶
核染色质	细致→粗糙,疏松→紧密	
核膜	不明显→明显	
核仁	清晰→消失	
胞质量	少→多	小淋巴细胞胞质量少
胞质颜色	嗜碱性(蓝色)→嗜酸性(红色)	
颗粒	无→少→多	粒细胞分中性、嗜酸及嗜碱颗粒(红细胞系统无颗粒)

(二)正常血细胞形态学特征

1.红细胞系统

(1)原始红细胞(pronormoblast):胞体直径15~25μm,呈圆形或椭圆形,常有钝角状或瘤状突起。胞核呈圆形或椭圆形,居中或稍偏位,占细胞直径的4/5,核染色质呈细颗粒状,核仁1~2个,大小不一,呈淡蓝色。胞质量较丰富,深蓝色,不透明,呈油画蓝感,在核周形成淡染区。

(2)早幼红细胞(early normoblast):胞体直径10~18μm,较原始红细胞小,呈圆形或椭圆形。胞核呈圆形,多居中,占细胞直径的2/3以上,核染色质呈较粗颗粒状或小块状,有聚集现象,核仁模糊成消失。细胞质的量相对较多,染深蓝色,不透明,因开始合成血红蛋白,故着色较原始红细胞淡,但不应出现红色调。瘤状突起及核周淡染区仍可见。

(3)中幼红细胞(polychromatic normoblast):较早幼红细胞明显为小,直径8~15μm,圆形。胞核呈圆形,占细胞直径的1/2,核染色质呈块状或条索状,核仁消失。细胞质的量明显增多,由于血红蛋白含量逐渐增多并与嗜碱性物质同时存在而呈嗜多色性,染灰色、灰蓝色或红蓝色。

(4)晚幼红细胞(orthochromatic normoblast):细胞更小,直径7~10μm,圆形。胞核圆,

居中或偏位,占细胞直径 1/2 以下,核染色质聚集呈墨块状,染黑色;细胞质的量多,呈淡红色或浅灰色。

(5)红细胞(erythrocyte):胞体平均直径 $7.2\mu m$,两面呈微凹圆盘状;无核;胞质淡红色。

2.粒细胞系统

(1)原始粒细胞(myeloblast)Ⅰ型:直径 $10\sim18\mu m$,圆形或椭圆形。胞核占细胞直径的 2/3 以上,呈圆形或椭圆形,居中或稍偏一侧,核染色质呈细颗粒状,分布均匀似一层薄纱;核仁 $2\sim5$ 个,呈蓝色或无色;胞质量少,呈透明天蓝色或水彩蓝色,无颗粒。

(2)原始粒细胞Ⅱ型:除具有原始粒细胞Ⅰ型的形态特点外,胞质中还有少量细小的紫红色颗粒。

(3)早幼粒细胞(promyelocyte):直径 $12\sim20\mu m$,是粒细胞系各阶段细胞中最大者,呈圆形。胞核呈圆形或椭圆形,多偏位,核染色质开始聚集,呈颗粒状,多数细胞可见核仁;细胞质的量较原始粒细胞为多,呈淡蓝色、蓝色或深蓝色,细胞质中出现大小不一、形态多样、多少不等、分布不均的紫红色嗜天青颗粒。

(4)中幼粒细胞(myelocyte):根据细胞质中出现的特异性颗粒性质,将中幼粒细胞分为:

①中性中幼粒细胞(neutrophilic myelocyte):胞体直径圆形 $10\sim18\mu m$,圆形。胞核呈椭圆形或一侧扁平,占细胞直径的 $1/2\sim2/3$,核染色质呈粗颗粒状或凝集小块,核仁消失;胞质量丰富,淡红色,其中含细小、均匀的紫红色中性颗粒。

②嗜酸性中幼粒细胞(eosinophilic myelocyte):略大于中性中幼粒细胞,直径 $15\sim20\mu m$。胞核与中性中幼粒细胞相似;细胞质中充满粗大、均匀、排列紧密的橘红色嗜酸性颗粒,较中性颗粒大、有折光性。

③嗜碱性中幼粒细胞(basophilic myelocyte):略小于中性中幼粒细胞,直径 $10\sim12\mu m$;胞核呈圆形或椭圆形,染色质结构模糊;细胞质呈淡粉色,可见数目不等、大小不一、排列不均的紫黑色嗜碱性颗粒。

(5)晚幼粒细胞(metamyelocyte):根据细胞质中的颗粒性质分为中性、嗜酸性和嗜碱性晚幼粒细胞。

①中性晚幼粒细胞(neutrophilic metamyelocyte):直径 $10\sim16\mu m$,圆形。胞核明显凹陷,呈肾形、马蹄形、半月形,但凹陷程度不超过核假设直径的 1/2,核染色质粗糙,呈致密块状,核仁消失;胞质量丰富呈淡粉色,其中含有许多细小均匀的紫红色中性颗粒。

②嗜酸性晚幼粒细胞(eosinophilic metamyelocyte):直径 $10\sim16\mu m$,胞质中充满大小均匀、排列紧密的橘红色嗜酸性颗粒;其他基本同中性晚幼粒细胞。

③嗜碱性晚幼粒细胞(basophilic metamyelocyte):直径 $10\sim12\mu m$,略小于中性中幼粒细胞,胞体呈圆形或椭圆形;细胞核呈肾形,染色质结构模糊,胞质呈淡粉色,可见数量不等、大小不一、分布不均的紫黑色嗜碱性颗粒。

(6)杆状核粒细胞(stab granulocyte):根据细胞质中颗粒性质分为中性杆状核粒细胞(neutrophilic stab granulocyte)、嗜酸性杆状核粒细胞(eosinophilic stab granulocyte)和嗜碱性杆状核粒细胞(basophilic stab granulocyte)。

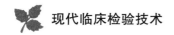

（7）分叶核粒细胞（segmented granulocyte）：根据细胞质中颗粒性质分为中性分叶核粒细胞（neutrophilic segmented granulocyte）、嗜酸性分叶核粒细胞（eosinophilic segmented granulocyte）、嗜碱性分叶核粒细胞（basophilic segmented granulocyte）。粒细胞胞核凹陷程度的划分标准见表2—16。

表2—16　粒细胞胞核凹陷程度的划分标准

	核凹陷程度	核凹陷程度
	假设核直径	假设圆形核直径
中幼粒细胞	/	小于1/2
晚幼粒细胞	小于1/2	1/2~3/4
杆状核粒细胞	大于1/2	大于3/4
分叶核粒细胞	核丝	核丝

3.淋巴细胞系统

（1）原始淋巴细胞（lymphoblast）：直径10～18μm，圆形或椭圆形。胞核呈圆形或椭圆形，居中或稍偏位，核染色质呈细颗粒状，但较原始粒细胞染色质粗，核仁1～2个；胞质量少，呈蓝色或天蓝色，透明，无颗粒。

（2）幼稚淋巴细胞（prelymphocyte）：直径10～16μm，圆形或椭圆形。胞核呈圆形或椭圆形，有的可见凹陷，核染色质较原始淋巴细胞粗糙，核仁模糊或消失；胞质量增多，呈淡蓝色，可出现少量紫红色嗜天青颗粒。

（3）淋巴细胞（lymphocyte）。

4.单核细胞系统

（1）原始单核细胞（monoblast）：直径15～20μm，圆形、椭圆形或不规则形。胞核呈圆形或不规则形，核染色质纤细呈疏松网状，较其他原始细胞淡薄，核仁1～3个；细胞质的量较其他原始细胞丰富，灰蓝色，不透明，有时有伪足突出。

（2）幼稚单核细胞（promonocyte）：直径15～25μm，圆形或不规则形。胞核呈圆形或不规则形，可扭曲折叠或分叶，核染色质较原始单核细胞粗糙，仍呈网状，核仁可有可无；细胞质呈灰蓝色，可见多数细小的紫红色嗜天青颗粒。

（3）单核细胞（monocyte）。

5.浆细胞系统

(1)原始浆细胞(plasmablast):直径 14～18μm,圆形或椭圆形。胞核呈圆形,占细胞直径的 2/3 以上,居中或偏位,核染色质呈粗颗粒网状,核仁 3～5 个不等;细胞质的量较多,深蓝色,不透明,较其他原始细胞胞质着色深而暗,无颗粒,有时有空泡。

(2)幼稚浆细胞(proplasmacyte):直径 12～16μm,椭圆形。胞核呈圆形或椭圆形,占细胞直径的 1/2,居中或偏位,核染色质较原始浆细胞粗糙紧密,开始聚集,核仁不清或消失;细胞质最多,染灰蓝色,不透明,有浑浊或泡沫感,可见核周淡染区,偶见嗜天青颗粒。

(3)浆细胞(plasmacyte):直径 8～15μm,圆形或椭圆形。胞核缩小,呈圆形或椭圆形,常偏位,核染色质紧密成块,常排列成车轮状,无核仁;细胞质的量丰富,染蓝色或红蓝相混色,有泡沫感,可见核周淡染区,有空泡,偶见少数嗜天青颗粒。

6.巨核细胞系统

(1)原始巨核细胞(megakaryoblast):直径 15～30μm,圆形或不规则形。胞核呈圆形或肾形,常有小切迹,核染色质呈粗大网状,染深紫褐色或淡紫红色,可见 2～3 个核仁,染淡蓝色;细胞质的量较丰富,边缘不规则,染深蓝色,无颗粒。

(2)幼稚巨核细胞(promegakaryocyte):直径 30～50μm,外形不规则。胞核较大且不规则,核染色质粗糙,呈粗颗粒状或小块状,核仁可有可无;细胞质的量最多,呈蓝色或浅蓝色,近核处呈浅蓝色或淡粉红色,可有嗜天青颗粒。

(3)颗粒型巨核细胞(granular megakaryocyte):直径 40～70μm,有时可达 100μm,形态不规则。胞核较大,呈圆形、不规则形或分叶状,核染色质粗糙,呈块状或条索状;细胞质的量极丰富,染粉红色,夹杂有蓝色,充满大量细小紫红色颗粒,但无血小板形成。

(4)产板型巨核细胞(thromorytogenic megakaryocyte):是完全成熟的巨核细胞,是骨髓中最大的细胞,与颗粒型巨核细胞不同的是细胞质中局部或全部形成血小板。

(5)裸核型巨核细胞(naked megakaryocyte):产板型巨核细胞的细胞质解体后,血小板完全脱落,只剩下一胞核,称之为裸核,它将被巨噬细胞吞噬消化而消失。

(6)血小板(platelet):直径 2～4μm,多数呈圆形、椭圆形,也可呈菱形、逗点状、不规则形等,染浅蓝色或淡红色,中心部位有细小紫红色颗粒,无细胞核。

二、骨髓细胞形态学检验的内容与方法

骨髓穿刺液制成骨髓涂片后,先用肉眼观察,选择制备良好、骨髓小粒多的骨髓涂片进行瑞-姬氏染色,并选择染色良好的涂片在显微镜下观察。

(一)低倍镜观察

1.骨髓涂片情况　是否符合取材标准,涂片厚薄是否适度,细胞分布是否均匀,以及有核细胞着色是否正常。若涂片情况较差,选良好涂片,并将情况填写记录。

2.观察骨髓有核细胞增生程度　根据骨髓涂片中所含有核细胞多少,确定骨髓的增生程度,以了解造血功能。通常于骨髓涂片中段选择几个细胞分布均匀的视野,观察成熟红细胞与有核细胞比例,将骨髓增生程度分为 5 级(表 2—17)。

表 2-17　骨髓增生程度分级标准

分级	成熟红细胞：有核细胞	有核细胞占全部细胞百分率（高倍视野）	临床意义
增生极度活跃	1：1	＞50％	各类型白血病
增生明显活跃	10：1	10％～50％	各类型白血病、增生性贫血
增生活跃	20：1	1％～10％	正常骨髓或某些贫血
增生减低	50：1	＜1％	造血功能低下、部分稀释
增生重度减低	200：1	＜0.5％	再生障碍性贫血、完全稀释

3.计数并分类巨核细胞　浏览计数血片内全部巨核细胞,然后转换油镜进行分类计数,并观察巨核细胞及血小板形态。

4.观察有无特殊细胞　注意涂片尾部、上下边缘及骨髓小粒周围有无体积较大或成堆出现的特殊细胞,如转移癌细胞、戈谢细胞、尼曼－匹克细胞、多核巨细胞等。

（二）骨髓涂片的油镜观察

1.有核细胞分类计数　选择有核细胞分布均匀、结构清晰、着色良好的体尾交界部位,用油镜观察,连续分类计数有核细胞 200 个或 500 个。根据细胞形态特点逐一加以辨认,分别计入不同的细胞系和不同的发育阶段,然后计算出各系列细胞及其不同发育阶段细胞分别占有核细胞总数的百分率,再累计粒细胞系总数和幼红细胞总数,计算粒红比例（G：E）,破碎细胞和核分裂细胞不计在内（可另计）,巨核细胞亦不计入。

2.观察各系统细胞形态

（1）粒细胞系:除观察增生程度及各阶段细胞比值外,同时观察胞体的大小（如巨幼样变等）、胞核的形态、成熟度（有无 Pelger 形核、核出芽、分叶过多、核溶解等）、细胞质有无颗粒异常、空泡、吞噬物等,嗜酸、嗜碱性粒细胞的比值和有无形态异常。

（2）红细胞系:除观察增生程度及各阶段细胞比值外,注意有无形态异常（巨幼样变等）、胞核有无固缩、破裂、出芽,细胞质中有无嗜碱性点彩、Howell－Jolly 小体、Cabot 环等。同时观察成熟红细胞大小、形态、着色深浅、血红蛋白含量等是否正常。

（3）巨核细胞:分类计数并观察细胞形态有无异常,同时观察血小板数量、大小、形态、聚集性及颗粒变化。

（4）单核细胞、淋巴细胞、浆细胞、网状细胞、内皮细胞、组织嗜碱细胞、吞噬细胞等有无数量及形态异常。

3.观察有无异常细胞及寄生虫。

（三）检查结果的分析

1.骨髓增生程度　可反映骨髓增生情况,其临床意义见表 2-17。

2.骨髓中各系列细胞及其各发育阶段细胞的比例。

（1）骨髓有核细胞增生活跃。

（2）粒红比值正常（2：1～4：1）。

（3）粒细胞系所占比例最大,占 40％～60％;一般原始粒细胞小于 2％,早幼粒细胞小于

5％，二者之和小于 10％；中、晚幼粒细胞各小于 15％，成熟粒细胞中杆状核多于分叶核，嗜酸性粒细胞小于 5％，嗜碱性粒细胞小于 1％。

（4）红细胞系占 20％左右，原始红细胞小于 1％，早幼红细胞小于 5％，以中、晚幼红细胞为主，平均各约为 10％，无巨幼红细胞，成熟红细胞大小、形态正常。

（5）淋巴细胞占 20％左右（小儿可达 40％），不易见到原始淋巴细胞和幼稚淋巴细胞。

（6）单核细胞小于 4％，主要是成熟阶段。

（7）浆细胞小于 2％，主要是成熟阶段。

（8）巨核细胞在 1.5cm×3cm 的血膜上可见 7～35 个，难见原始巨核细胞，其中幼稚巨核细胞 0～5％，颗粒型巨核细胞 10％～27％，产板型巨核细胞 44％～60％，裸核型巨核细胞 8％～30％。髓片约每 25 个成熟红细胞应有一个血小板，无异形和巨大血小板。

（9）非造血细胞，如网状细胞、吞噬细胞、组织嗜酸细胞等可少量存在，它们百分率虽然很低，但却是骨髓的标志。

（10）无异常细胞和寄生虫，不易见核分裂象。

（四）配合观察血象

计数、分类血涂片中一定数量（至少 100 个）的有核细胞，同时注意各种细胞的形态。

（五）填写骨髓细胞学检查报告单

根据骨髓象和血象检查结果，按报告单的要求，逐项填写及描述骨髓象、血象所表现的特征，提出形态学诊断意见。

三、血细胞的细胞化学染色

细胞化学染色（cytochemical stain）是血液病检验和诊断最基本、最常用的技术。它以细胞形态学为基础，结合运用化学反应原理对细胞内的各种化学物质（酶类、脂类、糖类、铁、蛋白质、核酸等）做定性、定位、半定量分析。

细胞化学染色的方法较多，主要介绍常用的过氧化物酶染色、中性粒细胞碱性磷酸酶染色、糖原染色、酯酶染色及铁染色。

（一）过氧化物酶染色

1. 检测原理　细胞内的过氧化物酶（peroxidase POX）能分解试剂底物 H_2O_2 而释放出新生氧，后者氧化二氨基联苯胺，形成金黄色不溶性沉淀，定位于 POX 所在部位。联苯胺法：粒细胞和单核细胞中含有的 POX 能将底物 H_2O_2 分解，产生新生态氧，后者将四甲基联苯胺氧化为联苯胺蓝。联苯胺蓝与亚硝基铁氰化钠结合，可形成稳定的蓝色颗粒，定位于细胞质内酶所在的部位。

2. 结果　骨髓或血涂片经染色后，在油镜下观察，颗粒细小而稀疏为弱阳性，颗粒较粗分布较密集者为阳性反应，颗粒粗大密集为强阳性。胞质中无颜色反应为阴性。二氨基联苯胺法为金黄色颗粒，联苯胺法为蓝色颗粒。

（1）粒系分化差的原始粒细胞呈阴性；分化好的原始粒细胞及以下阶段细胞均呈阳性，并随着粒细胞成熟，其阳性程度逐渐增强。中幼粒和晚幼粒细胞阳性颗粒充满胞浆，少部分盖在细胞核上。嗜酸性粒细胞阳性，嗜碱性粒细胞阴性或弱阳性。

（2）单核系细胞多数阴性。少数弱阳性，阳性反应物颗粒细小，散在分布于细胞浆与细胞核上。

（3）网状细胞、吞噬细胞可阳性。

（4）淋巴细胞、浆细胞、巨核细胞、有核红细胞、组织细胞均阴性。

（5）遗传性过氧化物酶缺乏症，除嗜酸性粒细胞不受影响外，中性粒细胞与单核细胞 POX 缺乏或减低。

3. 方法学评价　POX 染色是急性白血病形态学分型中首选、最重要的细胞化学染色。由于试剂、染色等原因，会造成假阳性或假阴性。POX 染色测定 MPO 的敏感性低于流式细胞术对 MPO 的测定。ICSH 推荐二氨基联苯胺法。

4. 临床意义　POX 染色是辅助判断急性白血病类型的首选细胞化学染色，临床上主要用于急性白血病类型的鉴别。

（1）急性粒细胞白血病原始粒细胞 POX 染色呈局灶分布的阳性反应或阴性。

（2）急性早幼粒细胞白血病颗粒增多的异常早幼粒细胞 POX 染色呈强阳性反应。

（3）急性单核细胞白血病原始、幼稚单核细胞 POX 染色多呈细小颗粒弱阳性或阴性。

（4）急性淋巴细胞白血病原始、幼稚淋巴细胞 POX 染色均呈阴性反应。

POX 染色对急性髓系细胞白血病（AML）与急性淋巴细胞白血病（ALL）的鉴别最有价值。

（二）中性粒细胞碱性磷酸酶染色

1. 检测原理　中性粒细胞碱性磷酸酶（neutrophilic alkaline phosphatase，NAP）染色的方法有偶氮偶联法和钙－钴法两种。前者的染色原理是血细胞内碱性磷酸酶在 pH 为 $9.4\sim9.6$ 的条件下，将基质液中的 α－磷酸萘酚钠水解，产生 α－萘酚，与重氮盐偶联形成灰黑色沉淀，定位于细胞质内酶活性所在之处。钙－钴法染色是碱性磷酸酶在碱性条件下将基质液中的 β－甘油磷酸钠水解，产生磷酸钠，磷酸钠依次与硝酸钙、硝酸钴、硫化铵发生反应，形成不溶性棕黑色的硫化钴，定位于酶活性之处。

2. 结果　NAP 主要存在于成熟阶段的中性粒细胞（杆状核粒细胞及分叶核粒细胞）胞质内，其他血细胞基本呈阴性反应。

血涂片染色后，在油镜下观察，阳性反应为胞质中出现灰色到棕黑色颗粒，反应强度分为"－"、"＋"、"＋＋"、"＋＋＋"、"＋＋＋＋"五级。反应结果以阳性反应细胞百分率和积分值来表示。在油镜下，观察 100 个成熟中性粒细胞，阳性反应细胞所占百分率即为阳性率；对所有阳性反应细胞逐个按反应强度分级，将各级所占的百分率乘以级数，然后相加，即为积分值。

3. 参考区间　积分为 $35\sim120$（偶氮偶联法）。由于各个实验室的参考值差异较大，故应建立本实验室参考值。

4. 方法学评价　因为钙－钴法操作比较烦琐且操作时间长，而偶氮偶联法的试剂盒操作简便，染色时间短，故目前国内常用偶氮偶联法。由于实验结果受影响的因素较多，如试剂、生理波动性及不同检验人员判断标准等，使结果相差较大。各实验室应建立本室参考范围。

5. 临床意义

（1）NAP 活性可因年龄、性别、应激状态、月经周期、妊娠及分娩等因素有一定的生理性变化。

（2）在病理情况下，NAP 活性的变化常有助于某些疾病的诊断和鉴别诊断。

①感染性疾病：急性化脓菌感染时 NAP 活性明显增高，病毒性感染或寄生虫、立克次体感染时 NAP 积分值一般正常或降低。该检测对鉴别细菌感染与其他感染有一定价值。

②慢性粒细胞白血病的 NAP 活性明显减低，积分值常为 0，类白血病反应时 NAP 活性极度增高，故可作为与慢性粒细胞白血病鉴别的一个重要指标。

③急性粒细胞白血病时 NAP 积分值减低；急性淋巴细胞白血病时 NAP 积分值多增高；急性单核细胞白血病时 NAP 积分值一般正常或减低。

④再生障碍性贫血时 NAP 活性增高；阵发性睡眠性血红蛋白尿时 NAP 活性减低，可作为两者鉴别的参考。

⑤其他血液病：恶性淋巴瘤、慢性淋巴细胞白血病、骨髓增殖性疾病（如真性红细胞增多症、原发性血小板增多症、骨髓纤维化等）NAP 活性可增高，恶性组织细胞病时 NAP 活性降低。真性红细胞增多症时 NAP 积分值增高，继发性红细胞增多症 NAP 积分正常或降低，这是两者的鉴别方法之一。

⑥腺垂体或肾上腺皮质功能亢进，应用肾上腺皮质激素、ACTH、雌激素等 NAP 积分值可增高。

（三）过碘酸－希夫反应

1. 检测原理　过碘酸－希夫（periodic acid－Schiff reaction，PAS）染色又称糖原染色。过碘酸（Periodic arid）能将细胞质内存在的糖原或多糖类物质（如黏多糖、黏蛋白、糖蛋白、糖脂等）中的乙二醇基（－CHOH－CHOH）氧化，转变为二醛基（－CHO－CHO），与希夫（Schiff）试剂中的无色品红结合，形成紫红色化合物，而沉积于胞质中糖原类物质所存在的部位。

2. 结果　胞质中出现红色物质为阳性反应，阳性反应物可呈弥漫状、颗粒状或块状红色。

（1）粒系细胞中原始粒细胞为阴性反应，自早幼粒细胞至中性分叶核粒细胞均呈阳性反应，并随细胞的成熟，阳性反应程度渐增强。

（2）单核系细胞呈弱阳性反应。

（3）淋巴系细胞大多呈阴性反应，少数可呈阳性反应（阳性率小于 20%）。

（4）幼红细胞和红细胞均呈阴性反应。

（5）巨核细胞和血小板均呈阳性反应，巨核细胞的阳性反应程度随细胞的发育成熟而增强，成熟巨核细胞多呈强阳性反应。

3. 方法学评价　PAS 染色在恶性红系疾病中常呈阳性，但有时也呈阴性，在大多数良性红系疾病中常呈阴性，但少数也可呈阳性；急性白血病的 PAS 染色结果不特异。PAS 染色受试剂等因素影响，可出现假阴性或假阳性。

4. 临床意义

（1）红血病或红白血病时幼红细胞呈强阳性反应，积分值明显增高，有助于与其他红细胞系统疾病的鉴别；严重缺铁性贫血、重型珠蛋白生成障碍性贫血及巨幼细胞贫血，部分病例的个别幼红细胞可呈阳性反应。

（2）急性粒细胞白血病，原始粒细胞呈阴性反应或弱阳性反应，阳性反应物质呈细颗粒状或均匀淡红色；急性淋巴细胞白血病原始淋巴细胞和幼稚淋巴细胞常呈阳性反应，阳性反应物质呈粗颗粒状或块状；急性单核细胞白血病原始单核细胞大多为阳性反应，呈弥漫均匀红色或细颗粒状，有时在胞质边缘处颗粒较粗大。因此，PAS反应对三种急性白血病类型的鉴别有一定参考价值。

（3）其他巨核细胞 PAS 染色呈阳性反应，有助于识别不典型巨核细胞，如急性巨核细胞白血病（M$_7$）和 MDS 中的小巨核细胞；Gaucher 细胞 PAS 染色呈强阳性反应，有助于与 Niemann－Pick 细胞鉴别；腺癌细胞呈强阳性反应，骨髓转移时 PAS 染色有助于与白血病细胞鉴别。

（四）酯酶染色

不同血细胞中所含酯酶的成分不同，根据酯酶特异性高低分为特异性酯酶（specific esterase，SE）和非特异性酯酶（nonspecific esterase，NSE）。特异性酯酶指氯乙酸 AS－D 萘酚酯酶染色，非特异性酯酶染色根据基质液 pH 值不同分为酸性非特异性酯酶染色（即 α－醋酸萘酚酯酶染色）、碱性非特异性酯酶染色（α－丁酸萘酚酯酶染色）和中性非特异性酯酶染色（α－醋酸萘酚酯酶染色和醋酸 AS－D 萘酚酯酶染色）。本教材介绍常用的酯酶染色方法。

1. 氯乙酸 AS－D 萘酚酯酶染色

（1）检测原理：细胞内氯乙酸 AS－D 萘酚酯酶（naphthol AS－D chloroacetate esterase，NAS－DCE）能将基质液中的氯乙酸 AS－D 萘酚水解，产生萘酚 AS－D 萘酚，进而与基质液中的重氮盐偶联，形成不溶性有色沉淀，定位于细胞质内酶所在部位。

（2）结果：本实验常用的重氮盐为固紫酱 GBC，形成红色有色沉淀。胞质中出现红色沉淀为阳性反应。

①此酶主要存在于粒系细胞中，特异性高，因此又称为"粒细胞酯酶"。原始粒细胞为阴性反应或弱阳性反应，自早幼粒细胞至成熟中性粒细胞均呈阳性反应，早幼粒细胞呈强阳性反应，酶活性随细胞的成熟而逐渐减弱。嗜酸性粒细胞呈阴性或弱阳性，嗜碱性粒细胞呈阳性。

②单核细胞可呈阴性或弱阳性反应。

③淋巴细胞、浆细胞、巨核细胞、幼红细胞、血小板等均呈阴性反应，肥大细胞呈阳性。

（3）方法学评价：NAS－DCE 是粒细胞的特异性酯酶，由于受试剂等因素影响，可出现假阴性或假阳性。

（4）临床意义：主要用于辅助鉴别急性白血病细胞类型。

①急性粒细胞白血病时原始粒细胞呈阳性或阴性。

②急性早幼粒细胞白血病时酶活性明显增强，异常早幼粒细胞呈强阳性反应。

③急性单核细胞白血病时原始单核细胞及幼稚单核细胞几乎均呈阴性反应，个别细胞弱阳性。

④急性粒－单核细胞白血病时，粒系白血病细胞呈阳性反应，单核系白血病细胞呈阴性反应。

⑤急性淋巴细胞白血病和急性巨核细胞白血病均呈阴性反应。

2. α－醋酸萘酚酯酶染色

（1）检测原理：α－醋酸萘酚酯酶（alpha－naphthol acetate esterase，α－NAE）又称 NSE，

细胞内的 α—NAF 在 pH 中性条件下,能将基质液中的 α—醋酸萘酚水解,产生 α—萘酚,再与基质液中重氮盐偶联,形成不溶性有色沉淀,定位于胞质内酶所在部位。

(2)结果:胞质中出现有色沉淀者为阳性反应,因所用的重氮盐不同而出现不同颜色。本实验常用的重氮盐为固蓝 B,阳性反应的沉淀为灰黑色或棕黑色。

①此酶主要存在于单核系细胞中,故又称之为"单核细胞酯酶"。原始单核细胞为阴性或弱阳性反应,幼稚单核细胞和单核细胞呈阳性,阳性反应能被氟化钠(NaF)抑制。

②粒系细胞一般为阴性或弱阳性反应,阳性反应不能被氟化钠抑制。

③淋巴细胞一般为阴性反应,少数弱阳性,有的 T 淋巴细胞可呈点状阳性,阳性反应不能被氟化钠抑制。

④巨核细胞和血小板可呈阳性,阳性反应不能被氟化钠抑制;部分幼红细胞呈弱阳性,阳性反应不能被氟化钠抑制;浆细胞呈阴性。

⑤有核红细胞多为阴性,少数弱阳性。

(3)方法学评价:α—NAE 染色是急性白血病形态学分型时常规的细胞化学染色。在急性单核细胞白血病时阳性较强,M_3 或 M_{2b},也呈强阳性。试剂质量等原因可导致假阴性或假阳性。

(4)临床意义:主要用于辅助鉴别急性由血病细胞类型。

①急性单核细胞白血病时,白血病细胞呈强阳性反应,能被氟化钠抑制。

②急性粒细胞白血病时,呈阴性反应或弱阳性反应,但阳性反应不能被氟化钠抑制。

③急性早幼粒细胞白血病时,异常早幼粒细胞呈强阳性反应,阳性反应不能被氟化钠抑制。

④急性粒—单核细胞白血病时,粒系白血病细胞呈阴性或阳性反应,但阳性反应不能被氟化钠抑制;单核系白血病细胞呈阳性反应且能被氟化钠抑制。

⑤急性淋巴细胞白血病和急性巨核细胞白血病时,白血病细胞可呈阴性或阳性反应,阳性反应不能被氟化钠抑制。

(五)铁染色

1.检测原理 骨髓中的含铁血黄素(细胞外铁)和中、晚幼红细胞胞质中的铁蛋白聚合物(细胞内铁)在酸性环境下,与亚铁氰化钾作用,经普鲁士蓝反应形成蓝色的亚铁氰化铁沉淀,定位于细胞内外铁存在的部位。

2.结果 铁染色(iron stain,IS 或 ferric stain,FS)中的细胞外铁反映骨髓中铁的储存量,主要存在于骨髓小粒的巨噬细胞内,细胞内铁反映骨髓中可利用铁的量,主要指存在于中、晚幼红细胞及红细胞内的铁。

细胞外铁:骨髓涂片染色后,观察骨髓小粒中贮存在单核—巨噬细胞系统内的铁,阳性反应呈蓝绿色弥散状、颗粒状、小珠状或块状。根据阳性程度分为"—"、"＋"、"＋＋"、"＋＋＋"、"＋＋＋＋"五级。

细胞内铁:正常幼红细胞(中、晚幼红细胞)的细胞核周围细小呈蓝色的铁颗粒,含有铁颗粒的幼红细胞称为铁粒幼细胞。在油镜下连续计数 100 个幼红细胞,计数含铁粒的幼红细胞数,即为铁粒幼细胞所占的百分率。如果含铁颗粒在 5 个以上,环绕细胞核排列超过核周 1/3 以上者,称为环形铁粒幼细胞。

3. 参考区间　细胞外铁：＋～＋＋；细胞内铁：阳性率 12%～44%。不同的实验室其细胞内铁的参考值相差较大,应建立本实验室的参考值。

4. 方法学评价　铁染色是临床上应用最广泛的一种细胞化学染色,是反映机体铁储存的金标准,不受多种病理因素影响,但不如血浆铁蛋白敏感。有时存在假阳性和假阴性。

5. 临床意义　用于缺铁性贫血和环形铁粒幼细胞贫血的诊断和鉴别诊断。

(1)缺铁性贫血:临床上将铁缺乏症分为三期即贮存铁缺乏期、缺铁性红细胞生成期、缺铁性贫血期。其细胞外铁均为阴性,细胞内铁阳性细胞明显减少或消失。经铁剂治疗一段时间后,细胞内铁、外铁可增多。因此,铁染色是诊断缺铁性贫血和指导铁剂治疗的可靠的检查方法。

(2)铁粒幼细胞贫血及伴环形铁粒幼红细胞增多的难治性贫血,其环形铁粒幼细胞增多,占有核红细胞 15% 以上,细胞外铁也常增加。

(3)非缺铁性贫血如再生障碍性贫血、巨幼细胞性贫血、溶血性贫血等,细胞外铁和细胞内铁正常或增加,而感染、肝硬化、慢性肾炎、尿毒症、血色病等,细胞外铁明显增加而铁粒幼红细胞可减少。

四、常见血液病检验

(一)贫血的检验

1. 缺铁性贫血　缺铁性贫血(iron deficiency anemia,IDA)是由于机体内贮存铁消耗尽而缺乏,影响血红蛋白合成而引起的小细胞低色素性贫血。

(1)血象:红细胞和血红蛋白减少,呈小细胞低色素性贫血,平均红细胞容积(MCV)、平均红细胞血红蛋白量(MCH)及平均红细胞血红蛋白浓度(MCHC)均下降。血涂片红细胞以体积小的红细胞为主,可见红细胞中心淡染区扩大,严重者可见环形红细胞。白细胞数和血小板数常正常,部分患者血小板数增多,少数白细胞数轻度减少。

(2)骨髓象:有核细胞增生明显活跃,粒红比值下降。红细胞系增生,以中、晚幼红细胞为主,幼红细胞体积小,核固缩,胞质量少,呈蓝色,边缘不整齐。成熟红细胞体积小,部分中心浅染区扩大。粒系、巨核系一般正常。

(3)细胞化学染色:骨髓铁染色细胞外铁常呈阴性,细胞内铁常明显减少(铁粒幼红细胞 <12%)。

2. 巨幼细胞贫血　巨幼细胞贫血(megaloblastic anemia,MgA)是由于叶酸和(或)维生素 B_{12} 缺乏,影响细胞 DNA 合成,导致细胞核发育障碍而引起骨髓三系细胞核浆发育不平衡及无效造血性贫血。

(1)血象:红细胞和血红蛋白均减少,以红细胞减少更明显,呈大细胞正色素性贫血(MCV 增高,MCHC 正常)。血涂片红细胞大小不一,易见大红细胞、椭圆形红细胞、嗜多色红细胞、嗜碱性点彩红细胞及 Howell－Jolly 小体,有时可见有核红细胞。网织红细胞轻度增高。白细胞和血小板数正常或下降,并可见多分叶核粒细胞、巨杆状核粒细胞及大血小板。

(2)骨髓象:有核细胞增生明显活跃,粒红比值下降。红细胞系增生,巨幼红细胞 >10%,形态特点为胞体大、胞质量多、核大、染色质疏松。成熟红细胞形态基本同血象。粒细胞系可见巨晚幼粒细胞、巨杆状核粒细胞及粒细胞核分叶过多。巨核细胞系可见巨型变及核分叶多、大血小板等。

（3）细胞化学染色：骨髓铁染色细胞内铁、外铁均正常。

3. 再生障碍性贫血　再生障碍性贫血（aplastic anemia，AA）是由于物理、化学、生物及某些不明原因造成骨髓造血组织减少、造血功能衰竭，引起外周血全血细胞减少为特征的疾病。

（1）血象：常为全血细胞减少，早期可仅有一系或两系减少。多为正细胞正色素性贫血，网织红细胞减少。粒系明显减少，淋巴细胞相对增多，无病态造血。

（2）骨髓象：急性再生障碍性贫血骨髓增生减低或极度减低。粒细胞系、红细胞系明显减少，血细胞形态基本正常巨核细胞常缺如。淋巴细胞相对增多，非造血细胞如浆细胞、网状细胞、肥大细胞、成骨细胞、破骨细胞、脂肪细胞等增加。

（3）细胞化学染色：①NAP 染色：阳性率及积分值增加。②铁染色：细胞内铁、外铁增加。

4. 溶血性贫血　溶血性贫血（hemolytic anemia，HA）是由于红细胞膜、红细胞酶和血红蛋分子缺陷或外在因素造成红细胞寿命缩短，破坏加速，超过骨髓造血的代偿能力而发生的一类贫血。

（1）血象：红细胞和血红蛋白减少，血涂片易见嗜多色性红细胞、大红细胞、破碎红细胞及有核红细胞，因溶血性贫血性质不同可见球形红细胞、口形红细胞、靶形红细胞、椭圆形红细胞等。网织红细胞增加（5%～25%，甚至>90%）。白细胞和血小板数一般正常。急性溶血时，中性粒细胞比例增高，并伴有中性粒细胞核左移现象。

（2）骨髓象：有核细胞增生明显活跃，粒—红比例明显下降。红细胞系明显增生，以中、晚幼红细胞为主，易见核分裂象，成熟红细胞形态基本同血象，易见 Howell－Jolly 小体，可见 Cabot 环。粒系细胞百分率相对减低，巨核细胞系大致正常。

（3）细胞化学染色：PAS 染色个别幼红细胞呈阳性。铁染色细胞内铁、细胞外铁一般正常或减少，但珠蛋白生成障碍性贫血可增加，阵发性血红蛋白尿症可呈阴性。

（二）白血病的检验

1. 急性白血病　急性白血病 FAB 形态学分型是 1976 年法、美、英三国协作组提出的急性白血病形态学分型方案及诊断标准，将急性白血病分为急性淋巴细胞白血病（acute lymphoblastic leukemia，ALL）和急性髓系细胞白血病（acute myeloblastic leukemia，AML）或称急性非淋巴细胞白血病（acute non－lymphocytic leukemia，ANLL）。此后，又对 FAB 分型方案进行了多次修改和补充，被各国广泛采用。

（1）ALL 的 FAB 形态学分型：

L_1：以小细胞为主（直径小于 $12\mu m$），大小较一致，胞浆量少，核染色质较粗，核仁小而不清楚。

L_2：以大细胞为主，大小不一，核染色质较疏松，核仁较大，1 至多个。

L_3：以大细胞为主，大小一致，核染色质细点状均匀，核仁清楚，1 个或多个。胞质嗜碱，深蓝色，有较多空泡。

①血象：红细胞数、血红蛋白量及血小板数常减少，白细胞数常明显增多（>50×10^9/L），有时白细胞数也减少。血液涂片分类时常以原始淋巴细胞、幼稚淋巴细胞为主（>70%）涂抹细胞易见。

②骨髓象：有核细胞增生极度活跃。淋巴细胞系极度增生，原始淋巴细胞、幼稚淋巴细胞

＞30％，多数占80％～90％以上，篮状细胞易见。其他细胞系统增生明显受抑制或缺如。

（2）急性髓细胞白血病FAB分型如下：

M_1：（急性粒细胞白血病未分化型）骨髓中原始粒细胞（Ⅰ型＋Ⅱ型）占非红细胞系统细胞（nonerythrocyte，NEC）≥90％，早幼粒细胞很少，中幼粒细胞以下各阶段细胞不见或罕见。

M_2：急性粒细胞白血病部分分化型。

M_{2a}：骨髓中原始粒细胞30％～89％（MEC），早幼粒细胞及以下阶段细胞＞10％，单核细胞＜20％。

M_{2b}：骨髓中原始及早幼粒细胞明显增多，以异常中性中幼粒细胞为主，≥30％（NEC），此类细胞核浆发育明显不平衡，其胞核常有核仁。

M_3：（急性早幼粒细胞白血病）骨髓中以颗粒异常增多的异常早幼粒细胞增生为主，30％～90％（NEC），原始粒细胞及中幼粒以下细胞各阶段较少。

M_{3a}：（粗颗粒型）胞质中充满粗大颗粒，且密集融合分布，颗粒也可覆盖在核上。

M_{3b}：（细颗粒型）胞质中颗粒细小而密集。

M_4：急性粒－单核细胞白血病。

M_{4a}：骨髓中以原始粒细胞、早幼粒细胞增生为主，原始单核细胞、幼稚单核细胞及单核细胞≥20％（NEC）。

M_{4b}：骨髓中以原始单核细胞、幼稚单核细胞增生为主，原始粒细胞、早幼粒细胞≥20％（NEC）。

M_{4c}：骨髓中的原始细胞既具有粒细胞系统特征又具有单核细胞系统特征，此类细胞≥30％（NEC）。

M_{4E0}：除上述特点外，嗜酸性粒细胞增加≥5％，其嗜酸颗粒粗大而圆，还有着色较深的嗜碱颗粒。

M_5：（急性单核细胞白血病）骨髓中原始单核细胞加幼稚单核细胞≥30％。

M_{5a}：（急性单核细胞白血病未分化型）骨髓中原始单核细胞≥80％（NEC）。

M_{5a}：（急性单核细胞白血病部分分化型）骨髓中原始单核细胞＜80％。

M_{5b}：（红白血病）骨髓中红系前体细胞≥50％，且有形态异常，原始粒细胞（或原始单核细胞＋幼稚单核细胞）＞30％（NEC）；血液涂片中原始粒细胞（或原始单核细胞）＞5％，骨髓中原始粒细胞（或原始单核细胞＋幼稚单核细胞）＞20％。

M_7：（急性巨核细胞白血病）外周血中有原巨核（小巨核）细胞；骨髓中原始巨核细胞≥30％；原始巨核细胞经电镜或单克隆抗体证实；骨髓细胞少，往往干抽，活检有原始巨核细胞增多，网状纤维增加。

WHO造血和淋巴组织肿瘤分类　2001年3月里昂会议上，国际血液学及血液病理学专家推出一个造血和淋巴组织肿瘤WHO新分型方案的建议。该分型应用了MICM分型技术、即形态学（morphology）与细胞化学、免疫学（immunology）、细胞遗传学（cytogenetics）和分子生物学（molecular biology），结合临床综合进行分型，力求反映疾病的本质，成为国际上一种新的分型诊断标准。WHO建议将骨髓原始细胞数≥20％作为诊断急性白血病的标准，并且将骨髓原始细胞＜20％、但伴有重现性遗传学异常者均诊断为急性白血病。新分型方案结合临床、结合染色体核型改变及其受累基因的异常表达,将急性白血病分类与发病机制、靶基因治疗相结合,具有重要的临床和研究价值。2008 年又对该方案进行了修订,见表 2-18。

表 2-18　WHO 急性髓系白血病和相关肿瘤分类(2008)

1. 伴重现性遗传学异常的 AML

(1) AML 伴 (8;21)(q22;q22);RUNX1-RUNX1T1

(2) AML 伴 inv(16)(p13.1;q22) 或 t(16;16)(p13;q22);CBFB-MYH11

(3) APL 伴 (15;17)(q22;q12);PML-RARA

(4) AML 伴 t(9;11)(p22;q23);MLLT3-MLL

(5) AML 伴 t(6;9)(p23;q34);DEK-NUP214

(6) AML 伴 inv(3)(q21;q26.2) 或 t(3;3)(q21;q26.2);RPN1-EVI1

(7) AML(megakaryoblastic) 伴 t(1;22)(p13;q13);RBM15-MKL1

(8) AML 伴 NPM1 突变

(9) AML 伴 CEBPA 突变

2. 伴增生异常相关改变的 AML

3. 治疗相关髓系肿瘤

4. 不能分类的 AML

(1) AML 微分化型

(2) AML 未成熟型

(3) AML 部分成熟型

(4) 急性粒单细胞白血病

(5) 急性原始单核细胞白血病、急性单核细胞白血病

(6) 急性红白血病

　　　纯红血病

　　　红白血病

(7) 急性巨核细胞白血病

(8) 急性嗜碱性粒细胞白血病

(9) 急性全髓白血病伴骨髓纤维化

5. 髓细胞肉瘤

6. 唐氏综合征相关的骨髓增殖

　　短暂性髓细胞生成异常

　　髓系白血病伴随唐氏综合征

7. 原始(母细胞性)浆细胞样树突状细胞肿瘤

8. 急性未定系列白血病

　　2. 慢性粒细胞白血病　　慢性粒细胞白血病(chronic myelogenous/granulocytic leukemia, CML/CCL)为克隆性多能造血干细胞恶性增殖性疾病,主要表现为外周血白细胞持续性、进

行性增高,分类主要为中幼粒以下阶段细胞,90%以上患者可有 Ph 染色体阳性。

(1)血象:①慢性期:红细胞数、血红蛋白量早期正常甚至增加,随着病情进展而明显下降,血涂片中有时可见幼红细胞白细胞数常明显增加,一般为$(100\sim300)\times10^9$/L,最高达 500×10^9/L。血涂片中以中性中、晚幼粒细胞和杆状核、分叶核粒细胞为主(新的标准为幼粒细胞≥10%),嗜酸性及嗜碱性粒细胞较易见。各期粒细胞形态基本正常。血小板数早期可正常或增加,高者可达 800×10^9/L,随着病情进展而明显下降,血涂片中有时可见小巨核细胞。②加速期:嗜碱性粒细胞≥20%,原始细胞≥10%。③急变期:原始粒细胞Ⅰ型+Ⅱ型(或原始单核细胞+幼稚单核细胞或原始淋巴细胞+幼稚淋巴细胞)≥20%,或原始粒细胞+早幼粒细胞≥30%。

(2)骨髓象:①慢性期:A.有核细胞增生极度活跃,粒:红比例明显升高;B.粒细胞系统极度增生,以中性中幼粒细胞以下为主,嗜酸性及嗜碱性粒细胞较易见,原始细胞≤10%。粒细胞形态基本正常或少数粒细胞有巨幼样变;C.红细胞系统早期增生,晚期常明显受抑制,形态无明显异常;D.巨核细胞系统早期增生,晚期受抑制,部分病例可见病态巨核细胞。如淋巴样小巨核细胞、小巨核细胞、大单圆核巨核细胞、多圆核巨核细胞等。有时可见戈谢样、海蓝样或尼曼匹克样吞噬细胞。②加速期:原始细胞≥10%。③急变期:原始粒细胞Ⅰ型+Ⅱ型(或原始单核细胞+幼稚单核细胞或原始淋巴细胞+幼稚淋巴细胞)≥20%,或原始粒细胞+早幼粒细胞≥50%。

(3)遗传学及分子生物学检查:CML 患者>90%有特异性 Ph 染色体 t(9;22)(q34;q11)形成 bcr/abl 融合基因。

(4)细胞化学染色:NAP 染色:慢性期积分及阳性率明显下降或为 0,合并感染、妊娠或慢性粒细胞白血病急变时积分可增高。治疗完全缓解时,NAP 活性恢复正常,预示预后较好。

3.骨髓增生异常综合征 骨髓增生异常综合征(myelodysplastic syndrome,MDS)是一组克隆性造血干细胞疾病,多发生于老年人,表现为一系或多系髓系血细胞减少或发育异常,有 20%~40%可转化为急性白血病。MDS 分型有 FAB 协作组分型(表 2-19)和 WHO 分型(表 2-20)。目前临床多采用 WHO 分型。

表 2-19 MDS 的 FAB 分型

FAB 类型	外周血	骨髓
难治性贫血(RA)	原始细胞<1%	原始细胞<5%
难治性贫血伴环形铁粒幼细胞增多(RAS)	原始细胞<1%	原始细胞<5%,环形铁粒幼红细胞≥15%
原始细胞过多难治性贫血(RAEB)	原始细胞<5%	原始细胞 5%~20%
转化中的原始细胞过多难治性贫血(RAEB-t)	原始细胞≥5%	原始细胞>20%而<30%;或幼粒细胞出现 Auer 小体
慢性粒-单核细胞白血病(CMML)	原始细胞<5%、单核细胞绝对值>1×10^9/L	原始细胞 5%~20%

表 3－20　　WHO 骨髓增生异常综合征诊断及分型标准（2008）

疾病	血象	骨髓象
难治性血细胞减少伴单一型发育异常（RCUD）；难治性贫血（RA）；难治性中性粒细胞减少（RN）；难治性血小板减少（RT）	单一系细胞减少或双系细胞减少[1] 无或偶见原始细胞（<1%）[2]	单系发育异常：某一系列细胞中发育异常细胞≥10% 原始细胞<5% 环形铁粒幼红细胞<15%
难治性贫血伴环形铁粒幼细胞（RARS）	贫血 无原始细胞	环形铁粒幼红细胞≥15%
难治性血细胞减少伴多系发育异常（RCMD）	血细胞减少（2系或3系减少） 无或偶见原始细胞（<1%）[2] 无 Auer 小体 单核细胞<1×10⁹/L	2系或3系发育异常细胞≥10% 原始细胞<5% 无 Auer 小体 环形铁粒幼红细胞<15%
难治性血细胞减少伴多系发育异常（RCMD－RS）	血细胞减少（2系或3系减少） 无或偶见原始细胞（<1%）[2] 无 Auer 小体 单核细胞<1×10⁹/L	2系或3系发育异常细胞≥10% 环形铁粒幼红细胞≥15% 原始细胞<5% 无 Auer 小体
难治性贫血伴原始细胞增多－1（RAEB－1）	血细胞减少 原始细胞<5%[2] 无 Auer 小体 单核细胞<1×10⁹/L	一系或多系发育异常 原始细胞5%～19%[2] 无 Auer 小体
难治性贫血伴原始细胞增多－2（RAEB－2）	血细胞减少 原始细胞5%～19% Auer 小体±[3] 单核细胞<1×10⁹/L	一系或多系发育异常 原始细胞10%～19% Auer 小体±[3]

[1] 3 系血细胞减少归类为 MDS－U，伴孤立性 del(5q) 细胞遗传学异常为 MDS 5q⁻

[2] 如果骨髓原始细胞百分比<5%但血中原始细胞 2%～4%，诊断分型应为 RAEB－1。血中原始细胞为 1% 的 RCUD 和 RCMD 位分为 MDS－U

[3] 有 Auer 小体且血中原始细胞<5%，骨髓原始细胞<10%应分为 RAEB－2

（1）血象：骨髓增生异常综合征常表现为全血细胞减少，也可表现为两系或一系血细胞减少。血涂片红细胞常明显大小不一，可见嗜多色性红细胞、嗜碱性点彩红细胞、有核红细胞、大红细胞、巨大红细胞，还可见卵圆形、靶形、球形、泪滴形、破碎红细胞；中性粒细胞可见颗粒减少、核分叶过多或过少。有的可见原始粒细胞、幼稚粒细胞、巨大血小板、颗粒减少血小板等，偶见小巨核细胞。

（2）骨髓象：主要表现为三系或两系或一系病态造血。①骨髓增生活跃或明显活跃，少数增生减低。②幼红细胞增生（可>60%）或减低（可<5%），原始红细胞及早幼红细胞增多，可见幼红细胞巨幼样变、核碎裂、核畸形、双核、多核、Howell－Jolly 小体、嗜碱性点彩。成熟红细胞形态改变同血液涂片。③粒细胞系增生或减低，原始粒细胞增多，有的伴有成熟障碍。粒细胞表现为巨幼样变、双核、环形核、核分叶过少或过多，颗粒减少或增多等，有时 RAEB－2 型的原始细胞胞质中可见 Auer 小体。④巨核细胞系增生或减低，可见病态巨核细胞如淋

巴样小巨核细胞、单圆核小巨核细胞、大单圆核巨核细胞、多圆核巨核细胞,还可见变性巨核细胞、巨核细胞分叶过度等。血小板改变同血液涂片;以淋巴样小巨核细胞最有诊断意义。

(3)骨髓活检组织学:是诊断 MDS 的主要依据。粒系前体细胞簇(ALIP)≥3 个为阳性。

(4)细胞化学染色:①铁染色:细胞外铁及内铁增加,RAS 患者环形铁粒幼红细胞≥15%。②PAS 染色:疾病早期幼红细胞多为阴性,随着疾病进展转为阳性(阳性率在 20%左右)。③NAP 染色:积分常明显下降。

(三)常见其他血液病检验

1.多发性骨髓瘤 多发性骨髓瘤(multiple myeloma,MM)为单克隆分泌免疫球蛋白的可引起多器官受累。

(1)血象:红细胞和血红蛋白有不同程度减少,常为正细胞正色素性贫血,血涂片中红细胞可呈缗钱状排列。白细胞和血小板正常或减少。血涂片可见少数骨髓瘤细胞(多为 2%~3%)、幼红细胞和幼粒细胞。

(2)骨髓象:有核细胞增生活跃或明显活跃。骨髓瘤细胞增生,一般占有核细胞总数 10%以上。骨髓瘤细胞大小和形态明显变异,分化好者与正常浆细胞相似,分化不良者,骨髓瘤细胞形态呈多样性。粒细胞系、红细胞系及巨核细胞系早期正常,晚期增生常受抑。红细胞常呈缗钱状排列。

(3)M 蛋白:IgG>35g/L,IgA>20g/L,尿液本一周蛋白>1g/24h。

2.恶性淋巴瘤 恶性淋巴瘤是起源于淋巴组织的恶性肿瘤,多发于淋巴结,也可发生于淋巴结外其他器官。可发生于任何年龄。根据组织病理学可分为霍奇金淋巴瘤和非霍奇金淋巴瘤。

(1)血象:红细胞和血红蛋白正常或减少,白细胞及血小板常正常,嗜酸性粒细胞可增加。当骨髓受侵犯时,可表现为全血细胞减少或白细胞增加;血涂片可见数量不等的淋巴瘤细胞。

(2)骨髓象:淋巴瘤细胞未侵犯骨髓,常无特异性改变,粒细胞系、红细胞系及巨核细胞系基本正常。淋巴瘤细胞侵犯骨髓,粒细胞系、红细胞系及巨核细胞系正常或减少。淋巴瘤细胞数量多少不一,常有明显多态性。淋巴瘤细胞的形态取决于恶性淋巴瘤的病理类型。

(3)病理组织学检查:是淋巴瘤最主要的诊断依据。

3.特发性血小板减少性紫癜 特发性血小板减少性紫癜是由于机体免疫功能紊乱引起血小板破坏过多造成的疾病,又称为免疫性血小板减少性紫癜(immunothrombocytopenic purpura,ITP)。

(1)血象:红细胞数、血红蛋白量及白细胞数一般正常,严重出血或慢性反复出血者其红细胞及血红蛋白量可减低。血小板数持续下降或明显下降,急性特发性血小板减少性紫癜(ITP)时血小板数在 20×10^9/L 以下,血小板形态大致正常,慢性 ITP 时血小板数为$(30\sim80)\times10^9$/L。血液涂片中可见体积增大、形态特殊、颗粒减少或染色过深的血小板。

(2)骨髓象:有核细胞增生活跃至增生明显活跃;巨核细胞系增生活跃或明显活跃,急性型以原、幼巨核细胞居多,慢性型以颗粒型巨核细胞居多,两型产血小板型巨核细胞均明显减少。巨核细胞可见胞质量少、颗粒减少、空泡变性等改变,可见幼稚巨核细胞产生血小板现象,无明显出血者,粒、红两系一般无明显异常。

（3）血小板表面相关性抗体：PAIgG、PAIgA、PAIgM、PAC_3一项或多项增高。

第五节 血栓与止血一般检验

在生理情况下，机体内存在着正常的止血、凝血、抗凝血以及纤维蛋白溶解和抗纤溶系统，它们之间互相作用、互相制约，共同维持着动态平衡，保证血液既能够在血管内有序地、顺畅地流动，又不至于溢出血管外。在病理情况下，这些系统的一个或几个环节发生异常，则可破坏这个动态平衡而引起出血或血栓形成。血栓与止血检验主要在判断患者手术前止凝血功能、出血性疾病、血栓性疾病及血栓前状态的诊断、鉴别诊断、疗效观察和预后判断以及抗凝及溶栓药物治疗的监测等方面具有一定的价值。

一、止凝血及纤溶机制

（一）止血机制

初期止血包括血管的止血和血小板的止血。在血管和血小板的共同作用下，形成初级血栓，完成机体的初期止血或一期止血。

1.血管壁的止血作用 血管受到损伤，通过神经轴突反射和收缩血管的活性物质，使受损的血管发生收缩，血流减慢，利于止血。受损伤的内皮细胞合成并释放 vWF 等物质，vWF 因子可和血小板表面受体结合，激活血小板，使血小板发生黏附、聚集和释放反应，形成血小板血栓即白色血栓，堵住伤口。而暴露的内皮组织，可启动内源性凝血系统；损伤的内皮细胞释放组织因子，可启动外源性凝血系统，最终在损伤部位形成纤维蛋白凝块即红色血栓，使止血更加牢固。

2.血小板的止血作用 血小板在生理性止血及病理性血栓形成过程中起着至关重要的作用。

（1）黏附功能：血管内皮受损时，血小板可直接黏附于暴露的内皮下成分，如胶原纤维和弹性蛋白等，也可由 vWF 及纤维连接蛋白等介导，与暴露的胶原纤维及弹性蛋白等结合，使血小板黏附于受损血管局部，利于止血。此外，血小板也能黏附于周围的 Fg 和 vWF，促进止血。

（2）聚集功能：黏附的血小板可进一步被激活，血小板形态发生变化，伸出大量伪足，Ca^{2+}参与下，血小板发生聚集，此为血小板的"第一相聚集"，为可逆反应；同时由于激活的血小板释放出 ADP 等内源性致聚剂可加速血小板的聚集，使血小板发生不可逆的"第二相聚集"，最终形成白色的血小板血栓，完成初期止血或一期止血。

（3）释放反应：在致聚剂的作用下，贮存在血小板 α 颗粒、致密颗粒和溶酶体中的某些活性物质如 TXA_2、ADP 等可通过开放管道系统释放到血小板外，进一步增强血小板的活化和聚集，并参与凝血过程。

除此之外血小板还具有促凝、血块收缩及维护血管内皮细胞完整性等功能。

（二）凝血因子及凝血机制

凝血是由凝血因子按一定顺序相继激活，生成凝血酶，最终使纤维蛋白原转变为纤维蛋

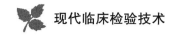

白的过程。

1. 凝血因子及其特性 凝血因子(coagulation factors)至少有14个,包括12个经典的凝血因子即凝血因子Ⅰ至ⅩⅢ,其中凝血因子Ⅵ是因子Ⅴ的活化形式而被废除,前4个凝血因子分别称为纤维蛋白原、凝血酶原、组织因子和钙离子。此外还有激肽释放酶原(prekallikrein,PK)和高分子量激肽原(high molecular weight kininogen,HMWK)。

在凝血因子中,除Ⅳ因子是无机钙离子(Ca^{2+})外,其余均为蛋白质,而且多数是蛋白酶(原);除Ⅲ因子广泛存在于脑、胎盘和肺等全身组织中的糖蛋白外,其余均存在于新鲜血浆中,且多数由肝脏合成。

2. 凝血机制 凝血机制仍以瀑布学说为基础,即在生理条件下,凝血因子一般处于无活性状态。当某些凝血因子被激活时,便启动凝血过程,通过一系列酶促连锁反应,最终形成凝血酶,并催化纤维蛋白原转变为纤维蛋白。凝血过程分为外源性、内源性和共同凝血3个途径或外源性和内源性2个凝血系统。但内源性或外源性凝血系统并非绝对独立,而是互有联系的。

(1)外源性凝血途径:从凝血因子Ⅶ被激活到形成外源性凝血途径复合物即Ⅶa—Ca^{2+}—TF复合物,并激活因子Ⅹ为Ⅹa的过程。从外源性凝血途径启动开始到纤维蛋白形成称为外源性凝血系统。

Ⅶa—Ca^{2+}—TF的功能:①激活Ⅹ因子为Ⅹa。②激活Ⅸ因子,从而部分代替因子Ⅻa、Ⅺa的功能,激发内源性凝血。③TF与Ⅶa形成复合物后可加快激活Ⅶ因子。

(2)内源性凝血途径:从凝血因子Ⅻ被激活到形成外源性凝血途径复合物Ⅸa—PF_3—Ca^{2+}—Ⅷa复合物,并激活因子Ⅹ为Ⅹa的过程。从内源凝血途径启动开始到纤维蛋白形成称为内源性凝血系统。

(3)共同凝血途径:因子Ⅹ被激活为Ⅹa,形成凝血活酶即Ⅹa—PF_3—Ca^{2+}—Ⅴa复合物,也称凝血酶原酶(prothrombinase),激活凝血酶原形成凝血酶,在凝血酶的作用下,纤维蛋白原裂解为纤维蛋白肽A和纤维蛋白肽B,聚合成可溶性纤维蛋白单体(soluble fibrin monomer,SFM),后者在ⅩⅢa的作用下发生交联,形成不溶性的纤维蛋白复合物。这个过程是内源、外源凝血的共同途径。

在共同凝血途径中,当Ⅹa形成后,可反馈激活因子Ⅴ、Ⅶ、Ⅷ、Ⅸ;当凝血酶形成后,可反馈激活因子Ⅴ、Ⅶ、Ⅷ、Ⅹ、Ⅺ以及凝血酶原,这两个重要的正反馈反应,极大地加速了凝血过程。同时机体也存在负反馈调节,组织因子途径抑制物(tissue factor pathway inhibitor,TFPI)参与的负调节作用尤为重要。TFPI于与Ⅶa(或Ⅶ)和Ⅹa形成无活性的复合物,从而阻断外源性凝血。此外,机体也启动抗凝系统和纤溶系统,使受损部位纤维蛋白凝块的形成受到制约或溶解。

(三)血液抗凝及纤维蛋白溶解机制

在正常生理情况下,即使有少量的凝血因子被激活,血液也不会发生凝固,而是保持正常的血液循环,这主要与机体的抗凝及纤溶作用有关。

1. 抗凝机制 主要包括细胞抗凝作用和体液抗凝作用。

(1)细胞抗凝作用:主要包括血管内皮细胞、单核—巨噬细胞系统、肝细胞(可灭活某些激活的凝血因子如 FⅧa 和 FⅨa)。

(2)体液抗凝作用:抗凝血酶(antithrombin,AT),是血浆中最重要的生理性抗凝物质之一,能够完成 70%~80%的凝血酶的灭活。AT 主要由肝细胞合成,是丝氨酸蛋白酶的抑制剂,对以丝氨酸为激活中心的凝血因子和蛋白酶均有抑制作用。AT 与凝血因子(酶)形成 1:1 结合的复合物后发挥抗凝血作用,肝素是其辅因子,能使抗凝血酶抗凝活性增强 2 000 倍以上。

体液抗凝还包括蛋白 C 系统和组织因子途径抑制物。

2.纤维蛋白溶解机制　纤维蛋白溶解系统(fibrinolytic system)简称纤溶系统,包括纤溶酶原(plasminogen,PLG)、纤溶酶(plasmin,PL)、纤溶酶原激活物(包括组织纤溶酶原激活物 t-PA、尿激酶样纤溶酶原激活物 u-PA)和纤溶酶原激活抑制物(包括纤溶酶原抑制物 PAI-1 和 PAI-2、纤溶酶抑制物 AP、α_1-AT、α_2-MG 等)。纤溶过程主要是指纤溶酶原在纤溶酶原激活物的作用下转化为纤溶酶(plasmin,PL),并降解纤维蛋白和其他蛋白质的过程。纤溶系统在清除血凝块和防止血栓形成中起重要作用。

纤溶过程是一系列蛋白酶催化的连锁反应过程,参与纤溶过程的酶在血液中通过相互激活或抑制,从而调节纤溶酶的形成,最终纤溶酶降解纤维蛋白(原)形成纤维蛋白(原)降解产物等,消除已形成的血栓,维持血液流动通畅。

二、血管壁及内皮细胞的检验

血管壁尤其是血管内皮细胞能合成和分泌多种促凝物质(如血管性血友病因子、内皮素等)和抗凝物质(如 6-酮-前列腺素 $F_{1\alpha}$、血浆凝血酶调节蛋白等),参与初期止血过程。血管壁检测常用的筛检试验是出血时间的测定;诊断试验包括血管性血友病因子抗原和活性的测定、血管内皮素测定、6-酮-前列腺素 $F_{1\alpha}$ 测定和血浆凝血酶调节蛋白的测定。本节只介绍常用的筛检试验出血时间的测定。

出血时间(bleeding time,BT)是指特定条件下,皮肤小血管被刺破后,血液自行流出到自然停止所需要的时间。出血时间异常与血小板的数量和功能、血管壁的完整性以及某些凝血因子缺乏等有关。

(一)检测原理

1.出血时间测定器法(template bleeding time,TBT)　在上臂用血压计袖带施加固定压力,成人维持在 5.3kPa(40mmHg)、儿童维持在 2.6kPa(20mmHg),在肘窝下方 2~3cm 处消毒皮肤,用标准型号的出血时间测定器贴于消毒皮肤表面,按动按钮,刀片弹出并刺入皮肤,作一"标准"切口,待血液自然流出即启动秒表开始计时,每隔 30 s 用滤纸吸去切口流出的血液(注意避免滤纸接触皮肤),直至血流停止,停止计时。血液自然流出到自然停止所经历的时间,即为 TBT 测定的出血时间。

2.Ivy 法　原理及操作等与 TBT 法基本相同,先在上臂用血压计袖带施加压力后,用采血针刺破皮肤,观察血液自然流出到自然停止所经历的时间。

(二)参考区间

TBT 法:6.9 min±2.1 min;Ivy 法:2~7 min。

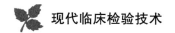

（三）方法学评价

1. TBT 法　是目前推荐的方法。皮肤切口的长度、宽度和深度固定，易于标准化，准确性、灵敏性和重复性较好。采用不同型号的测定器，作不同长度和深度的标准切口，适用于不同年龄段的患者，但操作烦琐、伤口大，患者不易接受、出血时间测定器价格较贵等原因，尚未广泛应用。

2. Ivy 法　为传统方法，该法切口的深度和长度难以标准化，准确度和重复性不如TBT 法。

（四）临床意义

1. BT 延长见于

（1）血小板数量异常：如血小板减少症、原发性血小板增多症。

（2）血小板功能缺陷：如血小板无力症、巨大血小板综合征。

（3）血管性疾病：如血管性血友病、遗传性出血性毛细血管扩张症等。

（4）某些凝血因子缺乏：如低（无）纤维蛋白原血症和 DIC。

（5）纤溶亢进症。

2. BT 缩短　主要见于某些严重的血栓前状态和血栓性疾病：如心肌梗死、脑血管病变、妊娠高血压综合征、DIC 高凝期等。

三、血小板检验

血小板的检验包括血小板数量的检验（即血小板计数）和血小板质量的检验。血小板常用的筛检试验包括血小板计数、血块收缩试验（clot retraction test，CRT）、血小板黏附试验（platelet adhesion test，PadT）和血小板聚集试验（platelet aggregation test，PagT）。确证试验包括血小板相关免疫球蛋白（Palg）的测定、血浆血小板 p－选择素（p－selectin）的测定、血浆 β－血小板球蛋白（β－thromboglobulin，β－TG）和血小板第 4 因子（Platelet factor4，PF4）的测定。血块收缩试验与血小板的数量和质量均有关，也可反映其他凝血因子的量与功能以及纤溶功能。本节仅介绍血块收缩试验。

血块收缩试验（clot retraction test，CRT），是在体外观察血块形成、血块收缩所需的时间，血块收缩后状态或计算血块收缩率，以反映血块收缩能力的试验。测定方法有定性法和定量法，后者可分为全血定量法和血浆定量法。

（一）定性法

1. 检测原理　血液凝固过程中，释放出血小板退缩蛋白，使尚完整的血小板变形而伸出伪足，伪足附着在纤维蛋白网上，血小板收缩，纤维蛋白亦即收缩、拉紧，使有形成分包裹在纤维蛋白网内，挤出血清。将静脉血静置于 37℃ 水浴箱中温育，分别于温育 30 min、1 h 及 24 h 后观察血块收缩情况。

2. 结果

（1）完全收缩：血块与试管壁完全分离，析出血清占全血量的 40％～50％。

（2）部分收缩：血块与试管壁部分黏连，析出血清量小于 50％。

（3）收缩不良：血块大部分与试管壁黏连，只有少量血清出现于管底或管壁。

（4）不退缩：血块保持原样，无血清析出。

血块收缩试验结果判断模式图见图2—2。

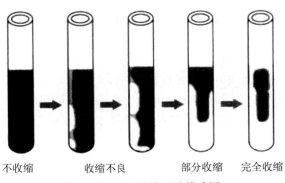

不收缩　　　收缩不良　　　部分收缩　　完全收缩

图2—2　血块收缩试验模式图

（二）全血定量法（Macfarlane 法）

同定性法。全血凝固后析出血清，计算血清析出量占原有血浆量的百分数即为血块的收缩率，以此反映血块收缩的能力。

（三）血浆定量法

1.检测原理　在富含血小板的血浆中加入 Ca^{2+} 或凝血酶，使血浆凝固形成血浆凝块。由于血小板血栓收缩蛋白的作用，血浆凝块中的纤维蛋白网发生收缩，析出血清，计算析出血清的量占原血浆量的百分数为血块收缩率，以此反映血块收缩的能力。

2.参考区间　定性法血块退缩时间：于凝固后 1/2～1 h 开始退缩，24 h 内退缩完全全血定量法：48%～60%。

血浆定量法：>40%。

3.方法学评价

（1）定性法：准确性差，只能粗略估计血小板收缩情况。

（2）全血定量法：本法较准确，但结果受红细胞数量及纤维蛋白原含量影响，特异性差。

（3）血浆定量法：本法排除了红细胞因素的影响，测定结果更为准确。

4.临床意义

（1）血块收缩不良或血块不收缩见于

①血小板功能异常：即血小板无力症。

②血小板数量减少：如特发性血小板减少性紫癜、血栓性血小板减少性紫癜，常见于血小板数量 $<50\times10^9$/L 时。

③某些凝血因子缺乏：如低或无纤维蛋白原血症，凝血因子 Ⅱ，Ⅴ、Ⅶ、Ⅸ 等严重缺乏。

④原发性或继发性红细胞增多症：如真性红细胞增多症。

⑤纤溶亢进症。

⑥异常血浆蛋白血症：如多发性骨髓瘤、巨球蛋白血症等。

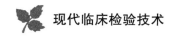

（2）血块过度收缩　见于先天性或获得性ⅩⅢ因子缺乏症、严重贫血等。

四、凝血因子检验

凝血因子的检验用于出血性疾病的诊断和血栓前状态的监测,筛检试验主要有反映内源性凝血系统有无异常的凝血时间测定(clotting time,CT)、活化部分凝血活酶时间(activated partial thromboplastin time,APTT)测定,反映外源性凝血系统有无异常的血浆凝血酶原时间(prothrombin time,PT)。确证试验包括简易凝血活酶生成试验(simple thromboplastin generation test,STGT)及纠正试验、血浆中凝血因子(Ⅲ及 Ca^{2+} 除外)含量及活性的测定、血浆凝血酶原片段 1＋2(Prothrombin fragment 1＋2,F1＋2)的测定、血浆纤维蛋白肽 A(fibrin peptide A,FPA)的测定、血栓前体蛋白及同型半胱氨酸等的测定。本节只介绍 APTT 和PT。

（一）APTT 测定

在体外模拟体内内源性凝血的全部条件,测定血浆凝固所需的时间。反映内源性凝血因子、共同途径是否异常和血液中是否存在抗凝物质,APTT 是常用且比较灵敏的内源性凝血系统的筛检指标。

1. 检测原理　在受检血浆中,加入足量的活化接触因子激活剂(如白陶土)激活凝血因子ⅩⅡ、ⅩⅠ,脑磷脂代替血小板第 3 因子,即满足内源性凝血的全部条件,测定加入 Ca^{2+} 后血浆开始凝固所需的时间,即为 APTT。

2. 参考区间　25～35 s,超过正常对照值 10 s 为异常。但每个实验室必须建立相应的参考区间。

3. 方法学评价　APTT 是检测内源性凝血因子是否缺乏的比较灵敏的试验,而且检测 FⅧ、FⅨ的灵敏度比 FⅪ、FⅫ和共同途径中凝血因子更高,能检出 FⅧ：C 小于 25％的轻型血友病,故已替代试管法凝血时间(CT)。APTT 测定手工法重复性差,但多次重复测定仍有相当程度的准确性,且操作简便,临床上仍在应用,并可用于仪器法校正。血凝仪法检测的准确性和灵敏度高于试管法,并且检测快速、简便,易于标准化。

4. 临床意义

（1）APTT 延长见于

①较显著的因子Ⅷ、Ⅸ减低(如血友病甲、乙),因子Ⅺ缺乏症。

②严重的因子Ⅴ、因子Ⅹ、纤维蛋白原和凝血酶原缺乏(如肝病、新生儿出血症、口服抗凝剂、应用肝素以及低或无纤维蛋白原血症。

③血管性血友病。

④原发性或继发性纤溶活性增强。

⑤血液中抗凝物质增多,如存在抗凝血因子Ⅷ或因子Ⅸ抗体、狼疮抗凝物、华法林或肝素等。

（2）APTT 缩短见于

①血栓前状态：如 DIC 高凝期等。

②血栓性疾病：如心肌梗死、肺梗死、深静脉血栓形成、糖尿病血管病变、妊娠高血压综合

征、肾病综合征、高血糖症及高脂血症等。

(3)监测肝素治疗 APTT对血浆肝素的浓度很敏感,是目前监测普通肝素抗凝治疗的首选指标。临床上,在应用中等剂量和大剂量肝素治疗期间必须作监测试验,一般使APTT维持在正常对照的1.5～2.5倍(75～100 s之间)。同时注意动态观察血小板数量,以血小板计数小于 $50 \times 10^9/L$ 为停药的指征。以保证抗凝治疗的安全、有效。

(二)PT测定(Quick一步法)

在体外模拟体内外源性凝血的全部条件,测定血浆凝固所需的时间。PT是常用的外源性凝血途径和共同凝血途径的筛检指标之一。

1.检测原理 在受检血浆中,加入足够量的组织凝血活酶和适量的 Ca^{2+},即可满足外源凝血的全部条件,测定加入 Ca^{2+} 后血浆开始凝固所需的时间,即为血浆凝血酶原时间。

2.结果

(1)直接报告:待检者PT:××.×s;正常对照PT:××.×s。

(2)凝血酶原比值(prothrombin ratio,PTR):PTR=待检者PT/正常对照PT。

(3)国际标准化比值(international normalized ratio,INR)即 PTR^{ISI},ISI(international sensitivity index)为国际敏感度指数。

3.参考区间 每个实验室必须建立相应的参考区间。

(1)PT:成人11～13 s,超过正常对照值3 s为异常。

(2)INR:因ISI不同而异。

(3)PTR:成人0.85～1.15。

4.方法学评价 PT检测分手工法和仪器法,检测原理均采用1935年Quick创建的一步凝固法。手工法虽重复性差,但多次重复测定仍有相当程度的准确性,且操作简便,临床上仍在应用,并可用于仪器法校正。血凝仪法,干扰因素少、操作过程实现了标准化,检查快速、简便。

5.临床意义

(1)PT延长见于:

①先天性因子Ⅱ、Ⅴ、Ⅶ、Ⅹ减低及低(无)纤维蛋白原、异常纤维蛋白原血症。

②获得性凝血因子缺乏,如DIC晚期(PT是DIC实验室筛检诊断标准之一)、严重肝病、阻塞性黄疸、维生素K缺乏等。

③血液循环中抗凝物质增多,如双香豆素、肝素等。

④原发性纤溶亢进。

(2)PT缩短:见于高凝状态(如DIC早期)、血栓前状态及血栓性疾病、口服避孕药等。

(3)口服抗凝药物的监测:INR为目前推荐的监测口服抗凝药的首选指标。国内一般将口服抗凝药达到有效剂量时的INR值定为2.0～3.0。

五、抗凝物质检验

抗凝物质分为生理性和病理性两类,其筛检试验包括凝血酶时间测定、血浆游离肝素时间(free heparin time)或甲苯胺蓝纠正试验及狼疮抗凝物质的检测。确证试验包括血浆抗凝

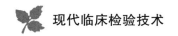

血酶活性的测定和血浆凝血酶－抗凝血酶复合物(thrombin－antithrombin complex,TAT)的测定等。本节仅介绍血浆凝血酶时间的测定。

血浆凝血酶时间(thrombin time,TT)是反映血浆中纤维蛋白原转变为纤维蛋白的筛检指标之一。TT 延长主要反映 Fg 浓度减少或功能异常以及血液中存在相关的抗凝物质(肝素、类肝素等)或纤溶亢进。

(一)检测原理

37℃条件下,在待检血浆中加入标准化凝血酶溶液后,直接将血浆纤维蛋白原转变为纤维蛋白,使乏血小板血浆凝固,测定其凝固所需的时间即为血浆凝血酶时间。

(二)参考区间

16～18 s,超过正常对照值 3 s 为异常。

由于试剂中凝血酶浓度不同,其检测结果存在差异。因此,每个实验室必须建立相应的参考区间。

(三)方法学评价

手工法重复性差、耗时,但多次重复测定仍有相当程度的准确性,且操作简便,临床上仍在应用,并可用于仪器法校正。血凝仪法,干扰因素少,操作过程实现了标准化,检查快速、简便。用 TT 检测来了解凝血作用有时也会出现误差,除纤维蛋白原含量低可造成 TT 时间延长外,过高纤维蛋白原,因其抑制纤维蛋白单体交联也会使 TT 延长。

(四)临床意义

1.TT 延长见于:

(1)低(无)纤维蛋白原血症、遗传性或获得性异常纤维蛋白原血症。

(2)血中存在肝素或类肝素物质(如肝素治疗、SLE 和肝脏疾病等)。类肝素增多,可加做 TT 纠正试验,若延长的 TT 能被甲苯胺蓝纠正,则提示有类肝素物质存在。

2.TT 可作为链激酶、尿激酶溶栓治疗的监测指标,TT 对肝素、水蛭素(hirudin)非常敏感,也是肝素、水蛭素等抗凝治疗的监测指标。一般认为,当患者的 TT 为正常对照的 1.5～2.5 倍时,溶栓治疗安全有效。

六、纤溶活性检验

纤溶活性检验的筛检试验包括纤维蛋白原定量测定、血浆纤维蛋白(原)降解产物测定以及优球蛋白溶解时间(euglobulin lysis time,ELT)等的测定。确证试验包括血浆 D－二聚体测定、血浆硫酸鱼精蛋白副凝固试验(plasma protamine paracoagulation test,3P 试验)、血浆纤溶酶原活性测定、血浆纤维蛋白肽 Bβ$_{1～42}$和 Bβ$_{15～42}$(fibrin peptide Bβ$_{1～42}$ and Bβ$_{15～42}$)等的测定。本节介绍纤维蛋白原定量测定、血浆纤维蛋白(原)降解产物测定及 D－二聚体的测定。

(一)血浆纤维蛋白原定量测定

纤维蛋白原(Fg)由肝脏合成,是血浆浓度最高的凝血因子。纤维蛋白原浓度或功能异常均可导致凝血障碍。因此,纤维蛋白原是出血性疾病与血栓性疾病诊治中常用的筛检指标之一。纤维蛋白原检测方法有多种,包括凝血酶凝固时间法(Clauss 法)、双缩脲比色法、比浊法、PT 衍生纤维蛋白原测定法、RAI 法和 ELISA 法等。有的准确性较差,已趋向淘汰。目前常用的方法有 Clauss 法、PT 衍生法等。

1. 检测原理

(1)凝血酶凝固时间法(Clauss 法):在受检血浆中加入凝血酶,使血浆中的纤维蛋白原转变为纤维蛋白,血浆中纤维蛋白原的含量与血浆凝固的时间呈负相关。被检血浆的纤维蛋白原实际含量可从国际标准品纤维蛋白原参比血浆测定的标准曲线中获得。

(2)酶联免疫法:用抗纤维蛋白原的单克隆抗体、酶联辣根过氧化酶抗体显色、酶联免疫检测仪检测血浆中的纤维蛋由原含量。

(3)PT 衍生纤维蛋白原法:在血凝仪测定 PT 时,记录血浆开始凝固时的光密度值 S_1 和血浆完全凝固时的光密度值 S_2,计算此过程光密度的变化值 $\triangle S(\triangle S = S_2 - S_1)$,$\triangle S$ 与血浆中纤维蛋白原含量成正比,从制作的纤维蛋白原含量对 $\triangle S$ 的标准曲线中查获待测血浆的纤维蛋白原含量。

2. 参考区间 成人:$2.00 \sim 4.00g/L$;新生儿:$1.25 \sim 3.00g/L$。

3. 方法学评价

(1)Clauss 法(凝血酶法)

①是检测纤维蛋白原含量最常用的方法,操作简单,结果可靠,敏感性和特异性较高,是目前推荐使用的测定方法。仪器法精密度比手下法高,但当通过血凝仪检测 PT 方法来换算纤维蛋白原浓度时,如结果可疑,则应采用 Clauss 法复核确定。

②本方法检测需要纤维蛋白的结构正常,且有一定的含量,对低(无)纤维蛋白原血症和异常纤维蛋白原血症患者应用 ELISA 或 RAI 等免疫学方法测定。

(2)免疫学法 操作简便,但特异性不高,所测的不仅有凝固功能的纤维蛋白原,还包括部分 FDP、其他蛋白以及异常纤维蛋白原,与生理性纤维蛋白原活性不一定呈平行关系。

(3)PT 衍生纤维蛋白原测定法 该法测定纤维蛋白原的线性范围较窄,故当血浆纤维蛋白原含量过高时需要稀释血浆,尤其是纤维蛋白原的含量过低时结果往往偏高,需要采用 Clauss 等检测方法复核。

4. 临床意义 纤维蛋白原是一种急性时相反应蛋白,在急慢性炎症和组织损伤坏死时可增高。纤维蛋白原水平增高是冠状动脉粥样硬化心脏病和脑血管病发病的独立危险因素之一。临床上纤维蛋白原含量测定主要用于出血性疾病或血栓性疾病的诊断以及溶栓治疗的监测。

(1)增高见于

①炎症及组织损伤,如急性心肌梗死、肺炎、肝炎、胆囊炎、风湿性关节炎、大手术、放射治疗、烧伤等。

②血栓前状态、糖尿病、恶性肿瘤等。

③月经期、妊娠期也可增高。

(2)减低见于

①DIC 晚期、肝硬化、无纤维蛋白原血症或异常纤维蛋白原血症、原发性纤溶。

②某些药物,如雄激素、鱼油、纤溶酶原激活、高浓度肝素等。

（3）溶栓治疗监测：溶栓治疗（如用 UK、t－PA）及蛇毒治疗（如用抗栓酶、去纤酶）的监测。

（二）血浆纤维蛋白（原）降解产物测定

纤维蛋白原、可溶性纤维蛋白单体、纤维蛋白多聚体和交联纤维蛋白均可被纤溶酶降解，生成纤维蛋白（原）降解产物（FDP）。血液 FDP 浓度增高是体内纤溶亢进的标志，但不能鉴别原发性纤溶亢进与继发性纤溶亢进。

测定方法有胶乳凝集法、酶联免疫吸附法和仪器法（免疫比浊法），下面介绍胶乳凝集法。

1. 检测原理　将 FDP 抗体包被于胶乳颗粒上，可与受检者血浆中的 FDP 发生抗原抗体反应，导致乳胶颗粒凝集。血浆中 FDP 浓度达到或超过 5mg/L 时，出现肉眼可见的凝集反应。根据待检血浆的稀释度可计算出血浆中 FDP 含量。

2. 参考区间　胶乳凝集法：阴性（<5mg/L）；酶联免疫吸附法（ELISA）：<10mg/L；仪器法（免疫比浊法）：<5mg/L。

3. 方法学评价

（1）胶乳凝集法操作简单，是目前测定 FDP 常用的方法。

（2）酶联免疫吸附法特异性高，可定量测定，但操作较复杂，影响因素较多。

（3）仪器法（免疫比浊法）操作简单、快速，结果准确，且易于质量控制，但成本较高。

4. 临床意义　FDP 阳性或 FDP 浓度增高见于原发性纤溶亢进，或继发性纤溶亢进，如 DIC、肺栓塞、深静脉血栓形成、恶性肿瘤、肝脏疾病、器官移植排斥反应和溶栓治疗等。

（三）血浆 D－二聚体测定

D－二聚体（D－dimer，D－D）是交联纤维蛋白在纤溶酶作用下的降解产物之一。继发性纤溶中纤溶酶的主要作用底物是纤维蛋白，生成特异性纤维蛋白降解产物 D－D，所以 D－D 是继发性纤溶特有的代谢产物，对继发性纤溶的诊断具有特异性。下面介绍胶乳凝集法。

1. 检测原理　将抗 D－D 单克隆抗体包被于胶乳颗粒上，可与受检者血浆中的 D－D 发生抗原抗体反应，导致乳胶颗粒凝集，且凝集的强度与血浆 D－D 的含量成正比。

2. 参考区间　胶乳凝集法：阴性（<250μg/L）；ELISA 法：<400μg/L；仪器法（免疫比浊法）：<400μg/L。

3. 方法学评价

（1）胶乳凝集法操作简便、快速，是一种较理想的筛检试验，但有一定的假阴性率，必要时可采用灵敏度更高的酶联免疫吸附法和仪器法。

（2）ELISA 法特异性高，可定量测定，但操作较复杂，影响因素较多。

（3）仪器法（免疫比浊法）操作简单、可快速定量测定，结果准确，且易于质量控制，但成本较高。

4. 临床意义　健康人血液 D－D 浓度很低，在血栓形成与继发性纤溶时 D－D 浓度显著增高。因此，D－D 是 DIC 实验诊断中特异性较强的指标，并在排除血栓形成中有重要价值。

（1）阳性见于：

①继发性纤溶亢进症，如 DIC。

②血栓性疾病，如脑栓塞、深静脉血栓、肺栓塞、动脉血栓栓塞等，是体内血栓形成的

指标。

③其他疾病,如肝硬化、恶性肿瘤、妊娠(尤其产后)、手术等。

(2)原发性与继发性纤溶亢进症鉴别指标　继发性纤溶亢进 D—D 浓度增高,而在原发性纤溶亢进早期 D—D 浓度正常,可作为两者的鉴别指标之一。D—D 阳性可作为继发性纤溶如 DIC 或其他血栓性疾病诊断的依据,其灵敏度达 90%～95%。特异性仅为 30%～40%,但阴性预测值可达 95% 以上,因此,D—D 阴性基本可排除血栓形成。

(3)溶栓治疗的监测　使用尿激酶治疗时,D—D 含量增高,用药后 6 小时最高,24 小时后恢复至用药前水平。

七、血栓与止血检验的临床应用

1. 止血缺陷筛检。
2. 手术前止凝血功能筛检。
3. DIC 实验诊断。
4. 监测抗凝与溶栓治疗。

第六节　铁代谢异常性贫血的检验

一、缺铁性贫血检验

(一)细胞形态学检验

1. 原理　掌握缺铁性贫血(iron deficiency anemia,IDA)的血象、骨髓象特点,正确书写 IDA 骨髓检查报告单。

按照血涂片和骨髓涂片细胞学检查方法进行细胞形态观察和分类计数。

(1)血象:呈小细胞低色素性贫血,MCV、MCH 和 MCHC 均降低,RDW 升高。红细胞大小不等,形态不一,以小红细胞为主,中心浅染区扩大。严重者可见环形红细胞,以及少量靶形红细胞、嗜多色性红细胞和点彩红细胞等。网织红细胞计数大多正常,患者服用铁剂后网织红细胞可迅速增高,常于一周左右达高峰。白细胞和血小板计数一般正常。慢性失血者可有血小板增多。钩虫病引起的缺铁性贫血可有嗜酸性粒细胞增多。

(2)骨髓象:呈增生性贫血骨髓象特点,绝大多数患者骨髓有核细胞增生活跃或明显活跃,粒红比值降低。红系增生,以中、晚幼红细胞为主。形态特征与正常同阶段细胞相比概括为小、蓝、密:胞体"小";胞质量少而着色偏"蓝",边缘不整,呈不规则锯齿状或如破布样;胞核小而致密、深染,甚至在核的局部呈浓缩块状,表现为"核老质幼"的核质发育不平衡改变。成熟红细胞的形态特征同血象。粒细胞系比例相对减低,各阶段间比例及形态基本正常。巨核细胞系无明显异常。淋巴细胞、单核细胞和其他细胞基本正常。骨髓象检查不一定在诊断时需要,但当与其他疾病鉴别诊断困难时需进行。

(3)骨髓铁染色:细胞外铁阴性,显示骨髓小粒可染铁消失;细胞内铁阳性率为零或明显下降,且铁颗粒小,着色淡。经铁剂治疗有效后,细胞内铁先增加,血色素恢复正常后细胞外

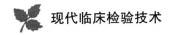

铁增加。

2.注意事项

(1)观察血涂片和骨髓涂片时应选择体尾交界处红细胞平铺的部位。因为较厚的部位成熟红细胞过分重叠,有核红细胞胞体小、胞质少;尾部细胞过分展开,显得胞体大、胞质多,都易造成误断。

(2)读片时注意观察增生性贫血的骨髓象特点,如嗜多色性红细胞、点彩红细胞、Howell-Jolly 小体和细胞分裂象等。

(3)注意"核老质幼"的中、晚幼红细胞与小淋巴细胞鉴别。两者鉴别见表 2—21。

表 2—21　"核老质幼"的幼红细胞与小淋巴细胞的鉴别

鉴别点	小淋巴细胞	"核老质幼"的幼红细胞
胞体	6~9μm(类)圆形、蝌蚪形	比正常幼红细胞小,胞体边缘不整齐
胞质量	常极少(位于局部)	较少,围绕核周
胞质颜色	淡蓝色	深蓝色、灰蓝色
胞质中颗粒	常无颗粒,有时可有少许	无
核形	类圆形或有小切迹	圆形
染色质	结块,副染色质不明显,呈涂抹状	结块,副染色质明显或结成一块,染色深

(4)骨髓涂片特征描述时,红系应置于各系统描述首位,而且要详细描述幼红细胞和成熟红细胞的形态特点。

(5)注意 IDA 与其他小细胞低色素性贫血(如珠蛋白生成障碍性贫血、慢性病性贫血)的鉴别,可通过铁染色和铁代谢指标的检测加以鉴别。

(二)血清铁测定

1.原理　掌握化学比色法测定血清铁的基本原理、注意事项和临床意义,熟悉其检测方法。

血清铁(serum iron,SI)以 Fe^{3+} 形式与转铁蛋白(transferrin,Tf)结合成复合物的形式存在,降低介质的 pH 值及加入还原剂如亚硫酸钠、羟胺盐酸盐、维生素 C 等,可使 Fe^{3+} 从复合物中解离出来,并还原为 Fe^{2+}。后者与显色剂如亚铁嗪(菲咯嗪)、2,2′—联吡啶等反应,生成有色配合物,与同样处理的铁标准液作对照,可计算出血清铁的含量。

2.材料

(1)器材:分光光度计、水浴箱等。

(2)试剂

①甘氨酸/盐酸缓冲液(pH2.8):0.4mol/L 甘氨酸溶液 58mL、0.4mol/L 盐酸 42mL 和 Triton X—100 3mL 混合,再加入无水亚硫酸钠 800mg,使之溶解。

②亚铁嗪显色剂:亚铁嗪 0.6g 溶于 100mL 去离子水中。

③1.791mmol/L 铁标准储存液(100mg/L):精确称取优级纯结晶硫酸高铁铵[$NH_4Fe(SO_4)_2 \cdot 12H_2O$]0.8635g,溶于约 50mL 去离子水中,逐滴加入浓硫酸 5mL,溶解后再以去离子水稀释至 1L 刻度,混匀。置于棕色瓶中可长期保存。

④35.82μmol/L 铁标准应用液(2mg/L):铁标准储存液 2mL 加入 100mL 容量瓶中,加

适量去离子水后,再加浓硫酸 0.5mL,最后用去离子水稀释至刻度。

3. 方法

(1)按表 2-22 操作。

表 2-22　血清铁测定操作步骤

加入物/mL	测定管	标准管	空白管
血清	0.45	—	—
铁标准应用液	—	0.45	—
去离子水	—	—	0.45
甘氨酸/盐酸缓冲液	1.20	1.20	1.20

(2)混匀,于波长 562nm 处,采用 5mm 光径比色杯,以空白管调零,读取测定管吸光度,称为血清空白。

(3)再向各管加入亚铁嗪显色剂 0.05mL,充分混匀,置于 37℃10min 或室温 15min,读取测定管和标准管的吸光度。

(4)计算:

血清铁(μmol/L)＝(测定管吸光度－血清空白管吸光度×0.97)/标准管吸光度×35.82

因两次测吸光度时溶液体积不同,所以以将血清空白管吸光度乘以 0.97 作为校正。

4. 注意事项

(1)为确保无铁污染,实验用水必须经过去离子处理;玻璃器材须用 10%盐酸浸泡 24h,清水冲洗后,再用去离子水冲洗干净。

(2)标本应避免溶血,因血红蛋白铁会影响测定结果。

5. 参考范围　成年男性 11.6～31.3μmol/L,成年女性 9.0～30.4μmol/L,均值为 20μmol/L,1 岁后小儿时期约 12μmol/L。

6. 临床意义

(1)减低:见于缺铁性贫血、慢性炎症或感染。

(2)增高:见于铁粒幼细胞贫血、再生障碍性贫血、慢性溶血、巨幼细胞性贫血、反复输血和血色素沉着症。

7. 应用评价　血清铁测定是一项直接反映体内运输过程中铁含量的指标,在反映机体铁储存量方面不够准确,单项检测意义局限,往往需要联合其他铁代谢指标检测。

目前临床实验室检测血清铁多采用化学比色法。亚铁嗪分光光度法测定血清铁,虽然比血清铁检测试剂盒的操作步骤烦琐,但试剂配制方法明确,有利于学习。

(三)血清总铁结合力及转铁蛋白饱和度测定

1. 原理　掌握血清总铁结合力及转铁蛋白饱和度测定的原理、注意事项及临床意义,熟悉其检测方法。

血清总铁结合力(total iron binding capacity,TIBC)是指血清中转铁蛋白(Tf)能与铁结合的总量。健康人血清中仅有 1/3 的转铁蛋白与铁结合。在血清中加入已知过量的铁标准应用液,使血清中全部的 Tf 与铁结合达到饱和状态,再加入吸附剂(碳酸镁)除去多余的铁。按照血清铁测定方法,测得的血清铁含量,即总铁结合力,实际上是反映血浆转铁蛋白的水平。血清铁占总铁结合力的百分比,即转铁蛋白饱和度(transferrin saturation,TS)。

2. 材料

(1)器材:同血清铁测定。

(2)试剂

①轻质碳酸镁粉。

②179.1 μmol/L 铁标准液:取铁标准储存液(1.791mmol/L)10mL 置于 100mL 容量瓶中,再加浓硫酸 0.5mL,最后用去离子水稀释至 100mL。

③其他试剂同血清铁测定。

3. 方法

(1)取患者血清 0.45mL,加 179.1 μmol/L 铁标准液 0.25mL 和去离子水 0.2mL,混匀,室温下放置 10min 后,加入碳酸镁粉剂 20mg,振荡混匀,再放置 10min,期间用力混匀数次。

(2)3 000r/min 离心 10min,吸取上清液 0.45mL,按测血清铁测定方法测定铁含量。

(3)计算

$$TIBC(\mu mol/L) = (测定管吸光度-血清空白管吸光度)/标准管吸光度 \times 35.82 \times 2$$
$$TS = (血清铁/总铁结合力) \times 100\%$$

4. 注意事项

(1)不同品牌的碳酸镁吸附力可能有差异,用前要测定碳酸镁吸附力,方法是以铁标准液代替血清进行测定,完全吸附为合格。

(2)所用容器要洁净,无铁剂污染。

5. 参考范围

TIBC:男性 50～77 μmol/L,女性 54～77 μmol/L。

TS:20%～55%。

6. 临床意义

(1)TIBC 增高常见于:①缺铁性贫血和红细胞增多症等,因转铁蛋白合成增加、铁摄入不足或需要增加所致。②肝细胞坏死等储存铁蛋白从单核-巨噬细胞系统释放入血。③口服避孕药。

(2)TIBC 减低见于:①储存铁蛋白缺乏,如肝病、血色病。②转铁蛋白丢失,如肾病综合征、尿毒症。③转铁蛋白合成不足,如遗传性转铁蛋白缺乏症。④恶性肿瘤、慢性感染、溶血性贫血等。

(3)TS 增高见于:①铁利用障碍,如铁粒幼细胞性贫血、再生障碍性贫血。②铁负荷过重,如血色病。

(4)TS 减低见于:缺铁性贫血、慢性感染性贫血。

7. 应用评价 TIBC 可反映机体 Tf 水平(1 分子 Tf 能结合 2 原子的铁,Tf 相对分子质量约 77000,据此可从 TIBC 推算出 Tf 水平),但反映储存铁变化时敏感性低于血清铁蛋白

(SF),不宜用于缺铁的早期诊断。TIBC 与 SI、TS 及血清铁蛋白呈负相关,进行上述指标的实验室检测和综合分析,对缺铁性贫血的诊断和与慢性疾病、其他储存铁增多所致贫血的鉴别诊断具有临床价值。

(四)血清铁蛋白测定

1. 原理 掌握化学发光法测定血清铁蛋白的原理、注意事项、临床意义和应用评价,熟悉其检测方法。

应用化学发光酶免疫分析法对血清铁蛋白(serum ferritin,SF)进行检测。以双抗体夹心法为原理,在包被有抗铁蛋白单克隆抗体的固相载体上,依次加入待测样本和酶标记的抗铁蛋白单克隆抗体,形成固相抗体－铁蛋白－酶标记抗体复合物,经洗涤后,加入发光底物,通过检测酶促化学发光的强度,结合标准曲线对待测样本中的铁蛋白进行定量分析。

2. 材料

(1)器材:微孔板化学发光自动测量仪等。

(2)试剂

①聚苯乙烯微孔板(48 孔或 96 孔)。

②包被稀释液:0.05mol/L pH9.6 的碳酸钠(Na_2CO_3)－碳酸氢钠($NaHCO_3$)缓冲液。

③封闭液:0.02mol/L pH7.4 的磷酸盐缓冲液(PBS),1%BSA,0.5%NaN_3。

④洗涤液:0.02mol/L pH7.4 的 Tris－HCl－Tween 20。

⑤抗体:抗铁蛋白单克隆抗体、酶标记的抗铁蛋白单克隆抗体。

⑥铁蛋白标准品(现用现配)。

⑦化学发光底物。

3. 方法

(1)包被抗体:准备微孔板,用 0.05mol/L pH9.6 的 Na_2CO_3－$NaHCO_3$ 缓冲液稀释抗铁蛋白单克隆抗体,每孔加入 100μL 稀释的铁蛋白抗体,4℃过夜。弃去孔中液体,用洗涤液洗 3 次,每次 1min。将微孔板倒扣于吸水纸上,使孔中洗涤液流尽。每孔加封闭液 300μL,室温封闭 2h。洗涤 3 次,冷冻干燥,密封,于 4℃保存备用。

(2)加样:将铁蛋白标准品或待测样本加入包被板中,每孔 50μL,加入酶标记抗体 50μL,振荡混匀,置于 37℃温育 1h。

(3)洗涤:弃去孔中液体,每孔用 300μL 洗涤液冲洗 5 次,于吸水纸上充分拍干。

(4)加发光底物:每孔加 100μL,室温避光反应 30min。

(5)测定:在微孔板化学发光自动测量仪上测量相对发光强度单位(relative light units,RLU)。

(6)结果计算:用双对数坐标分别以标准品相对发光强度对铁蛋白标准品的浓度作图,通过标准曲线对待测血清中的铁蛋白实现定量分析。

4. 注意事项

(1)标准管和测定管均应进行复孔检测,测定结果取均值。

(2)加入发光底物后应在 30～90min 内检测 RLU 值。

（3）本实验为定量分析，需注意准确加样。

5. 参考范围　成年男性，$30\sim400\mu g/L$；成年女性，$13\sim150\mu g/L$。

6. 临床意义

（1）降低：常见于缺铁性贫血、失血、营养缺乏和慢性病性贫血等。可作为孕妇、儿童铁营养状况调查的流行病学指标。

（2）增高：常见于体内储存铁增加，如血色病、频繁输血；铁蛋白合成增加，如感染、恶性肿瘤等；组织内铁蛋白释放增加，如肝脏疾病等。可作为肝脏疾病（如肝癌、病毒性肝炎、酒精性肝病）、恶性肿瘤等的辅助诊断指标。

7. 应用评价

（1）SF 检测是诊断缺铁性贫血的敏感方法和重要依据之一，主要用于评价体内储存铁的减少或消耗。SF 也是一种急性时相蛋白，肿瘤、炎症等可使其增高。

（2）SF 检测常用的方法有放射免疫分析（RIA）、ELISA 法和化学发光法。RIA 法敏感性和重复性比较好，但存在试剂有效期短、辐射污染等问题。ELISA 法简便易行，但易受温度、酸碱度等因素的影响。化学发光免疫法灵敏度高，特异性强，同时克服了 RIA 法试剂有效期短和辐射污染的问题，已应用于临床。但需要全自动发光免疫分析仪及与仪器配套的试剂，检测成本较高。

（五）血清转铁蛋白受体检测

1. 原理　掌握酶联免疫法检测血清转铁蛋白受体的原理和临床意义，熟悉其检测方法和注意事项。

血清可溶性转铁蛋白受体（soluble transferring receptor，sTfR）测定一般采用酶联免疫双抗体夹心法：将待测血清中转铁蛋白受体与包被于酶标板上的转铁蛋白受体特异性多克隆抗体结合，形成抗原抗体复合物，再加入酶标记的对转铁蛋白受体特异的多克隆抗体，使之与酶标板上的抗原抗体复合物进行特异性结合，洗去未结合的酶标记多克隆抗体，加入底物和显色剂使酶联复合物显色，其颜色深浅与转铁蛋白受体的含量成正比。

2. 材料

（1）器材：经转铁蛋白受体的多克隆抗体包被的 96 孔酶标板、酶标仪等。

（2）试剂

①不同浓度的转铁蛋白受体标准品。

②辣根过氧化物酶标记的转铁蛋白受体的多克隆抗体。

③洗板液：pH7.4 的磷酸盐缓冲液加 1％牛血清白蛋白（BSA）。

④底物混合液：四甲基苯丁烯与 3％过氧化氢等量混合，现用现配。

⑤终止液：0.5mol/L 硫酸。

3. 方法

（1）在已包被抗体的酶标板上，各孔内分别加入不同浓度的转铁蛋白受体标准品和待测血清各 $100\mu L$。37℃湿盒孵育 2h。弃尽孔中液体，洗涤 3 次，于吸水纸上充分拍干。

（2）在每孔中加入 $100\mu L$ 辣根过氧化物酶标记的转铁蛋白受体的多克隆抗体，置于 37℃

水浴 2h。洗涤 3 次,最后一次洗板后,要在吸水纸上尽可能地拍干。

(3)每孔加 100μL 底物混合液,置于室温避光显色 30min。当阳性对照出现明显颜色变化时,每孔加入 100μL 终止液。

(4)在 630nm 波长的酶标仪上比色,测定各孔吸光度(A)。

(5)以吸光度值为 y 轴,浓度为 x 轴,依据标准液的 A 值和浓度在坐标纸上绘制标准曲线。根据待测血清的吸光度从标准曲线上查出对应的转铁蛋白受体的浓度。

4.注意事项 标本采集后迅速分离血清,不能立即检测时应置于 -20℃保存,避免反复冻融。所有标本在测定前均应进行不小于 1:100 的稀释。底物 1 与底物 2 混合后在 30min 内使用。洗板后尽量拍干孔内液体,显色终止后应尽快完成比色。

5.参考范围 各实验室应根据试剂说明书提供的参考范围进行判断。

6.临床意义

(1)增高:常见于缺铁性贫血、溶血性贫血、红细胞增多症等。对缺铁性贫血和慢性疾病所致贫血的诊断有鉴别价值。

(2)减低:常见于再生障碍性贫血、慢性病性贫血和肾功能衰竭等。

(3)用于临床观察骨髓增生状况和治疗反应 如肿瘤化疗后骨髓受抑制和恢复情况,骨髓移植后的骨髓重建情况,应用促红细胞生成素治疗各类贫血过程中的疗效观察。

7.应用评价 sTfR 检测无性别和年龄差异,也不受妊娠、感染、肝病和其他慢性疾病的影响。sTfR 是一种反映红细胞内铁缺乏的可靠指标。

(六)血清转铁蛋白检测

1.原理 掌握免疫散射比浊法检测血清转铁蛋白的原理、注意事项及临床意义,熟悉其检测方法。

血清转铁蛋白(serum transferrin,sTf)测定可采用免疫散射比浊法:抗人转铁蛋白的抗体与待测血清中转铁蛋白结合,形成颗粒状抗原抗体复合物,其光吸收和散射浊度增加,与标准曲线比较,可计算出转铁蛋白的浓度。

2.材料

(1)器材:分光光度计、离心机等。

(2)试剂

1)兔抗人转铁蛋白抗体。

2)转铁蛋白标准液。

3)4%聚乙二醇生理盐水溶液等。

3.方法

(1)制备抗体工作液:将兔抗人转铁蛋白抗体用 4%聚乙二醇生理盐水溶液 1:10 稀释,置于 4℃2h 后,3 000r/min 离心 20min,去除沉淀物。

(2)稀释待检血清:用生理盐水将待测血清稀释 50 倍。

(3)按表 2-23 操作。

表 2-23 免疫散射比浊法测定血清转铁蛋白操作步骤

加入物/mL	测定管	标准管	抗体对照管	空白管
抗体工作液	2	2	2	—
待测稀释血清	0.04	—	—	—
转铁蛋白标准液	—	0.04	—	—
生理盐水	—	—	0.04	0.04
4%聚乙二醇	—	—	—	2

(4)充分混匀各管后,室温放置 10min,于 340nm 波长下以空白管调零,测得各管的吸光度(A 值)。

(5)计算:

血清转铁蛋白(μmol/L)=(测定管 A 值-抗体对照管 A 值)/(标准管 A 值-抗体对照管 A 值)×转铁蛋白标准液浓度×50

4.注意事项

(1)注意转铁蛋白抗血清效价,最好先做预试验,以确定其最佳应用效价。

(2)可将标准液稀释成不同浓度,作标准曲线,以提高检测的准确性。

5.参考范围 28.6~51.9μmol/L。

6.临床意义

(1)增高:见于缺铁性贫血和妊娠等。

(2)降低:见于肾病综合征、肝硬化、恶性肿瘤、炎症等。

7.应用评价 sTf 测定在反映铁代谢方面的意义同血清总铁结合力。肝细胞损伤时 sTf 合成降低,sTf 也可作为肝细胞损伤的指标。尿微量 sTf 测定在反映肾小球滤过膜损伤方面比白蛋白更敏感,也可作为肾小球损伤的早期诊断指标。

二、铁粒幼细胞性贫血细胞形态学检验

原理:掌握铁粒幼细胞性贫血的血象、骨髓象特点。

按照血涂片和骨髓涂片细胞学检查方法进行细胞形态观察和分类计数。

(一)血象

贫血为正常细胞性或轻度大细胞性。血涂片常可见到正常性和低色素性两种细胞群,称为"双形"性,为本病特征之一。红细胞大小不均,以小细胞低色素为突出,亦可见少数靶形红细胞、椭圆形红细胞和点彩红细胞增多(特别是继发于铅中毒者)。白细胞和血小板数正常或减低。

(二)骨髓象

有核细胞增生活跃,红系明显增生,以中、晚幼红细胞为主,幼红细胞形态可异常,如缺铁样改变、巨幼变。粒系细胞相对减少,原发性患者可见粒系的病态造血。巨核细胞一般正常。

(三)骨髓铁染色

细胞外铁和细胞内铁均明显增加,铁粒幼红细胞明显增多,环形铁粒幼红细胞占 15%以

上,并可见铁粒红细胞。

第七节 巨幼细胞性贫血的检验

一、细胞形态学检验

(一)原理

掌握巨幼细胞性贫血(megaloblastic anemia,MA)的血象、骨髓象特点,正确书写 MA 骨髓检查报告单。

按照血涂片和骨髓涂片细胞学检查方法进行细胞计数和形态观察。

1. 血象 大细胞正色素性贫血,红细胞大小不等,可见大红细胞、嗜多色性红细胞、点彩红细胞、有核红细胞、Howell—Jolly 小体等。白细胞数正常或减低,中性粒细胞可见巨幼变、核分叶过多(>5 叶),出现"核右移"现象,偶见中性中、晚幼粒细胞。血小板数正常或减低,可见巨大血小板。

2. 骨髓象 骨髓增生活跃或明显活跃,以红系、粒系、巨系细胞均出现巨幼变为特征。

红系增生明显活跃,伴显著巨幼变。各阶段的巨幼红细胞明显增多,其比例常大于 10%。核分裂象和 Howell—Jolly 小体易见,可见核畸形、核碎裂等。巨幼红细胞与同阶段的幼红细胞比较,形态特征有以下三点不同:(1)胞体大,胞质丰富。(2)胞核大,染色质细致、疏松和浅染。染色质排列呈点网状或疏松网状,随着细胞的成熟,染色质不能形成明显的块状,副染色质明显。(3)核质发育不平衡,细胞质较核成熟早,即"核幼质老"现象。

原巨幼红细胞(promegaloblast):比原始红细胞大,直径 19~27μm,稍呈椭圆形。核略偏位,染色质比原始红细胞更细致、均匀和疏松,核仁明显。胞质多,呈深蓝色。

早巨幼红细胞(basophilic megaloblast):直径 15~25μm,染色质部分开始聚集,呈均匀细颗粒构成的网,网眼(副染色质)清楚,核仁消失或有遗迹。胞质量比正常早幼红细胞多,呈深蓝色,不透明,有的胞质中已有血红蛋白而呈灰蓝色,核周界明显。分裂象多见。

中巨幼红细胞(polychromatic megaloblast):直径 12~20μm,体积、核的结构和胞质的着色均多变而不一致。"核幼质老"特征明显。核圆形或规则,可见双核。核染色质呈点粒状或网状或为均匀的小块,副染色质明显。胞质可呈深灰蓝色、淡灰蓝色带红色到完全红色。分裂象多见。

晚巨幼红细胞(orthochromatic megaloblast):直径 10~18μm,常为椭圆形。核较小,常偏位,可见核出芽、分叶、锯齿状、折痕和核碎裂现象。核染色质较致密,但仍保持着点粒状和网状结构痕迹。胞质丰富,着色与红细胞一致或略带灰色,可见 Howell—Jolly 小体。

粒系细胞比例相对降低,可见巨幼变,以巨晚幼粒和巨杆状核细胞多见。胞体大,胞质颗粒较少,可见空泡,胞核肿胀,染色质疏松。分叶核细胞分叶过多,可见巨多叶核中性粒细胞。

巨核细胞数量正常或减少,部分细胞可见胞体过大、分叶过多,胞质内颗粒减少等,血小板生成障碍,可见巨大血小板。

3.骨髓涂片细胞化学染色

MA幼红细胞糖原染色(PAS)呈阴性反应。

(二)注意事项

1.注意观察点彩红细胞、嗜多色性红细胞、Howell－Jolly小体和细胞分裂象等。

2.注意粒系巨幼变在巨幼细胞性贫血中的诊断价值。粒系巨幼变早于红系,为巨幼细胞性贫血的早期表现;食补或不规则治疗后,红系巨幼变48h恢复正常形态,粒系巨幼变常持续1～2周;巨幼细胞性贫血合并缺铁性贫血时,红系巨幼变可被掩盖,粒系巨幼变不被掩盖;有少数巨幼细胞性贫血病例,骨髓象中红系细胞和巨系细胞减少,可见大量的巨幼变粒系细胞,根据粒系细胞的形态特征,仍可作出诊断。

3.注意巨幼细胞性贫血伴有缺铁时,血象和骨髓象表现为巨幼细胞性贫血与缺铁性贫血并存的红细胞形态学改变,称为混合性贫血。

4.骨髓涂片特征描述时,红系应置于各系统描述首位,而且要详细描述幼红细胞和成熟红细胞的形态特点,还应详细描述粒系巨幼变细胞的形态特点。

5.巨幼细胞性贫血需要与急性红白血病鉴别。二者均有红系细胞增生和红系细胞巨幼变,其细胞形态主要鉴别点见表2－24。

表2－24 巨幼细胞性贫血和急性红白血病的细胞形态鉴别

细胞形态鉴别点	巨幼细胞性贫血	急性红白血病
巨幼性改变	典型巨幼红细胞改变	类巨幼样改变
同阶段细胞大小	大小较一致	大小相差悬殊
核染色质	细致均匀,排列疏松	粗细不均,排列紊乱
核质发育	核幼质老	核幼质老或核老质幼
副幼红细胞改变	核形不规整、核凹陷、扭曲等少见	多见
原始、幼稚粒细胞增多	无	多见
巨核细胞减少	不明显	明显
有核红细胞糖原反应	阴性	阳性

二、血清和红细胞叶酸测定

(一)原理

掌握血清和红细胞叶酸测定的原理、注意事项及临床意义,熟悉其检测方法。

叶酸测定常用的方法有放射免疫分析(RIA)法、化学发光法(与血清铁蛋白检测方法类同)和ELISA法等。RIA法测定血清和红细胞叶酸可靠、快速、精确,可同时检测维生素B_{12}。叶酸盐对蛋白质具有高亲和力,蛋白质可特异性地结合这些分子。用放射性竞争性蛋白质结合法,向受检者无放射性叶酸的血清中加入一定量的结合蛋白和放射标记的叶酸,使受检血清中的叶酸与放射标记的叶酸竞争与结合蛋白结合,用吸附剂去除游离的标记叶酸后,检测其放射活性,其量与受检血清和红细胞叶酸含量成反比,与已知标准管对照,计算出叶酸含量。

（二）材料

1.器材液　体闪烁计数器、离心机、旋涡振荡器、冰箱等。

2.试剂

（1）0.77mg/mL 牛奶叶酸结合剂。

（2）0.05mol/L 硼酸盐－Ringer 缓冲液（B－R 缓冲液 pH8.0）。

（3）N－5 甲基四氢叶酸（MTHFA）标准工作液：每 0.1mL 标准工作液中含 1000pgMTHFA。

（4）^{3}H 标记的蝶酰谷氨酸（PGA），特异活性应大于 740GBq/mmol。

（5）维生素 C 2.52mmol/L。

（6）葡萄糖包被的活性炭（DCC）。

（三）方法

1.取 6 支试管作标准管，编号 1～6，标准为每 0.1mL B－R 缓冲液和维生素 C 中含 MTHFA 1000、500、250、125、62.5、0 pg，待测血清及质控血清均为双份。同时制备 1 个非特异结合（NSB）管。

2.按表 2－25 加入各组分，完成 6 个标准管的测定，样品体积为 10～50μL。

表 2－25　血清叶酸测定操作步骤

加入物 μL	NSB 管	标准管	待测管	质控管
缓冲液	600	400	450	450
含维生素 C 的 B－R 缓冲液	200	200	200	200
MTHFA 标准工作液	0	100	—	—
待测血清	—	—	50	—
质控血清	—	—	—	50
0.77mg/mL 牛奶叶酸结合剂	—	100	100	100

3.将各管旋涡混匀，25℃孵育 30min，然后于 4℃再孵育 60min。

4.加 100μL ^{3}H－PGA 示踪物于每管中，旋涡混匀，4℃孵育 30min。

5.加 400μL DCC 于每支管中，旋涡混匀，4℃孵育 30min。

6.将上清液转入闪烁瓶内，加入 10mL 闪烁液。

7.用专用的淬灭校正的 β－粒子闪烁计数器测定每一瓶中的计数量。

8.计算　从所有其他各管的计数中减去 NSB 管中的放射性强度（脉冲数/min，cpm），计算标准管与待测管的 B/Bo 值，公式为

$$B/Bo = \frac{\text{样品管计数} - \text{NSB 管的放射性强度}}{\text{标准管计数} - \text{NSB 管的放射 性强度}} \times 100\%$$

9.以标准的 B/Bo 计算结果对浓度作图，根据所得的标准曲线，用插入值法计算受检血清的浓度。

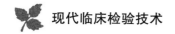

10. 对于红细胞叶酸盐(RCF)检测,样品可用溶血液,制备方法如下:①将全血收集于用去离子水 1∶10 稀释的 EDTA 液中,放置 30min 后,冻融 2 次。②吸取 $50\mu L$ 溶血液测定,计算溶血液的浓度,乘以 10,即得到全血的叶酸盐(WBF),然后用下列公式计算出 RCF。

$$RCF=\frac{WBF-SF(Hct/100)}{Hct/100}$$

式中:SF 为血清叶酸盐,Hct 为压积红细胞的体积。

(四)注意事项

1. 采集空腹血,因血清叶酸盐水平随食物的摄入而改变,会影响血清叶酸测定。

2. 血液可用肝素抗凝,所用容器应洁净,测定血清叶酸应避免溶血。

3. 操作应标准化,实验材料中不应含各种叶酸衍生物。

(五)参考范围

血清叶酸,成年男性 8.61~23.8nmol/L,女性 7.93~20.4nmol/L;红细胞叶酸,成人 340~1 020nmol/L(放射免疫分析法)。

(六)临床意义

叶酸降低见于巨幼细胞性贫血,叶酸利用增加如溶血性贫血、骨髓增殖性肿瘤,叶酸拮抗剂如甲氨蝶呤的使用等。

(七)应用评价

因红细胞叶酸不受当时叶酸摄入情况的影响,能反映机体叶酸的总体水平及组织的叶酸水平,在体内组织叶酸缺乏但未发生巨幼细胞性贫血时,红细胞叶酸测定对判断叶酸缺乏更有价值。

三、血清维生素 B_{12} 测定

(一)原理

掌握测定血清维生素 B_{12} 的原理、注意事项及临床意义,熟悉其检测方法。放射免疫分析法测定血清维生素 B_{12},用抗氧化剂和氰化钾在碱性环境下(pH>12),将人血清中的维生素 B_{12} 从载体蛋白中释放出来,加入的一定量 [57]Co 标记的维生素 B_{12},竞争性与维生素 B_{12} 结合物结合,去除未结合的标记维生素 B_{12},检测其放射活性,其量与受检血清维生素 B_{12} 含量成反比,与标准管对照,换算出血清维生素 B_{12} 含量。

(二)材料

同血清和红细胞叶酸测定。

(三)方法

同血清和红细胞叶酸测定。

(四)注意事项

1. 采集空腹血,因进食影响血中维生素 B_{12} 水平。

2. 检测维生素 B_{12} 时如用血浆,不宜用肝素抗凝,因肝素有结合维生素 B_{12} 的能力。

3. 维生素 B_{12} 对光解作用敏感,故操作中应避免过度光照。

（五）参考范围

成人 148～660pmol/L（放射免疫分析法）。

（六）临床意义

减低常见于巨幼细胞性贫血和恶性贫血，还可见于脊髓侧束变性，髓鞘障碍症。

（七）应用评价

因维生素 B_{12} 和叶酸在代谢上关系密切，在血液学上相互影响，所以临床上进行病因分析时常需同时测定维生素 B_{12} 和叶酸。

血清维生素 B_{12} 测定最常用的方法是放射免疫分析法和化学发光免疫分析法。

四、血清维生素 B_{12} 吸收试验

（一）原理

掌握维生素 B_{12} 吸收试验的原理、注意事项及临床意义，熟悉其检测方法。给受检者口服同位素 ^{57}Co 标记的维生素 B_{12} 0.5μg，2h 后肌内注射未标记的维生素 B_{12} 1mg，收集 24h 尿，测定 ^{57}Co 排出量。

（二）材料

1. 器材　液体闪烁计数器等。

2. 试剂　 ^{57}Co 标记维生素 B_{12} 和注射用维生素 B_{12} 等。

（三）方法

1. 受检者空腹口服同位素 ^{57}Co 标记的维生素 B_{12} 0.5μg（溶于 100mL 水中口服），记录时间为零点，即开始收集 24h 尿液。

2. 服药后 2h，肌内注射未标记的维生素 B_{12} 1mg，以促进 ^{57}Co 标记的维生素 B_{12} 的排泄，防止自肠道吸收的维生素 B_{12} 在体内蓄积。

3. 受检者开始进食，收集尿液标本，测定其放射性。计算出 24h 内 ^{57}Co 标记的维生素 B_{12} 的排出量。

（四）注意事项

1. 试验过程中尿液的收集必须绝对准确，以免影响结果的可靠性。

2. 本试验受胃肠吸收功能等诸多因素的影响，如果放射性维生素 B_{12} 排泄低下，间隔 5 d 后，应进行第 2 次试验。方法除与第 1 次试验相同外，在口服 ^{57}Co 维生素 B_{12} 的同时，外加口服内因子 60mg。如果第 1 次试验的排泄低下是由内因子缺乏所致，那么第 2 次结果就会正常。如果第 2 次结果仍低，就必须考虑口服维生素 B_{12} 吸收不良的其他原因。

（五）参考范围

正常人 24h 尿液内排出 ^{57}Co 标记的维生素 B_{12} 超过口服量的 7%。

（六）临床意义

巨幼细胞性贫血患者小于 7%，恶性贫血患者小于 5%。

（七）应用评价

本试验主要是对维生素 B_{12} 缺乏的病因诊断而不是诊断是否存在维生素 B_{12} 缺乏。如内因子缺乏，加入内因子可使结果正常，为恶性贫血确诊试验。

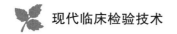

第八节 造血功能障碍性贫血的检验

一、再生障碍性贫血细胞形态学检验

（一）原理

掌握再生障碍性贫血（aplastic anemia，AA）（简称再障）的血象、骨髓象特点，正确书写AA骨髓检查报告单。按照血涂片和骨髓涂片细胞学检查方法进行细胞形态观察和分类计数。

1.血象　全血细胞减少。贫血多为正细胞正色素性，网织红细胞绝对值明显减少。白细胞减少，其中中性粒细胞减少尤为明显，而淋巴细胞比例相对增多。血小板不仅数量减少，而且体积减小和颗粒减少。急性再障时，网织红细胞<1%，绝对值$<15\times10^9$/L；中性粒细胞绝对值$<0.5\times10^9$/L；血小板$<20\times10^9$/L；慢性再障血红蛋白下降速度较慢，网织红细胞、中性粒细胞和血小板数减低，但各指标较急性再障为高，达不到急性再障的程度。

2.骨髓象

（1）急性再障：骨髓涂片可见脂肪滴明显增多。有核细胞增生减低或极度减低。造血细胞（粒系、红系、巨系细胞）明显减少，早期阶段细胞减少或不见，巨核细胞减少或缺如，无明显的病态造血。非造血细胞（包括淋巴细胞、浆细胞、肥大细胞等）相对增多，非造血细胞比例增高，大于50%，淋巴细胞比例可高达80%。如有骨髓小粒，染色后镜下为蜂窝状或空网状结构或为一团纵横交错的纤维网，其中造血细胞极少，大多为非造血细胞。

（2）慢性再障：病程中骨髓呈向心性损害，骨髓中有残存散在的增生灶。多部位穿刺至少一个部位增生不良，两系或三系减少。如穿刺到增生灶，骨髓可表现增生良好，红系代偿性增生，以核高度固缩的"炭核"样晚幼红细胞多见，粒系减少，主要为晚期及成熟粒细胞。巨核细胞明显减少，非造血细胞相对增加。骨髓小粒中非造血细胞也相对增加。

（二）注意事项

1.急性再障患者骨髓穿刺时易出现"干抽"，可行骨髓活检。

2.再障患者骨髓液通常比较稀薄，有核细胞数少，应全片观察。注意与取材不良涂片（无骨髓特有的细胞，如浆细胞、组织细胞、肥大细胞、破骨细胞、巨核细胞等）的区别，以免误诊。

3.急性再障的骨髓象一般比较典型，慢性再障的骨髓可以有散在增生灶，骨髓可以出现有核细胞增生活跃（但巨核细胞明显减少或缺如），需要多部位穿刺才可以诊断。

4.虽然再障的骨髓小粒具有特征性，但应注意脂肪滴增加和空网状骨髓小粒不是再障所特有的，也可见于造血功能低下者、老年人、白血病多次化疗后患者等。

5.注意与血全细胞减少性疾病鉴别。急性造血功能停滞骨髓象中可以见巨大原始红细胞，骨髓增生异常综合征以病态造血为主要特征。急性白血病、恶性组织细胞病、骨髓纤维化、骨髓转移癌、巨幼细胞性贫血、脾功能亢进等疾病都可有外周血的三系减少，但患者体征中可有脾肿大、淋巴结肿大、骨压痛，外周血可出现幼稚红细胞和幼稚白细胞，骨髓象可有肿瘤细胞、白血病细胞和巨幼红细胞,这些特征与再障明显不同。

二、纯红细胞再生障碍性贫血检验

原理:掌握纯红细胞再生障碍性贫血(pure red cell aplastic anemia,PRCA)的血象、骨髓象特点。按照血涂片和骨髓涂片细胞学检查方法进行细胞形态观察。

(一)血象

为正细胞正色素性贫血,网织红细胞显著减少(<1%)或缺如。白细胞和血小板一般正常或有原发病的变化。

(二)骨髓象

有核细胞增生多活跃,红系细胞各阶段均严重减少,幼红细胞少于5%。粒系及巨系细胞的各阶段比例正常。三系细胞无病态造血。

三、急性造血功能停滞

原理:掌握急性造血功能停滞(acute arrest of hemopoiesis,AAH)的血象、骨髓象特点。按照血涂片和骨髓涂片细胞学检查方法进行细胞形态观察。

(一)血象

贫血,红细胞形态由原发病决定。网织红细胞绝对值明显减少或缺如。当伴有粒细胞减少时,淋巴细胞比例相对升高,粒细胞胞质内可见中毒颗粒,有的患者可见异型淋巴细胞。当伴有巨核细胞造血停滞时,可有血小板明显减少。

(二)骨髓象

多数增生活跃,有的增生减低或重度减低。当只有红系造血停滞时,正常幼红细胞难见,可见巨大原始红细胞(giant proerythroblast),其胞体呈圆形或椭圆形,大小为$30\sim50\mu m$,有少量灰蓝色胞质,含蓝色颗粒,出现空泡,周边有钝伪足,染色质细致网点状,核仁$1\sim2$个,隐显不一。粒系和巨系细胞大致正常。当伴有粒系造血停滞时,粒系细胞明显减少,可见巨大早幼粒细胞。当伴血小板减少时,可见巨核细胞数量减少,多为颗粒型巨核细胞,有退行性变。有的患者三系均造血停滞,骨髓有核细胞增生重度减低,造血细胞明显减少,非造血细胞比例相对增高。

第九节　白细胞异常性疾病的检验

白细胞异常性疾病有多种,分为肿瘤及非肿瘤性疾病。2008年WHO分型将血液系统肿瘤分为髓系肿瘤及淋巴系肿瘤,详见表2－26,WHO分型将急性白血病的诊断标准从原来的原始细胞≥30%,调整为原始细胞≥20%。非肿瘤性疾病包括白细胞减少症、粒细胞缺乏症、类白血病反应、传染性单核细胞增多症、嗜酸性粒细胞增多症、戈谢病及尼曼－匹克病等。

表 2-26　血液系统肿瘤 2008 年 WHO 分型

分类	疾病
髓系肿瘤	急性髓细胞白血病 骨髓增生异常综合征 骨髓增殖性肿瘤 骨髓增生异常/骨髓增殖性肿瘤
淋巴系肿瘤	淋巴母细胞肿瘤 成熟 B 细胞肿瘤 成熟 T/NK 细胞肿瘤 霍奇金淋巴瘤

一、急性髓细胞白血病

急性髓细胞白血病(acute myeloid leukemia,AML)又称为急性非淋巴细胞白血病(acute nonlymphocytic leukemia,ANLL)。2008 年 WHO 分型中,急性髓细胞白血病包括了非特定类型 AML/伴重现性细胞遗传学异常 AML、伴病态造血相关改变 AML、治疗相关髓系肿瘤及急性髓细胞白血病非特殊类型等;FAB 分型中,急性髓细胞白血病包括了 M0 至 M7,下面逐一进行介绍 FAB 分型中的 M0 至 M7 的血象、骨髓象及细胞化学染色特点。

(一)急性髓细胞白血病微小分化型

急性髓细胞白血病微小分化型(minimally differentiated acute myeloid leukemia)即 M0,是一种较少见的白血病,多见于老年人。该病肝、脾及淋巴结肿大不明显,治疗效果差,生存期短。

1. 血象

(1)血细胞数量:白细胞数常减少,红细胞数及血小板数也常减少,故患者常表现为全血细胞减少。

(2)血细胞涂片:常可见一定数量的原始细胞(形态常似淋系),无棒状小体,有的可见幼稚粒细胞及有核红细胞。

2. 骨髓象

(1)骨髓增生程度:有核细胞增生明显活跃或极度活跃。

(2)原始细胞增生:≥30%(NEC),此类原始细胞在显微镜下似急性淋巴细胞白血病(ALL)。其胞体多数较小,胞体较规则;胞质少,蓝色,无颗粒及棒状小体;胞核圆形,染色质细致,核仁明显。

(3)其他:粒系、红系及巨系常明显抑制或缺如,血小板少见。

3. 细胞化学染色　POX 染色、NAS-DCE 染色、NAS-DAE 染色及 α-NBE 染色均阴性;PAS 染色一般也呈阴性,但偶尔可见弱阳性。

(二)急性粒细胞白血病未分化型

急性粒细胞白血病简称急粒,是成人中常见的一种急性白血病。急粒分为两型:急性粒细胞白血病未分化型(acute myeloblastic leukemia without maturation,M1)和急性粒细胞白血病部分分化型(acute myeloblastic leukemia with maturation,M2)。M1 型白血病四大症状明显,表现为贫血、出血、感染及浸润。患者常有口腔、咽喉黏膜的炎症及溃疡,肝、脾及淋巴结可肿大。

1.血象

(1)血细胞数量:白细胞数常增加,多数为$(10\sim50)\times10^9/L$,少数减少或正常;红细胞数常减少;血小板数也常减少,少数血小板数增加。

(2)血细胞涂片:原始细胞增加,比例常较高,高者大于90%(白细胞数低者原始细胞比例常低),原始细胞内有时可见棒状小体(典型者棒状小体粗短),少数患者还可见少许幼稚粒细胞及有核红细胞。

2.骨髓象

(1)骨髓增生程度:有核细胞增生极度活跃。

(2)原始粒细胞极度增生:≥90%(NEC),早幼粒细胞很少见,中幼粒以下各阶段细胞不见或罕见,有的患者原始粒细胞内可见棒状小体,少数患者伴有嗜碱性粒细胞增多。典型原始粒细胞胞体为中等大小,直径$10\sim20\mu m$,胞体规则;胞质量中等,蓝色,无颗粒或有少许颗粒;胞核较规则,染色质细致,核仁明显,$2\sim5$个,核质比大约为0.8。粒系分裂象细胞的染色体常较粗短。

根据骨髓涂片中原始粒细胞形态特点分为以下几种:典型原始粒细胞、小型原始粒细胞、"无核仁"原始粒细胞及副型原始粒细胞;根据原始粒细胞胞质中有否颗粒分为Ⅰ型原始粒细胞和Ⅱ型原始粒细胞。Ⅰ型原始粒细胞就是指传统的原始粒细胞,胞质中无颗粒。Ⅱ型原始粒细胞:胞质中有少许、细小的嗜天青颗粒(具体颗粒多少尚无统一的标准,一般认为小于20颗),核质比比Ⅰ型小,其他方面同Ⅰ型。当核偏位Golgi区发育(核附近有淡染区),染色质聚集,颗粒较多,核质比减少时,即为早幼粒细胞,不再是Ⅱ型原始粒细胞。

(3)其他:红系及巨系常明显抑制或缺如,血小板少见。

3.细胞化学染色

(1)POX染色:常阳性,阳性率>3%,多呈(+)~(++)。少数M1患者POX染色呈阴性。

(2)NAS-DCE染色:阳性或均阴性。

(3)NAS-DAE染色:阴性或阳性,加NaF不抑制。

(4)α-NBE染色:均阴性。

(5)PAS染色:阴性或阳性,典型者呈弥散状阳性。

(三)急性粒细胞白血病部分分化型

急性粒细胞白血病部分分化型(M2)分为2型:M2a和M2b。M2的临床表现基本同M1。M2b在我国急性髓细胞白血病分型中属于M2的一种特殊亚型。M2b的白血病4大症状较轻,其起病及进展缓慢,多见于青年人,常以贫血为首发症状,肝、脾及淋巴结一般不肿大。

1.血象

(1)血细胞数量:白细胞数常增加,少数减少或正常;红细胞数常减少;血小板数也常减少,个别M2a患者血小板数增加。

(2)血细胞涂片:①M2a:原始粒细胞增多,同时可见早幼粒细胞、中性中幼粒及中性晚幼粒细胞,部分患者的原始粒细胞内有棒状小体,少数患者可见少许有核红细胞,血小板常少见。②M2b：可见各阶段幼粒细胞（包括异常中性中幼粒细胞），有的患者还可见原始粒细胞、棒状小体及有核红细胞。

2.骨髓象

（1）骨髓增生程度：有核细胞增生极度活跃或明显活跃。

（2）白血病细胞明显增生：①M2a：原始粒细胞增生，≥30%（NEC），早幼粒及其以下各阶段细胞＞10%，单核细胞＜20%，少数患者伴有嗜碱性粒细胞增多。骨髓涂片中原始粒细胞形态特点基本同 M1，可有少许幼稚粒细胞形态异常，如巨幼变、异常中性中幼粒细胞等，部分患者的原始粒细胞内可见棒状小体。②M2b：异常中性中幼粒细胞增生，≥30%（NEC）；原始粒细胞及早幼粒细胞也常增多。异常中性中幼粒细胞的主要形态特点为：胞核发育明显落后于胞质，胞核呈椭圆形，染色质细致，可见核仁；胞质中含有丰富的中性颗粒，而嗜天青颗粒极少或无，有时还可见细胞内质、外质分明现象，"内胞质"中含丰富中性颗粒，"外胞质"中颗粒很少或无颗粒。部分患者粒细胞中可见棒状小体。

（3）其他：红系、巨系增生常受抑制；如白血病细胞比例不高者，红系、巨系也可增生。有的可见红系、巨系形态异常。

3.细胞化学染色　急性粒细胞白血病 M2a 和 M2b 的细胞化学染色结果见表 2－27。

表 2－27　急性粒细胞白血病部分分化型的细胞化学染色结果

项目	M2a	M2b
	原始粒细胞的染色结果	异常中性中幼粒细胞的染色结果
POX 染色	阳性，阳性率＞3%，常呈（＋）～（＋＋）	均阳性，常呈强阳性
NAS－DCE 染色	阳性	均阳性，常呈强阳性
NAS～DAE 染色	多数阳性，加 NaF 不抑制	均阳性，常呈强阳性，加 NaF 不抑制
α－NBE 染色	均阴性	均阴性
PAS 染色	阳性，多呈弥散状阳性	均阳性，常呈弥散阳性

（四）急性早幼粒细胞白血病

急性早幼粒细胞白血病（acute promyelocytic leukemia，APL）即 M3，是一种常见的、临床表现凶险的急性白血病。根据异常早幼粒细胞形态特点，我国将 M3 分为 M3a 和 M3b；FAB 协作组不分亚型，但有一变异型（M3v）。M3 患者临床上出血广泛、严重且易出现弥散性血管内凝血，肝、脾及淋巴结多数无肿大，多见于青壮年，预后较好。

1.血象

（1）血细胞数量：白细胞数常减少，严重者可出现粒细胞缺乏症，少数增加或正常，红细胞数常减少，血小板也常减少或明显减少，所以患者常表现为全血细胞减少。白细胞减少者多见于 M3a 型，白细胞升高者多见于 M3b、M3v 型。白细胞数大于 $15×10^9$/L 者易出现弥散性血管内凝血。

（2）血细胞涂片：大多数患者可见异常早幼粒细胞，其比例多少不一（白细胞数明显减少者，其比例也低），并可见少许中性中幼粒、晚幼粒细胞，Auer 小体、柴捆细胞（faggot cell）常较易见,有时可见有核红细胞。

2.骨髓象

(1)骨髓增生程度:有核细胞增生极度活跃或明显活跃。

(2)异常早幼粒细胞增生:≥30%(NEC),并可见少许原始粒细胞及中性中幼粒细胞,其他阶段粒细胞明显减少。异常早幼粒细胞的形态特点为:胞体大小不一,直径为 $15\sim30\mu m$,胞体常不规则;胞核偏小,核常扭曲、折叠甚至分叶,核染色质较细致,常有核仁,1~3 个;胞质丰富,蓝色,胞质中常有丰富、密集的嗜天青颗粒,并常见内、外胞质分明现象,"内胞质"中充满颗粒,"外胞质"中颗粒很少或无颗粒。异常早幼粒细胞中棒状核小体常较易见,且数量常较多,几条、十几条甚至几十条,棒状小体多者从形态上似柴捆,呈束状交叉排列,故棒状小体多的细胞称为柴捆细胞。颗粒异常增多、核形不规则、内外胞质分明现象及易见柴捆细胞是异常早幼粒细胞的最主要特点。根据异常早幼粒细胞中颗粒的特征分为:①M3a(粗颗粒型):多数早幼粒细胞胞质中的颗粒粗大、深染、密集或融合。②M3b(细颗粒型):多数早幼粒细胞胞质中的颗粒细小、密集。③M3v(细颗粒型):多数早幼粒细胞胞质中无颗粒或颗粒很少。

(3)其他:红系及巨系常明显受抑制或缺如。

3.细胞化学染色 异常早幼粒细胞的细胞化学染色基本同 M2b(表 2-27)。在 NAS-DCE 染色中,柴捆细胞比在瑞氏染色下更易见。

(五)急性粒-单核细胞白血病

急性粒-单核细胞白血病(acute myelomonocytic leukemia,AMMOL)简称急粒单(即M4),是一种粒系和单核系同时异常增生的常见类型急性白血病,国内将其分为 4 型:M4a、M4b、M4c 及 M4Eo。具有急粒和急单的临床表现特点。

1.血象

(1)血细胞数量:白细胞数增加、减少或正常;红细胞数常减少;血小板数也常减少,个别M4 患者血小板数增加。

(2)血细胞涂片:常可见一定数量的原始细胞、幼稚单核细胞和幼稚粒细胞,有的伴有单核细胞、嗜酸性粒细胞增加(后者多见于 M4Eo);有的原始细胞、幼稚单核细胞,等胞质中可见棒状小体。

2.骨髓象

(1)骨髓增生程度:有核细胞增生明显活跃或极度活跃。

(2)白血病细胞增生:根据粒系、单核系增生情况将其分为 4 型:①M4a:以原始粒细胞、早幼粒细胞为主,单系≥20%(NEC)。②M4b:以原始单核细胞、幼稚单核细胞为主,原始粒细胞、早幼粒细胞≥20%(NEC)。③M4c:骨髓中的原始细胞既具有粒系特征又具有单核系特征,此类细胞大于或等于 30%(NEC)。④M4Eo:在以上三型基础上,嗜酸性粒细胞增加大于 5%(NEC),其嗜酸性颗粒粗大而圆,还有着色较深的嗜碱性颗粒。少数患者可伴有嗜碱性粒细胞增加。原始粒细胞、原始单核细胞及幼稚单核细胞形态特点见 M1、M5,有的可见棒状小体。

(3)其他:红系及巨系常明显受抑制或缺如,有的浆细胞较易见。

3. 细胞化学染色

（1）POX 染色：常阳性，阳性以（±）至（＋＋）为主，少数为（＋＋＋）。

（2）NAS－DCE 染色：原始粒细胞可呈阳性，原始及幼稚单核细胞呈阴性。

（3）NAS－DAE 染色：原始粒细胞、原始及幼稚单核细胞呈阳性（后两者阳性较强），加 NaF 后部分抑制（即原始及幼稚单核细胞的阳性可被抑制）。

（4）α－NBE 染色：原始粒细胞呈阴性，原始及幼稚单核细胞呈阳性。

（5）PAS 染色：阳性，呈弥散、细颗粒状阳性。

（6）酯酶双染色：对诊断 M4 具有重要意义。例如，NAS－DCE 和 NAS－DAE 的酯酶双染色中，M4a 和 M4b 中可见两群细胞，一群为特异性酯酶阳性，一群为非特异性酯酶阳性；在 M4c 中可见一群细胞，在同一个细胞中同时可见特异性酯酶阳性和非特异性酯酶阳性。

（六）急性单核细胞白血病

急性单核细胞白血病（acute monocytic leukemia，AMOL）简称急单（即 M5），是一种常见的急性白血病，分为两型：急性单核细胞白血病未分化型（M5a）、急性单核细胞白血病部分分化型（M5b）。临床上浸润症状明显，肝、脾等肿大较明显，易出现弥散性血管内凝血（发生率低于 M3）。

1. 血象

（1）血细胞数量：白细胞数增加，少数减少或正常。10％～30％伴有高白细胞血症，红细胞数常减少，血小板数也常减少。

（2）血细胞涂片：可见一定数量的原始单核细胞和（或）幼稚单核细胞。M5a 常以原始单核细胞增多为主；M5b 常以幼稚单核细胞增多为主，单核细胞也常增多。部分患者的原始及幼稚单核细胞胞质中可见棒状小体（典型者棒状小体细长），有的可见少许有核红细胞、幼稚粒细胞。

2. 骨髓象

（1）骨髓增生程度：有核细胞增生极度活跃或明显活跃。

（2）原始单核细胞或原始和幼稚单核细胞增生：根据原始单核细胞和幼稚单核细胞增生的比例不同分为两型：①M5a：原始单核细胞≥80％（NEC）。②M5b：原始单核细胞加幼稚单核细胞≥30％（NEC），其中原始单核细胞＜80％，有的 M5b 患者伴有单核细胞增多。原始、幼稚单核细胞主要有以下特点：胞体较大，胞体可不规则；胞核常不规则，呈扭曲、折叠状，胞核染色质疏松、细致，核仁常为 1 个，大而清楚（幼稚单核细胞可无核仁胞质量较多，呈灰蓝色，原始单核细胞胞质中常无颗粒，幼稚单核细胞颗粒少而细小（典型者呈粉尘样），有的胞质中可见空泡及被吞噬的细胞。有的 M5 患者可见棒状小体，单系细胞分裂象的染色体较细长。

（3）其他：红系、粒系及巨系明显减少或缺如。在 M5b 骨髓中，粒系及红系常比 M5a 多些。有的患者浆细胞较易见。

3. 细胞化学染色

（1）POX 染色：阳性或阴性。阳性率常大于 3％，以（±）为主。

（2）NAS－DCE 染色：阴性。

（3）NAS－DAE 染色：阳性较强，加 NaF 抑制。

（4）α－NBE 染色：阳性较强，加 NaF 抑制。

（5）PAS 染色：阳性或阴性，典型者呈细颗粒状阳性。

（七）急性红白血病

急性红白血病（acute erythroleukemia，AEL）是一种红系和白系同时恶性增生的较少见的白血病。WHO 分型将急性红白血病分为两个亚型：M6a 及 M6b。M6 临床上常以贫血为首发症状，出血较轻，脾肿大较明显。

1. 血象

（1）血细胞数量：白细胞数常减少；红细胞数和血小板也常减少。

（2）血细胞涂片：①M6b：有核红细胞易见，以原始及早幼红细胞为主，并有形态异常（如巨幼变、双核、多核、畸形核、核碎裂、豪周小体及大红细胞等），多染性红细胞常易见。②M6a：有核红细胞易见，以中幼及晚幼红细胞为主，并有形态异常，多染性红细胞常易见；同时可见原始及幼稚粒细胞，有的患者原始细胞＞5％，有的可见棒状小体。

2. 骨髓象

（1）骨髓增生程度：有核细胞增生明显活跃或极度活跃。

（2）红系或红系和白系异常增生：①M6b：红系异常增生（＞80％），以原始及早幼红细胞为主。红系常有形态异常，如巨幼变、核碎裂、双核、多核、巨大核、畸形核，豪周小体、嗜碱性点彩及大红细胞等。②M6a：红系和白系（指粒系或单核系）同时异常增生。红系异常增生≥50％，常以中幼红及晚幼红细胞为主，并有形态异常。白系也异常增生，其中原始粒细胞或原始单核细胞加幼稚单核细胞≥30％（NEC，WHO 分型标准为≥20％），有的可见棒状小体。

（3）其他：巨系常明显抑制，有的可见少许病态巨核细胞（如双圆核巨核细胞、单圆核巨核细胞、小巨核细胞等）。

3. 细胞化学染色

（1）PAS 染色：有核红细胞常呈阳性，有的阳性较强，呈弥散、块状阳性。非红系的原始细胞可呈阳性，阳性形状因细胞系列不同而不同。

（2）其他细胞化学染色：因白血病细胞系列不同而不同。

（八）急性巨核细胞白血病

急性巨核细胞白血病（acute megakaryocytic leukemia，AMKL）是巨系恶性增生的一种少见类型白血病。M7 在临床上主要表现为贫血、发热。

1. 血象

（1）血细胞数量：白细胞数常减少，少数正常或增加；红细胞数常减少；血小板也常减少，少数正常或增加。

（2）血细胞涂片：可见原始巨核细胞及小巨核细胞，并常见巨型血小板、畸形血小板，有时还可见有核红细胞、幼稚粒细胞。

2. 骨髓象

（1）骨髓增生程度：有核细胞增生活跃、明显活跃或极度活跃。

（2）巨系异常增生：以原始巨核细胞、幼稚型巨核细胞为主，其中原始巨核细胞≥30％，可见小巨核细胞等病态巨核细胞。

（3）其他：粒系、红系增生明显受抑制或缺如。

3. 细胞化学染色

（1）POX 染色：呈阴性。

（2）PAS 染色：呈阳性，为颗粒状、块状阳性。

（3）酯酶染色：特异性酯酶染色呈阴性；非特异性酯酶染色呈阴性或阳性，加 NaF 不抑制。

二、淋巴细胞系统肿瘤

2008 年淋巴系统肿瘤的 WHO 分型详见表 2－26。现认为淋巴细胞白血病与淋巴瘤在本质上并无区别，只是临床表现有所不同，故归在同一大类中。本节主要介绍与骨髓细胞形态学密切相关的淋巴系肿瘤，如淋巴母细胞白血病/淋巴瘤，以及成熟淋巴细胞白血病/淋巴瘤中的部分内容。

从成熟淋巴细胞白血病/淋巴瘤的细胞系列来分，分为成熟 B 淋巴细胞白血病、成熟 T 淋巴细胞及 NK 细胞肿瘤。成熟 B 淋巴细胞白血病包括慢性 B 淋巴细胞白血病/小淋巴细胞性淋巴瘤、多发性骨髓瘤、毛细胞白血病及幼稚淋巴细胞白血病等；成熟 T 淋巴细胞及 NK 细胞肿瘤包括大颗粒淋巴细胞白血病、成人 T 淋巴细胞白血病及幼稚淋巴细胞白血病等。

（一）淋巴母细胞白血病/淋巴瘤

淋巴母细胞白血病/淋巴瘤（lymphoblastic leukemia/lymphoma，LBL），分为 B 或 T 淋巴细胞型。急性淋巴细胞白血病（acute lymphocytic leukemia，ALL），简称急淋，是一种常见的淋巴母细胞白血病。虽然淋巴母细胞白血病/淋巴瘤是一类疾病，表现为全身淋巴结肿大和（或）肝、脾肿大，但早期淋巴母细胞淋巴瘤与急淋在临床特征及实验室检查特点方面还是有所不同。例如，急淋多发于儿童及青少年，临床症状明显，骨髓中有大量淋巴母细胞，外周血中也常有大量淋巴母细胞；淋巴瘤发生在各年龄段，主要表现为发热，早期骨髓及外周血均未受累，诊断主要依靠淋巴结等活体组织检查。

1. 血象

（1）血细胞数量：①急淋：白细胞数常增加，少数减少或正常；红细胞数常减少；血小板也常减少。②淋巴瘤：早期患者的血细胞数无明显异常，晚期可出现红细胞数减少、白细胞数增加等。

（2）血细胞涂片：①急淋：可见一定比例的原始及幼稚淋巴细胞，常大于或等于 70%，中性成熟粒细胞明显减少，涂抹细胞易见，有时可见少许有核红细胞及幼稚粒细胞。②淋巴瘤：早期有的可见嗜酸性粒细胞增多，其他无明显异常；如侵犯外周血，结果与急淋相似，可见一定比例原始及幼稚淋巴细胞。

2. 骨髓象

（1）骨髓增生程度：急淋有核细胞增生极度活跃或明显活跃，淋巴瘤未侵犯骨髓时其有核细胞增生活跃或明显活跃，侵犯骨髓后基本同急淋。

（2）原始及幼稚淋巴细胞异常增生：①急淋：原始及幼稚淋巴细胞，常为 50%～90%。根据原始及幼稚淋巴细胞的形态学特点,FAB分型将其分为3型(表2—28)。棒状小体未见,涂抹细胞易见,其分裂象的染色体常较粗短。②淋巴瘤:早期骨髓无异常,晚期侵犯骨髓时可出现一定数量的原始及幼稚淋巴细胞,往往难以与ALL鉴别,但是从形态学来看淋巴瘤细胞更具多态性。

表2—28　急性淋巴细胞白血病FAB分型(1976年)

细胞学特征	ALL$_1$	ALL$_2$	ALL$_3$
细胞大小	小细胞为主,大小较一致	大细胞为主,大小不一	大细胞为主,大小较一致
核染色质	较粗,结构较一致	较疏松,结构不一致	细点状,结构一致
核形	规则,偶有凹陷、折叠	不规则,常见凹陷、折叠	较规则
核仁	小而不清,少或不见	清楚,1个或多个	明显,1个或多个,泡沫状
胞质量	少	不一定,常较多	较多
胞质嗜碱性	轻或中度	不一定,有些较深蓝	深蓝色
胞质空泡	不定	不定	常明显,呈蜂窝状

注:大细胞是指胞体直径大于或等于$12\mu m$的原淋巴细胞,小细胞是指胞体直径小于$12\mu m$的原淋巴细胞。

(3)其他:①急淋:红系、粒系及巨系常明显抑制或缺如。②淋巴瘤:早期患者有的除可见嗜酸性粒细胞增多外,红系、粒系及巨系无明显异常;侵犯骨髓后,红系、粒系及巨系均减少。

3.细胞化学染色

(1)POX染色:阴性。FAB规定阳性率<3%,阳性细胞为残留的原始粒细胞。

(2)NAS—DCE染色:均阴性。

(3)NAS—DAE染色:阴性或弱阳性,加NaF不抑制。

(4)α—NBE染色:均阴性。

(5)PAS染色:常为阳性,阳性率多数为20%～80%,典型者呈粗颗粒状、块状阳性。

(二)慢性B淋巴细胞白血病/小淋巴细胞性淋巴瘤

慢性B淋巴细胞白血病(chronic lymphocytic leukemia,CLL)/小淋巴细胞性淋巴瘤(small lymphocytic lymphoma,SLL)是一类常见的淋巴细胞克隆性增殖肿瘤。虽然CLL/SLL是一类疾病,主要表现为全身无痛性淋巴结肿大及不同程度的肝、脾肿大,但早期SLL与CLL在临床特征及实验室检查特点方面还是有所不同。例如:慢性淋巴细胞白血病主要见于50岁以上人群,外周血及骨髓中淋巴细胞均增多;小细胞淋巴瘤可见于各个年龄段,早期外周血及骨髓均无明显异常,进而骨髓中淋巴细胞增多,最后外周血中淋巴细胞也增多。

1.血象

(1)血细胞数量:①CLL:白细胞数增加,以淋巴细胞为主,分类≥50%,绝对值>5×10^9/L;红细胞数轻度减少或正常;血小板数一般正常。②SLL:早期血细胞数正常或红细胞数轻度减少;晚期侵犯至外周血时,与CLL相似。

(2)血细胞涂片:①CLL:以淋巴细胞为主,原始及幼稚淋巴细胞<10%,形态无明显异常,涂抹细胞常较易见。②SLL:早期常无明显异常;晚期侵犯至外周血时,其特点似CLL。

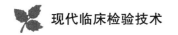

2.骨髓象

(1)骨髓增生程度:有核细胞增生明显活跃、活跃或极度活跃。

(2)淋巴细胞增生:①CLL:淋巴细胞常明显增生,≥40%,原始及幼稚淋巴细胞<10%,淋巴细胞形态较单一,形态无明显异常。②SLL:早期骨髓无明显异常;晚期侵犯至骨髓时,似 CLL 骨髓象,其淋巴细胞增生,但形态更具多态性。

(3)其他:粒系、红系及巨系减少或正常。

(三)多发性骨髓瘤

多发性骨髓瘤(multiple myeloma,MM)是骨髓中单克隆浆细胞(即骨髓瘤细胞)异常增生的一种恶性肿瘤,同时分泌异常免疫球蛋白(即 M 蛋白或副蛋白)或肽链。发病年龄多在40 岁以上,临床表现为骨痛、骨骼破坏、骨髓造血功能抑制、副蛋白血症及肾脏功能异常等。

1.血象

(1)血细胞数量:白细胞数及血小板数正常或减少;红细胞数常减少。随着病情进展常表现为全血细胞减少。

(2)血细胞涂片:以中性粒细胞和淋巴细胞为主,形态无明显异常。约 20%患者可见少许浆细胞,占 2%~3%。如果白细胞分类时,浆细胞比例>20%或绝对值>$2×10^9$/L,则为继发性浆细胞白血病。绝大多数患者红细胞呈缗钱状排列,有的患者可见少许有核红细胞及幼稚粒细胞。

2.骨髓象

(1)骨髓增生程度:有核细胞增生活跃或明显活跃。

(2)骨髓瘤细胞明显增生:>15%,并有原始、幼稚浆细胞,其形态与正常浆细胞有相同和不同之处。相同之处为:核多数一个、圆形、偏位,胞质量多,常呈深蓝色,有泡沫浆及核旁淡染区;不同之处为:胞体可明显大小不一(大者如巨核细胞大小),核形可不规则,易见多核、巨大核及畸形核,有的染色质细致、有核仁。有时还可见下列细胞和小体:①火焰细胞,胞质边缘或整个胞质呈红色(瘤细胞分泌黏蛋白所致,多为 IgA)。②鲁氏小体(Russel body),为圆形、粗大、红色的包涵体。③葡萄细胞(grape cell)或桑葚状细胞(mott cell),胞质中有大量Russel 小体。

1957 年欧洲血液学会议根据骨髓瘤细胞形态学分为四型,即 I 型(小浆细胞型)、II 型(幼稚浆细胞型)、III 型(原始浆细胞型)和 IV 型(网状细胞型),但临床上这种分型已很少用。

(3)其他:粒系、红系及巨系增生正常或受抑制。红细胞常呈缗钱状排列。

(四)毛细胞白血病

毛细胞白血病(hairy cell leukemia,HCL)是一种淋巴细胞增生的慢性白血病,目前认为毛细胞来源于 B 细胞系。多见于中、老年人,男女发病比例为(3.5~6):1。主要临床表现为贫血、脾肿大和反复发作的严重感染。

1.血象

(1)血细胞数量:白细胞数明显减少、正常或增加;红细胞数减少;血小板数减少或正常,血小板数减少在巨脾患者尤为明显。所以多数患者表现为全血细胞减少。

(2)血细胞涂片:中性粒细胞减少,淋巴细胞比例增加,可见一定数量特征性的毛细胞,其出现频率不一,在 0~95%之间,白细胞总数越高,则毛细胞出现率也越高。

2.骨髓象

(1)骨髓增生程度:骨髓穿刺常为"干抽",若穿刺成功,有核细胞增生活跃或明显活跃。

(2)毛细胞增多:骨髓涂片中毛细胞出现率与外周血象基本相同。毛细胞的特征为:胞体直径为 $10\sim20\mu m$,边缘不规则,周边不整齐,有许多锯齿状或伪足状突起,有时为细长毛发状;胞质量中等,淡蓝色,无颗粒;核呈圆形、椭圆形、肾形等,核染色质较粗,偶见核仁。约半数患者出现干抽的原因是骨髓中毛细胞的毛状突起相互交织在一起及骨髓网硬蛋白纤维增生。

(3)其他:红系、粒系及巨系减少或正常。

3.细胞化学染色　酸性磷酸酶(ACP)染色呈阳性且不被左旋酒石酸抑制,是毛细胞白血病具有的特征性染色。

(五)幼稚淋巴细胞白血病

幼稚淋巴细胞白血病(prolymphocyticleukemia,PLL)是一种慢性淋巴细胞白血病的变异型,分为 T 细胞型和 B 细胞型。PLL 多见于老年人,起病缓慢,常有明显脾肿大,可伴有肝肿大,淋巴结肿大较少见。

1.血象

(1)血细胞数量:红细胞数、血小板数常减少;白细胞数常大于 $100\times10^9/L$,但也可正常。

(2)血细胞涂片:常可见大量幼稚淋巴细胞,高者达 100%,这类幼稚淋巴细胞与急性淋巴细胞白血病中的幼稚淋巴细胞形态特点有所不同,其最突出的形态学特征为核染色质聚集却有 1 个大而清楚的核仁。

2.骨髓象

(1)骨髓增生程度:有核细胞增生明显活跃或极度活跃。

(2)幼稚淋巴细胞增多:占 $17\%\sim80\%$。幼稚淋巴细胞的形态特点为:胞体较大,圆形或类圆形;胞质量较丰富,淡蓝色或蓝色,少数有嗜天青颗粒;核圆形、椭圆形,染色质块状(尤其在核膜周边),核仁常 1 个,大而明显。涂抹细胞较易见。

(3)其他:红系、粒系及巨系减少或正常。

(六)大颗粒淋巴细胞白血病

大颗粒淋巴细胞白血病(large granular lymphocytic leukemia,LGL)是一种进展缓慢的淋巴系统肿瘤,分为 T 细胞或 NK 细胞两种类型。T－LGL 表现为反复感染、脾轻度肿大,可有发热、盗汗及消瘦;NK－LGL 全身症状明显,肝、脾肿大,淋巴结及胃肠道也容易累及。

1.血象

(1)血细胞数量:白细胞数常增加,也有的减少或正常;红细胞数常减少;血小板数减少或正常。一般情况下,NK－LGL 患者红细胞和血小板数常减少且较严重,而大多数 T－LGL 患者白细胞数减少。

(2)血细胞涂片:中性粒细胞明显减少,淋巴细胞常增多($>5\times10^9/L$),其中大颗粒淋巴细胞明显增多,占 $50\%\sim90\%$。

2.骨髓象

(1)骨髓增生程度:有核细胞增生明显活跃或活跃。

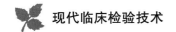

（2）大颗粒淋巴细胞增多：可见一定数量。大颗粒淋巴细胞形态的主要特点为：胞质丰富，含有数个粗或细的紫红色颗粒，其他形态特点似大淋巴细胞。

（3）其他：红系、粒系及巨系正常或减少。

第三章 体液、内分泌及排泄物检验

第一节 唾液检验

一、唾液淀粉酶(salivary amylase)

(一)参考范围

成人:0.38mg/mL。

(二)临床意义

1.唾液淀粉酶(AMS)是由唾液腺分泌的一组同工酶的混合物,其活性远比血清 AMS 高。唾液 AMS 活性测定对慢性胰腺炎有一定的辅助诊断和观察疗效等作用。试验方法同血清 AMS 测定。

2.唾液 AMS 含量明显降低,主要见于各种慢性胰腺炎。此外,新生儿 AMS 活性极弱,产后三个月该酶的含量可升至成人的2/3。

二、唾液 T_3、T_4(salivary triiodothyronine and thyroxine)

(一)参考范围

放射免疫法:

T_3:0.057±0.22nmol/L

T_4:2.05±0.78nmol/L

(二)临床意义

1.唾液内所含有的 T_3(triiodothyronine)、T_4(thyroxine)含量很低,但其水平与血清 T_3、T_4变化相关,尤其是能反映具有生物活性的游离 T_3、T_4的水平。试验采用检测灵敏度较高的放免测定法,方法简单便于观察,再因其取材容易,已显示出显著的临床使用价值。

2.唾液 T_3、T_4增高主要见于甲状腺机能亢进症。

3.本试验需在血清 T_3、T_4放免试验盒测定方法上略加改良,主要有:①增加标准管的稀释倍数。②适当延长温育时间等。

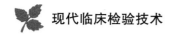

三、唾液皮质醇(salivary cortisol)

(一)参考范围

放射免疫法:

上午8:00 9.045±1.161nmol/L。

下午2:00 2.24±0.594nmol/L。

夜间24:00 1.053±0.135nmol/L。

(二)临床意义

1.唾液中游离皮质醇浓度只占血清中的1/40左右,但其水平不仅可以反映血清游离皮质醇的动态变化,并且亦呈现明显的昼夜节律性。鉴于放射免疫法(RIA)检测灵敏度高、简便易行,故本试验可作为检测肾上腺皮质功能方面的一项有效手段,在临床上颇受重视。

2.肾上腺皮质增生和肿瘤患者,唾液皮质醇明显升高,且昼夜节律性消失,午后及晚上无明显降低。此外,唾液皮质醇升高也可见创伤、手术、心肌梗死等应激情况时。唾液皮质醇减低主要见于肾上腺皮质机能减退。

3.因皮质醇分泌有明显的昼夜规律变化,故本试验宜上午8时及下午3时各采样送检,以提高对疾病的诊断意义。

第二节　胃液检验

尽管临床医生已习惯于采用纤维内镜技术和血清胃泌素定量进行胃的相关疾病的诊断,胃液检验的价值逐渐降低。但胃液检验在胃分泌功能评估、恶性贫血与巨幼细胞性贫血的鉴别诊断及肺结核的辅助诊断中仍有重要应用价值,故不能完全被取代。胃液主要由胃腺的3种细胞分泌,其成分与生理功能见表3-1。

表3-1　胃腺主要细胞的分泌产物及生理功能

细胞种类	分泌产物	生理功能
壁细胞或泌酸细胞	盐酸	激活胃蛋白酶、凝乳酶;促进蛋白质分解、杀菌,便于钙、铁等吸收
	内因子	促进维生素 B_{12} 吸收
主细胞或胃酶细胞	胃蛋白酶、凝乳酶	水解蛋白质
杯状细胞或黏液分泌细胞	碱性黏液	保护胃黏膜免受机械性及化学性刺激及消化、润滑食物

一、标本采集与处理

(一)患者准备

1.标本采集前1 d停用影响胃酸分泌的药物,如抗胆碱类药物和碱性药物。

2.标本采集前晚8:00后禁食、禁饮、禁烟。胃排空延迟者需在标本采集前1~2 d给予流质饮食。

（二）插管和测定基础胃酸分泌量

患者空腹坐位插管，抽取全部空腹胃液并弃去。保留胃管持续抽取 1h 胃液送检，此为基础胃液。用以计量并测定其胃酸含量，为基础胃液量及基础胃酸分泌量（basic acid output，BAO）。

（三）五肽胃泌素试验

皮下或肌内注射五肽胃泌素（pentagaslrin）$6\mu g/kg$ 体重，将此后每 15min 引流出的胃液单独注入一个容器，挣续引流 1h，分别测定 4 份标本的胃液量及胃酸量。

二、理学检验

在日常膳食状态下，成年人 24h 胃液量为 2.5～3.0L，夜间分泌量为 400～500mL，空腹 8～12h 残余胃液量约 50mL。胃液理学检验的特征及意义见表 3－2。

表 3－2　胃液理学特征及临床意义

指标	特征	临床意义
基础胃液量	正常：10～100mL	
	增多：>100mL	十二指肠溃疡、胃泌素瘤、幽门梗阻、胃蠕动功能减退、十二指肠液反流等
	减少：<10mL	萎缩性胃炎、胃蠕动功能亢进等
外观	正常：无色或略带乳白色、放置不分层或隐约分为黏液胃液两层	如胃癌、幽门梗阻时，胃液可分为三层，上层为黏液，中层为胃液，下层为食物残渣或坏死组织。
	浑浊或灰白色	混有大量涎液或黏液所致。前者见于鼻咽部炎症，胃液充满气泡并上浮；后者见于胃炎尤其是慢性胃炎。大量黏液可影响胃液酸度
	鲜红血丝	胃黏膜机械性损伤
	棕褐色	轻微陈旧性胃出血，胃炎、胃溃疡、胃癌等
	咖啡渣样	大量陈旧性胃出血，胃癌，胃溃疡、糜烂性胃炎等
	黄色、黄绿色	混入胆汁所致。见于插管刺激引起恶心、呕吐、幽门闭锁不全、十二指肠狭窄等造成的胆汁反流
气味	正常	略带酸味，无其他特殊异味
	发酵味	消化不良、胃液潴留、有机酸（乳酸、氨基酸）增多；幽门梗阻，胃张力明显减退
	氨臭味	尿毒症
	恶臭味	晚期胃癌
	粪臭味	小肠低位梗阻、胃一大肠瘘等
食物残渣	正常	空腹 12h 胃液中无食物残渣
	增多：放置后下层呈食糜样	胃扩张、胃下垂、幽门溃疡及梗阻、胃蠕动功能减退
组织碎片	正常：无	出现碎片，且胃液静置分层后位于最底层，见于胃癌、胃溃疡
酸度	正常：pH0.9～1.8；减低：pH3.5～7.0 为低酸；pH>7.0 为无酸	胃酸减少见于萎缩性胃炎、胃癌、胃溃疡、恶性贫血及继发性缺铁性贫血、十二指肠反流、胃扩张、甲状腺功能亢进症、某些肝、胆、胰腺疾病等

三、化学检验

主要是胃酸含量测定。胃液的盐酸以游离酸和结合酸的形式存在,两者的总和为总酸。胃酸测定项目为:①BAO。②最大胃酸分泌量(maximum acid output,MAO):注射五肽胃泌素之后连续4份胃液标本的胃酸含量总和。③高峰胃酸分泌量(peak acid output,PAO):即取4份胃液标本两次高值胃酸结果的总和乘以2。

此外,正常胃液中还含有一定量的乳酸、酶类和尿素,病理状态下会出现胆汁、血液、大量黏液等。胃液主要化学检验的临床意义见表3-3。

表3-3 胃液化学检验的临床意义

项目	参考区间	临床意义
胃酸 (mmol/h)	BAO:3.90+1.98; MAO:3~23; PAO:20.60+8.37; BAO/MAO:0.2	增多:①十二指肠球部溃疡:BAO>5mmol/h,PAO>15mmol/h 有诊断意义;PAO>10mmol/h,高度提示十二指肠溃疡合并出血与穿孔;手术后 BAO,PAO 均明显下降,若 BAO 仍>5mmol/h,MAO>15mmol/h,提示可能复发。②胃泌素瘤:BAO>15mmol/h,MAO>30mmol/h,BAO/MAO>0.6。③幽门梗阻、慢性胆囊炎 减少:见于萎缩性胃炎、胃癌、胃溃疡、恶性贫血及继发性缺铁性贫血、十二指肠反流、胃扩张、甲状腺功能亢进症、某些肝、胆、胰腺疾病等。对恶性贫血与巨幼细胞性贫血鉴别诊断具有重要意义。前者为真性胃酸缺乏,维生素 B_{12} 治疗后贫血纠正,但五肽胃泌素刺激后仍无胃酸分泌
乳酸 (g/L)	<50	>50g/L 为增多,常伴随胃酸减低。见于幽门梗阻、慢性胃扩张、胃癌等。乳酸量与胃癌发展及病灶大小呈正相关,可作为胃癌的筛检,但缺乏特异度,现已少用
尿素 (mmol/L)	>1	减低:幽门螺杆菌(HP)感染。灵敏度 90%~95%;特异性 98%
胃蛋白酶 活性(U)	3.6~10.6	十二指肠球部溃疡者明显增高;胃癌患者下降。典型的慢性萎缩性胃炎则胃酸和胃蛋白酶均下降
唾液酸 (mmol/L)	0.053+0.042	胃溃疡、浅表性胃炎轻度升高;慢性萎缩性胃炎,特别是胃癌明显升高

四、显微镜检验

(一)细菌学

胃液细菌学检验及临床意义见表3-4。

表3-4　胃液细菌学检验方法、特征及临床意义

细菌	方法	特征及临床意义
幽门螺杆菌	沉淀物涂片 Granm 染色、石炭酸复红染色镜检、胃液氨试验、血清单克隆抗体免疫胶体金法	慢性胃炎、消化性溃疡、十二指肠炎、非溃疡性消化不良、胃癌
八叠球菌	沉淀物涂片 Granm 染色镜检	消化性溃疡伴幽门梗阻
博一奥杆菌,嗜乳酸杆菌	沉淀物涂片 Granm 染色镜检	无酸症、幽门梗阻、胃潴留、晚期胃癌等
抗酸杆菌	浓缩标本涂片抗酸染色镜检	肺结核,尤其是不会咳痰的患儿(将痰液咽下)
化脓性球菌及大肠埃希菌	沉淀物涂片 Granm 染色镜检	增多见于胃黏膜、胆管化脓性感染,如伴有大肠埃希菌或其他肠内细菌,则对真性无酸性萎缩性胃炎的诊断具有参考价值
酵母菌	涂片染色镜检	幽门梗阻、胃排空减慢

（二）细胞学

胃液细胞学检验及临床意义见表3-5。

表3-5　胃液细胞学检验及临床意义

细胞	参考区间	临床意义
红细胞	无,插管损伤时可少量出现	炎症、损伤、肿瘤、溃疡等
白细胞	$(100\sim1\ 000)\times10^9/L$,常因胃酸消化呈裸核状态	慢性胃炎、化脓性感染时增多,若混入鼻咽部分泌物及痰液,可见尘细胞
鳞状上皮细胞	偶见,来自口、咽及食管,裸核	胃酸缺乏可见完整的鳞状上皮细胞
柱状上皮细胞	罕见	胃炎时增加,圆柱状或不规则形,胞浆色淡,核小、偏于一端,常伴脂肪变性及空泡
癌细胞	无	恶性肿瘤

第三节　浆膜腔液检验

　　人体的浆膜腔主要有胸膜腔、腹膜腔、心包腔等。胸膜腔是由覆盖于左、右肺表面,胸壁内表面、膈上面及纵隔侧面的浆膜,在肺根处互相延续,在两肺周围分别形成两个完全封闭的腔。腔内仅含有 20mL 以下的浆液,可减少呼吸时的摩擦。腹膜腔是由覆盖于腹盆壁和腹盆腔器官表面的浆膜,薄而光滑,由单层扁平上皮和结缔组织构成腹膜。壁腹膜与脏腹膜互相延续移行,形成一个不规则潜在性的囊状间隙,内有小于 50mL 的液体。心包腔由纤维性心包和浆膜性心包形成的锥形囊。浆膜性心包分壁、脏两层,壁层紧贴纤维性心包的内面。脏层衬于心肌层的表面。壁、脏两层在出入心脏大血管的根部相移形成的窄隙称心包腔,内含

10～30mL 浆液,起润滑作用,减少心脏在搏动时的摩擦。它们腔内的浆液不是固定不变的,而是产生与吸收处于动态平衡。在病理情况下可产生较多的液体,称浆膜腔积液。根据积液的性质可分为炎症性渗出液和非炎症性漏出液 2 大类,区分积液的性质对疾病的诊断和治疗有重要意义。

一、浆膜腔液穿刺的适应证

1. 诊断性穿刺,抽液检查明确病原学诊断以及了解其性质和病因者。

2. 渗出性胸膜炎积液过久不吸收,或发热持续不退,或为减轻大量积液所致的压迫,导致呼吸循环障碍者。

3. 结核性胸膜炎化学疗法后中毒症状减轻仍有较多积液者。

4. 肺炎后胸膜炎胸腔积液较多者。

5. 外伤性血、气胸。

6. 肝硬化等疾病所致大量腹水引起严重胸闷、气促者,可适量放液,缓解症状。

7. 腹腔内注射药物治疗者。

8. 拟行腹水回输者。

9. 心包炎伴大量积液出现心包填塞症状者。

二、标本采集

浆膜腔积液标本由临床医师在无菌条件下,对各积液部位行穿刺采集。送检标本最好留取中段液体于消毒容器内,常规及细胞学检查约留取 2mL,生化检验留 2mL,厌氧菌培养留 1mL。如查结核杆菌则约需 10mL。为防止出现凝块、细胞变性、细菌破坏自溶等,除应即时送检外,常规及细胞学检查宜用 1/60 标本量的 100g/LEDTA Na_2 抗凝,并立即离心浓集细胞,否则应在标本内加入乙醇至 10% 的浓度,置冰箱保存。生化检查标本宜用肝素抗凝。另留 1 管不加任何抗凝剂用以观察有无凝固现象。

三、一般性状检查

(一)量

1. 参考值

胸腔液<20mL。

腹腔液<50mL。

心包腔液<30mL。

2. 临床意义

增多:常见于结核性胸膜炎、肺炎、肺癌、结核性腹膜炎、肝硬化、恶性肿瘤、结核性心包炎、风湿性心包炎、化脓性心包炎等。

(二)颜色

1. 红色　可能为结核菌感染、肿瘤、出血性疾病、内脏损伤及穿刺损伤所致。棕色见于阿米巴脓肿。

2.黄色脓样 见于葡萄球菌性肺炎、阑尾炎等化脓性感染。由大量细胞和细菌存在所致。

3.乳白色 为胸导管淋巴管阻塞,如丝虫病、肿瘤等。

4.绿色 见于铜绿假单胞菌引起的胸、腹膜炎。

（三）凝块

1.漏出液中含纤维蛋白原少,一般不易凝固。

2.渗出液含纤维蛋白原较多并有大量细胞和组织裂解产物,故可自凝并有凝块出现。

（四）比密（SC）

漏出液多在 1.015 以下。

渗出液多在 1.018 以上。

（五）气味

正常无特殊气味。粪臭味:多见于大肠杆菌感染。恶臭味:常由厌氧菌感染导致积脓引起。

四、化学检查

（一）pH

漏出液 pH>7.4;渗出液一般偏低。

化脓性感染时积液 pH<7.0,同时伴有葡萄糖含量降低。pH 降低还可见类风湿病、结核、恶性肿瘤、红斑狼疮性胸膜炎。胸腔积液 pH 在 6 以下,对诊断食管破裂有参考价值。在恶性胸腔积液时,如积液的 pH 低于 7.3,则患者的存活期较短。

（二）黏蛋白

1.原理 浆膜黏蛋白是一种酸性糖蛋白,等电点在 pH 3~5 之间,因此在稀乙酸溶液中产生白色雾状沉淀。

2.参考值 阴性。

3.临床意义 渗出液呈阳性反应,漏出液为阴性。但漏出液吸收浓缩、体腔瘘经穿刺或人工气胸后亦可呈阳性反应。

（三）蛋白质定量

漏出液蛋白质总量多在 25g/L 以下,渗出液蛋白质总量多在 30g/L 以上。蛋白质如在 25~30g/L,则难判明其性质。

（四）葡萄糖定量

漏出液中葡萄糖含量与血糖近似,渗出液中葡萄糖可被某些细菌分解而减少。如化脓性胸膜炎时,积液中葡萄糖含量明显减少,常<1.12mmol/L;结核性胸膜炎时,约半数病例葡萄糖含量<3.3mmol/L;癌性胸腔积液中葡萄糖含量多与血糖相似,仅 10% 者减少,但癌细胞广泛浸润胸膜时,积液中糖量可减少,常为 1.68~3.3mmol/L。

可利用腹水葡萄糖/血清葡萄糖比值来诊断结核性腹膜炎,结核性腹膜炎者比值小于 0.96,非结核性者比值大于 0.96,两者具有显著性差异。

（五）乳酸

浆膜腔积液中乳酸含量测定有助于细菌性感染与非细菌性感染的鉴别诊断,当乳酸高达

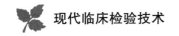

6mmol/L 以上时,应高度提示有细菌感染,尤其在应用抗生素治疗后的胸腔积液,一般细菌检查又为阴性时更有价值。类风湿病、充血性心力衰竭及恶性肿瘤引起的积液中乳酸含量也可见轻度升高。

（六）脂类

胆固醇、三酰甘油、脂蛋白电泳测定对鉴定真性与假性乳糜积液有价值,详见表 3-6。

表 3-6　真性与假性乳糜积液的鉴别

	真性乳糜积液	假性乳糜积液
外观	乳糜样	乳糜样
乙醚试验	变清	变化不大
脂肪含量	>4%	<2%
脂蛋白电泳	明显乳糜微粒区带	乳糜微粒区带不明显或缺如
胆固醇	<血清胆固醇结果	>血清胆固醇结果
三酰甘油	>血清三酰甘油	<血清三酰甘油
蛋白质	>30g/L	<30g/L
显微镜检查	有大量脂肪球,苏丹Ⅲ染色阳性	小量脂肪滴,较多脂肪变性细胞可见胆固醇结晶
细菌培养	无菌生长	可有细菌生长
病因	胸导管损伤或梗阻引起	各种原因引起的慢性渗出液

（七）铁蛋白

癌性积液中铁蛋白多大于 $600\mu g/L$,结核性时也可升高,因此铁蛋白对癌性和结核性鉴别缺乏特异性。如果与溶菌酶一起测定则有价值,癌性腹水铁蛋白明显升高,腹水 Ft/血清 Ft 比值>1,而溶菌酶含量不高,结核性两者均升高,溶菌酶升高极为明显。

五、酶学及免疫学检查

（一）酶学

1.乳酸脱氢酶(lactate dehydrogenase,LD)　渗出液中 LD 以化脓性感染积液活性最高,均值可达正常血清的 30 倍;其次为癌性积液,结核性积液略高于正常血清。炎症或充血性心功能不全胸腔积液时,LD 活性可和血清活性相似。癌性胸腔积液 LD 活性则约为患者自身血清 LD 活性的 3.5 倍,而良性积液约为其自身血清 LD 活性的 2.5 倍,有助于鉴别诊断。Light 曾提出浆膜腔积液中 LD>200U/L,积液 LD/血清 LD 比值>0.6 可作为渗出液的指标。

2.溶菌酶(lysozyme,LZm)

（1）参考值

胸腔积液、腹水含量 0~5mg/L。

胸腔积液/血清<1。

（2）临床意义:对鉴别诊断恶性与结核性胸腔积液有重要意义,94%结核性积液 LZm 含量超过 30mg/L,P−LZm/S−LZm(胸腔积液 LZm/血清 LZm)比值>1 明显高于癌性积液、结缔组织病。同时测定胸腔积液中 LZm 和 LD 时,结核性两者均升高,心力衰竭引起的漏出液两者均低,癌性胸腔积液时 LZm 低而 LD 活性高,此种分离现象是癌性胸腔积液的特点。

3. 淀粉酶(amylase,AMY)

(1)原理:淀粉经 α−淀粉酶催化水解,生成葡萄糖、麦芽糖及糊精,在底物浓度已知且过量的条件下,反应后加入碘液与未被水解的淀粉结合成蓝色复合物。其蓝色的深浅与未经酶促水解反应的空白管比较,从而推算出水解的淀粉量,计算 AMY 活力单位。

(2)临床意义:原发或继发肺腺癌患者,胸腔积液中 AMY 活性显著增高,多高于 300U/L。各型胰腺炎或胰腺癌患者腹腔积液 AMY 活性均可增高,可达正常血清的 3 倍,且比血清酶活性的持续时间长。食管破裂引起胸腔积液 AMY 也升高,对食管破裂早期诊断也很有价值。

4. 碱性磷酸酶(alkaline phosphatase,ALP) 大多数小肠扭转穿孔患者腹腔液中 ALP 活性升高,约为血清 ALP 的 2 倍,发病 2～3h 即升高,并随病情进展而增加。浆膜表面癌时,癌细胞可释放 ALP,所以胸腔积液 ALP/血清 ALP 比值大于 1,而其他癌性胸腔积液比值则小于 1。

5. 腺苷脱氨酶(adenosine deaminase,ADA) 腺苷脱氨酶是一种核苷氨基水解酶,它广泛存在于全身组织、各种细胞和体液中,在核酸代谢中起重要作用。

(1)原理:利用酶催化腺苷生成次黄嘌呤核苷和氨,氨在碱性溶液中与次氯酸钠及酚形成深蓝色的靛酚蓝,氨浓度与靛酚蓝的形成量相平行。

(2)临床意义:在结核性积液中 ADA 活性升高显著,大于 40U/L 应考虑为结核性,对结核性胸腔积液诊断的特异性达 99%,优于结核菌素试验、细菌学和活组织检查等方法。当经抗结核药物治疗有效时,其胸腔积液、腹水 ADA 下降,因此可作为抗结核治疗时疗效观察指标。恶性肿瘤、风湿、狼疮性积液亦可升高,漏出液 ADA 活性低。

6. 血管紧张素转化酶−Ⅰ(angiotesin−Ⅰ coverting enzyme,ACE) ACE 为二肽羧基肽水解酶(EC3,4,15,1),分子量约 140000 道尔顿,生化反应:pH8.3,氯化物离子激活;血管紧张素Ⅰ−血管紧张素Ⅱ＋组氨酸−亮氨酸。当病理因子损害肺毛细血管内皮细胞时 ACE 外溢,单核巨噬细胞系在特定环境中也可能有分泌 ACE 的功能。

(1)原理:天然苷合成底物解离成二肽的组氨酸(HL),在碱性条件下 O−苯二甲酸醛反应生成荧光物。酸化后,产物在 360nm 处激发,495nm 处测定。

(2)临床意义:胸腔积液中 ACE>30U/L,胸腔积液 ACE/血,清 ACE 比值>1,可提示为结核性。若<25U/L,比值<1 则可能为癌性胸腔积液。

(二)免疫学

1. 免疫球蛋白 胸腔积液、腹水 IgG/血清 IgG、胸腔积液、腹水 IgA/血清 IgA 的比值和这 2 个比值的平均值测量,对鉴别渗出液和漏出液有重要意义。以后者最为理想。若以 2 个比值的均数>0.5 诊断为渗出液(阳性),<0.5 诊断为漏出液(阴性)。此法无假阳性,而假阴性率仅为 4.08%。这是因为免疫球蛋白是大分子,一般不易漏出血管外,而在渗出液(血管通透性增高而形成)中则增高。另外,其增高也可能与局部免疫反应有一定关系。

2.C一反应性蛋白(CRP) CRP 为急性时相反应蛋白,可用于漏出液及渗出液的鉴别诊断。CRP<10mg/L 为漏出液,CRP>10mg/L 为渗出液。其敏感性、特异性约 80%左右。

3.纤维结合蛋白(FN) FN 对癌性腹水的诊断价值较大,癌性腹水 FN 为(173.9±65.9)mg/L,非癌性腹水为(13.4±6.8)mg/L,腹水 FN>75mg/L 可高度怀疑癌性腹水,认为肿瘤细胞可合成和分泌 FN。

4.β_2一微球蛋白 结核性积液中 β_2一微球蛋白的含量较高,对鉴别结核性和非结核性积液有一定的价值。风湿性和淋巴瘤引起的胸腔积液中,含量也升高,尤以后者最为显著。恶性肿瘤和系统性红斑狼疮等,其 β_2一微球蛋白的含量均明显低于结核病、风湿病和淋巴瘤。

5.癌胚抗原(CEA) 当积液中 CEA>20μg/L,积液 CEA/血清 CEA 比值>1 时,应高度怀疑为癌性积液。有强调胸腔积液 CEA/血清 CEA 比值>4.3 是恶性病变的一个指标。

6.癌抗原 125(CA125) 腹水中 CA125 升高,>1000U/mL 常作为卵巢癌转移的指标,其敏感性为 85%,特异性可达 95%。

六、显微镜检查

(一)细胞计数

细胞计数同脑脊液,应把全部有核细胞(包括间皮细胞)都计入。

临床意义:漏出液中细胞数常不超过 100×10^6/L,如果超过 500×10^6/L,多为渗出液。化脓性渗出液细胞数常高于 $1\,000\times10^6$/L,结核性与癌性积液中通常超过 200×10^6/L。

(二)白细胞分类(LD)

浆液沉淀物涂片经瑞氏染色后进行分类。漏出液中细胞较少,以淋巴细胞及间皮细胞为主。渗出液则细胞较多,因病因不同,出现多种细胞。各种细胞增多的临床意义如下。

1.中性分叶核粒细胞(N) 常见于化脓性渗出液,细胞总数也常超过 $1\,000\times10^6$/L。在结核性浆膜腔炎早期的渗出液中,也可见以中性粒细胞增多为主。

2.淋巴细胞(L) 主要是慢性炎症,如结核、梅毒、肿瘤或结缔组织病所致渗出液,有条件可同时测定胸腔积液及外周血中 T 淋巴细胞,如胸腔积液中 T 淋巴细胞增多,外周血中 T 淋巴细胞减少,且 2 者之比大于 1 时,可提示为肿瘤、结核、结缔组织病等特异性胸(腹)水。慢性淋巴细胞白血病、乳糜胸水淋巴细胞亦增多。若胸腔积液中见到多量浆细胞样淋巴细胞可能是增殖型骨髓瘤。

3.嗜酸性粒细胞(E) 常见于变态反应和寄生虫病所致的渗出液。多次反复穿刺刺激、人工气胸、手术后积液、结核性渗出液的吸收期、系统性红斑狼疮、充血性心力衰竭、肺梗死、霍奇金病、间皮瘤等,积液中嗜酸性粒细胞亦增高。

(三)红细胞计数(RBC)

因穿刺时往往都有损伤,所以任何积液中均可能有少量红细胞。大量红细胞出现可见于出血性渗出液、恶性肿瘤、肺栓塞、结核病等。

(四)胆固醇结晶

可见于陈旧性胸腔积液中脂肪变性及胆固醇性胸膜炎的胸腔积液中,浆膜腔出血后可见到含铁血黄素颗粒。

（五）寄生虫

可将乳糜样浆膜腔积液离心沉淀后,将沉淀物倒在玻片上检查有无微丝蚴。包虫病患者胸腔积液可以查出棘球蚴的头节和小钩。阿米巴的积液中可以找到阿米巴滋养体。

七、细胞学检查

（一）间皮细胞

在良性病变的积液中,常见间皮细胞成团脱落,细胞团由数个至数十个细胞组成。呈单层扁平,铺鹅卵石样疏松排列。细胞间可见空隙,这可能与间皮细胞表面的微绒毛或小泡等超微结构有关。细胞核的形态、大小较为一致。退变细胞呈印戒状,易误诊为癌细胞。

间皮细胞增多表示浆膜受到刺激或受损,如心脏移植、心脏瓣膜置换术、结核病并发积脓、风湿性及慢性恶性积液中。

（二）组织细胞

组织细胞胞浆染色较淡,有时呈泡沫状;核较间皮细胞的核略小,典型者呈肾形,核膜较不明显;有时细胞内含有被吞噬的异物颗粒;脂肪颗粒、脂肪染色为阳性;用中性红或 Janus 绿做活体染色时为阳性,而间皮细胞和癌细胞为阴性。在炎症情况下,大量出现中性粒细胞时,常伴随组织细胞出现。

（三）浆细胞

在慢性炎症和肿瘤时,涂片中可见浆细胞。

（四）红斑狼疮细胞（LEC）

系统性红斑狼疮可引起胸膜腔积液,常为渗出液,涂片偶可找到红斑狼疮细胞。

（五）肿瘤细胞

肿瘤细胞检查主要靠形态学观察,在诊断的敏感性与准确性还不够。近年人们发现不同的生物细胞内不同的成分对某些荧光物有选择性的摄取和结合。采用一定波长的光线进行辐照后可产生不同的荧光反应,利用这一特性临床上可用来分辨体液内正常细胞和肿瘤细胞以提高阳性检出率。有研究发现血卟啉荧光法（HOF）具有高灵敏度和准确性,方法简易,最适合于体液肿瘤细胞检查。其原理当给予血卟啉类物质,正常细胞与肿瘤细胞均摄取,前者排泄快,而后者排泄慢,加之肿瘤细胞本身缺乏产生卟啉以致需要大量摄取外源性卟啉。浆膜腔积液肿瘤细胞的主要来源。

积液中 98％ 以上癌细胞是转移性的,原发性恶性间皮瘤较少见。当内脏恶性肿瘤侵及浆膜淋巴管、毛细血管或引起循环障碍,或直接浸润浆膜,或合并感染而引起浆膜炎症时,积液中脱落的癌细胞较少或无癌细胞;当肿瘤穿破器官浆膜表面,直接暴露于浆膜腔并广泛种植时,积液内会出现大量癌细胞。

肿瘤性胸腔积液最常见的是原发性肺癌,尤以周围型肺癌易侵犯胸膜,其次是乳腺癌和肺的转移性癌。来自纵隔淋巴结的恶性肿瘤及原发性恶性间皮瘤等较少见。

腹水肿瘤细胞,常见于胃癌、大肠癌及卵巢癌。其次是肝癌、胆囊癌及胆管癌。子宫体癌、原发性恶性间皮瘤、肝转移性癌及腹腔淋巴结的淋巴肉瘤则较少见。心包腔积液常由中

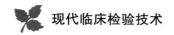

央型肺癌累及心包膜。心包膜恶性间皮瘤较少见。纤维肉瘤、横纹肌肉瘤、平滑肌肉瘤、骨肉瘤及恶性黑色素瘤等广泛播散至浆膜均可引起积液,但极为罕见。浆膜腔积液中检出肿瘤细胞,是诊断原发性或转移性肿瘤的重要依据。

八、细菌学检查

怀疑为渗出液,则应经无菌操作离心沉淀标本,取沉淀物做细菌培养及涂片染色、油镜仔细检查。

（一）漏出液

一般均无细菌,不必要检查。

（二）渗出液

1. 革兰细菌　常见细菌有脆弱类杆菌属、链球菌、大肠埃希菌、粪肠球菌、铜绿假单胞菌、放线菌、厌氧菌和炭疽芽胞杆菌等。

2. 抗酸杆菌　多见于结核性胸膜炎、肺结核、肠结核、结核性腹膜炎、结核性心包炎（表3-7）。

表3-7　漏出液与渗出液的鉴别

	漏出液	渗出液
病因	非炎症	炎症、肿瘤
外观	淡黄	不定,可为黄色、血色、脓样、乳糜样
透明度	透明、偶见微混	多为浑浊
比密	<1.015	>1.018
凝固	不凝	常自凝
黏蛋白试验	阴性	阳性
pH	>7.4	<6.8
蛋白质定量	<25g/L	>30g/L
积液总蛋白/血清总蛋白	<0.5	>0.5
葡萄糖	>3.3mmol/L	可变化,常<3.3mmol/L
LD	<200U/L	>200U/L
积液LD/血清LD	<0.6	>0.6
细胞总数	常小于$100×10^6$/L	常大于$500×10^6$/L
白细胞分类	以淋巴细胞及间皮细胞为主	根据不同病因而异。一般炎症急性期以中性粒细胞为主,慢性期以淋巴细胞为主
癌细胞	未找到	可找到癌细胞或异常染色体
细菌	未找到	可找到病原菌
常见疾病	充血性心力衰竭、肝硬化和肾炎伴低蛋白血症	细菌感染、原发性或转移性肿瘤、急性胰腺炎等

第四节　生殖系统液体检验

一、精液的检验

（一）精液标本的采集

精液标本的采集是精液检查的一个重要步骤。采集的时间和方法各家报道不一。Levin等（1986 年）报道 20 例 18～25 岁健康志愿者，每天手淫收集精液 1 次，连续 21 天，测定每份标本的精液量、精子密度、精子活力。结果发现，射精频度与精子密度、精液量等无显著性差异，但也有人报道相反的结果。

1. 准备工作　向受检者讲清楚精液检查的意义、标本采集方法和注意事项；标本采集室最好在实验室附近，室温应控制在 20℃～35℃。室内必须清洁、肃静、无人干扰；采集精液标本前必须禁欲。一般情况下，25 岁以下禁欲 3 d，25～35 岁以下禁欲 5 d，35～45 岁以下禁欲7 天（禁欲亦包括无遗精或手淫）；采集精液前应排净尿液。

2. 采集方法　采集精液最好的方法是，让患者本人手淫采集，如有困难可用取精器（电按摩法）采集。禁止用性交中断法采集精液，因为这种方法会失掉射精的前一部分，而开始射精的精液精子浓度最高，终末部分精子浓度最低。将 1 次射出的全部精液直接排入于清洁、干燥容器内，不能用乳胶避孕套采集，因避孕套内含有滑石粉可影响精子活力。

3. 标本运送　精液标本留取后，应立即送检（如送检时间过长，超过 2h，或盛有溢漏，均不能做精液检查）。精液标本采集后在实验室存放或在运送过程中，其温度应保持在 25℃～35℃；若低于 20℃或高于 40℃，将影响精子活率（力）。在冬天运送标本时最好放在内衣口袋内，并应防止瓶子倒置。检验人员接受标本时应在瓶上编号，注明姓名、采集时间、禁欲天数等。

4. 标本采集次数　因精子生成日间变动较大，对于少精症患者不能仅凭一次检查结果做诊断。一般应间隔 1～2 周检查一次，连续检查 2～3 次。

（二）精液检查的适应证

随着男性学、优生学及计划生育等学科的发展与需要，精液分析不仅重要而且其内容不断丰富与充实，精液分析的适应证在于：评价男性生育能力，为男性不育症的诊断、治疗观察提供依据；辅助男性生殖系统疾病的诊断；观察输精管结扎后的疗效；为计划生育的科研提供科学的依据；为人工授精和精子库筛选提供优质精子；为法医学鉴定提供有力的实验数据。

（三）理学检查

1. 排精量　正常人一次排精量可因节欲时间而异，一般为 2～5mL，少于 1.5mL 或大于8mL 视为异常。精液减少见于射精管道阻塞、先天性精囊缺乏、脑垂体或睾丸间质细胞病变或生殖道有感染性疾病时。当因射精管阻塞、先天性精囊缺乏、生殖道有感染引起的精液减少时会同时伴有精子数量的减少甚至无精子。而脑垂体或睾丸间质细胞病变仅是精液量减少，而不伴有精子缺乏。

2. 颜色及透明度　正常人刚射精后精液为灰白色或乳白色，久未射精可略带淡黄色。自行液化后,呈半透明稍有浑浊的乳白色,患精囊炎或结核性炎症时,可呈黄色或呈脓样。

3.气味 正常精液具有一种特有的腥臭味,该气味由前列腺产生,如缺乏该气味,可能是由于前列腺功能损害或由于前列腺炎症造成了该分泌物缺乏。

4.黏稠度和液化 精液液化时间是指从排精至精液由胶冻状态转变成流动状液体的时间,正常人刚射出的精液呈稠厚的胶冻状,5～20min后便从胶冻状态转变成液化状态,若1h不液化视为异常,24h不液化则不能做显微镜检查,可报告24h不液化。若排出的精液黏稠度低,似米汤样,说明精子量少。

5.精液酸碱度 精液pH测定应在射精后1h内完成,放置时间延长,精液pH下降。精液pH测定常采用精密pH试纸(pH5.5～9.0)法检测,也可以用pH计法进行测定。精浆主要由精囊腺和前列腺分泌物混合而成,其中精囊腺分泌的弱碱性物质约占精浆量的70%,而前列腺分泌的弱酸性物质约占30%,因此正常精液pH呈弱碱性,为7.2～7.8。若精液pH<7.0或精液pH<8.0可影响精子活力。当附属性腺或附睾有急性感染性疾病时,精液pH可以大于8.0;而慢性感染性疾病时,精液pH可以<7.0。当精囊机能减退或先天性精囊缺如以及输精管阻塞时,精液pH也可下降。

(四)显微镜检验

取液化充分摇匀的标本1滴于温玻片上,以低倍镜检查有无精子,然后改为高倍镜观察精子形态和其他的有形成分如细菌、红细胞、白细胞和不成熟的精原细胞等,如全片精子,应将精液离心沉淀后再涂片检查,若仔细观察全片后仍没有精子,可报告无精子,其他试验可不做。

(五)精子活力

精子活力包括精子活率和精子活动力。精子活率是指活精子的数目,是测定活精子与死精子的定量方法;而精子活动力是活动精子的质量,是测定精子活动能力的定性方法。

1.操作方法 取1滴液化混匀精液滴于载片上,直径约3mm,加盖片静置片刻。室温25℃～30℃为宜,温度过低或过高会影响精子活力。通常在低倍镜下了解总体精子的活力,然后在高倍镜下计算100个精子的活率及活动力。

2.精子活率分析 在高倍镜下,随机观察100个不同视野内精子,计数活动及不活动精子数,但不要选择盖片边缘视野,算出活动精子百分比,即为精子活动率(活率)。应用精子体外染色技术,可以更精确地测定活精子数目。

常用以下几种方法

(1)伊红Y或台盼蓝法:取1滴精液加1滴5g/L伊红Y液或20g/L台盼蓝液(0.15mol/L pH7.4磷酸盐缓冲液配制),1min后推成薄片,空气中自然干燥。普通光镜下观察100个精子活精子的百分比(活精子不着色,死精子呈红色或蓝色)。

(2)苯胺黑伊红法:取1滴精液加1滴10g/L伊红Y液混匀,再加2滴100g/L苯胺黑液(0.15mol/L pH7.4磷酸盐缓冲液配制),1min后推成薄片,空气中自然干燥。在显微镜下观察100个精子活精子的百分比。在普通光学镜下,活精子不着色,死精子呈红色;在相差显微镜下,活精子呈蓝色,死精子呈黄色。

3.精子活动力分析 通常用压片法,将完全液化的精液充分混匀,取1滴精液滴于清洁载玻片上,加盖片放置37℃或室温1min,高倍镜下随机选择10个视野,观察精子活动状态。精子活动力检测受时间、温度、精液的液化程度等因素的影响。

WHO把精子活动力分为4级。0级:不活动,无向前运动;Ⅰ级:活动不良,向前运动微弱;Ⅱ级:活动一般,有中等向前运动;Ⅲ级:活动良好,向前运动活跃。我国卫生部出版的《全国临床检验操作规程》将精子活动力分为5级。0级:死精子、无活动力,加温后仍不活动;Ⅰ级:不良,精子原地旋转、摆动或抖动,运动迟缓;Ⅱ级:较好,精子运动方向不明确,不呈直线运动,也不活泼;Ⅲ级:为中速运动,但波形运动的较多;Ⅳ级:良好,为快速的直线运动,很快超过一个视野,运动活泼。在做精子活动力分级检测时,应在恒温箱内进行。在10×40倍视野下选择4~5个视野,观察计数100个精子的活动情况,按活动力分级标准计算出各级活动力精子的百分比。

4. 参考值及临床意义 在排精1h内,正常精液精子活率≥60%;射精后3h≥40%~50%;射精后6h≥20%~30%。射精后1h精子活动力Ⅲ~Ⅳ级≥40%;射精后3h与1h差别不显著;射精后6h精子活力Ⅲ~Ⅳ级仅占10%~15%。若6h已无活力,精子或精子活力Ⅲ~Ⅳ级降到5%,可能影响生育。

精子活力下降主要见于:精索静脉曲张,生殖系非特异性感染,以及使用某些抗代谢药、抗疟药、氧化氮芥等。

(六)密度计数

精子密度是指每升精液内精子数目,也称精子计数或精子浓度。

1. 粗略估计法 取液化后混匀的精液1滴滴于载玻上,加盖片后,在高倍镜(10×40倍)下观察5个视野,取平均数×10^9即为粗略的精子数。如5个视野内平均数为50,精子密度为$50×10^9$/L。

2. 精确计算法 试剂(精子稀释液):碳酸氢钠5g,40%甲醛溶液1mL,加蒸馏水至100mL。操作:于小试管内加精子稀释液0.38mL,吸完全液化精液20μL,加入精子稀释液内。充分摇匀后,滴入细胞计数池内,静置1~2min,待精子下沉后,以精子头部为基准在显微镜下计数规定范围内的全部精子数。

3. 参考值及临床意义 正常人精子计数存在明显的个体差异,同一个人在不同时间内差异也较大。正常精液精子密度为$(60~150)×10^9$/L(WHO规定参考值为>$20×10^9$/L)。目前公认,精子密度低于$20×10^9$/L为不正常,连续3次检查皆低下者可确定为少精子症。精液多次未查到精子为无精子症。主要见于:先天性或获得性睾丸疾病(如睾丸畸形、萎缩、结核、淋病、炎症等);先天性输精管、精囊缺陷或输精管阻塞(此类通过果糖含量测定可以鉴别);精索静脉曲张;有害金属中毒和放射线损害;老年人在50岁以上者精子生成减少。

(七)精子形态分析

精子细胞形态学检查是了解正常精子与生理及病理范围内变异精子所占的比例,是反映男性生育能力的一项重要指标。通常用于形态学检查的方法有两种,一种是制成新鲜湿片,用普通显微镜和相差显微镜(15×40倍)观察;另一种将精子固定、染色后用亮视野光学显微镜观察,染色的方法较多,可根据临床或研究需要自己选择。两种方法检查的精子形态无明显差别,染色后精子头可能稍有缩小。

1. 正常精子形态　正常的精子可分为头、体、尾三部。在精子形态学检查过程中,正常精子必须遵循严格标准:正常精子头部呈椭圆形或卵圆形,长约 $4.0\sim4.5\mu m$,宽约 $2.5\sim3\mu m$,长与宽的比值为 $1.5\sim1.75$,顶体区占头部的 $40\%\sim70\%$;必须不存在颈、中段或尾部的缺陷;细胞质微粒不大于正常头部的 $1/3$;将所有处于边沿异常状态的精子均列为异常精子。

2. 畸形精子　在正常精液中形态正常的精子平均占 80%,也可见到一定量比例的异常形态精子,主要表现为头部异常、体部异常、尾部异常和含有胞质微粒异常的精子。

(1)头部形状、大小异常:包括大头、小头、锥形头、梨形头、无定形头、空泡样头(头部 $>20\%$ 区域不着色的空泡区)、双头或以上缺陷的联合体。

(2)体部异常:包括精子体部粗大($>2\mu m$)、折裂、不完整、不规则、弯曲、异常薄的体部(无线粒体鞘),或以上任何类型缺陷的联合体。

(3)尾部异常:包括短尾、多尾、发夹状尾、断尾(角度 $>90°$)、宽度不规则,或卷尾、或尾部伴有末端微滴,或以上任何类型缺陷的联合体。

(4)含有原生质滴(胞浆小滴)的异常精子:在一次正常精液中,这种细胞约占 2.2% 。胞浆小滴是精子细胞的残余体(residual body),其胞质小滴至少有头部一半大小,仍与头部中段或尾部上段相连。

3. 参考值及临床意义　正常精液中的异常精子应 $<30\%$,如超过 30% 称为畸形精子,与睾丸、附睾的功能异常密切相关。可见于生殖系感染、精索静脉曲张、雄性激素水平异常时;某些化学药物(如硝基呋喃妥英)、遗传因素也可影响睾丸生精功能,导致畸形精子增多。

(八)生精细胞形态学检查

未成熟的男性生殖细胞即生精细胞,这类细胞尚未完成其发育过程,包括精原细胞、初级精母细胞、次级精母细胞和发育不全的精子细胞。正常精液可见少量生精细胞,当曲细精管的生精功能受到损害时,精液中可以出现较多的病理性幼稚细胞,这种细胞表现为形态、大小以及核的形态和大小都不规则,应予以鉴别。

1. 异常生精细胞　主要表现在两个方面:

(1)浆破损:胞体变形胀大或缩小,甚至破碎,形态多样、异常,胞浆内空泡不一,着色深浅不一,常见有深紫色大小不一的颗粒。有时核裸露,偶见精子穿入生精细胞的胞浆内。

(2)胞核变性:胞核变性是异常生精细胞的主要特征。由于胞核受损,分化不良,染深紫色,可见到核固缩、溶解和核断裂等形态特征。核固缩,常使核变小,变致密,均匀染色。核溶解,常呈胞核膨胀、疏松,染色质模糊,着色较浅;或核膜破碎,轮廓不清。核断裂,可见胞核断裂或几个核碎片,呈断裂状态,可明显看出着色深浅分明的断裂纹。

2. 参考值及临床意义　正常生育男性精液中精原细胞平均值为 0.8% ,初级精母细胞平均值为 8.0% ,次级精母细胞平均值为 7.0% 和精子细胞平均值为 70% 。若精液中找不到精子和生精细胞即为生精细胞存在异常,临床表现为无精子症或偶见精子的少精子症。这是由于睾丸曲细精管的基膜发生障碍,在精原细胞发育阶段就发生障碍,导致无精子症,属于原发性睾丸生精障碍,治疗上比较困难。若精液中生精细胞的形态发生异常,尤以胞膜、胞浆异常最为明显,即为生精细胞形态异常,提示睾丸曲细精管功能正常,但在减数分裂过程中,精母细胞阶段发生多种多样的形态上的变化。

（九）其他成分及精子凝集检查

精液中可能出现的其他细胞：在正常精液中除见到生精细胞和精子外，还可见到少量的红、白细胞和上皮细胞。

1.红细胞增多见于血精症、睾丸瘤和前列腺瘤等。

2.白细胞增多见于生殖道炎症或恶性肿瘤。过去认为白细胞≥5/HPF 即为白细胞增多，但是由于在高倍镜下，精液中的未成熟生精细胞体积较大，常有 1～2 个核，易与白细胞相混淆，尤其是用未染色法对精液进行检测时不易识别，所以在 1987 年，WHO 组织制定的精液分析正常参考值，提出用正甲苯胺蓝过氧化物酶染色法检查精液中的白细胞，规定每升精液中白细胞数＞10 亿的不育患者称为白细胞精子症(leukocytospermia)。精液中的白细胞及其产物主要是通过干扰精子活动力、精子运动速度，阻碍精子成熟、降低精子密度和影响精子穿透卵子的能力。

3.在正常生育男性精液中偶见到呈柱形或立方形、圆形以及多边形的前列腺上皮细胞；圆形或卵圆形嗜碱性胞质含色素颗粒的精囊细胞；呈多边形的尿道移行上皮细胞或前尿道脱落的柱状或鳞状上皮细胞。慢性前列腺炎常可出现多核上皮细胞；若同时见到较多的淋巴细胞，应考虑前列腺结核。前列腺上皮细胞在精液中大量出现见于前列腺增生症。

4.精液中可能出现的病原菌　阴道滴虫，新鲜标本呈梨形或圆形滴虫，长约 10～30μm，宽约 5～10μm，通过前端 4 根鞭毛的活动而前进，并以虫体腹面波动膜的波动而做螺旋式的运动。

5.念珠菌　主要是白色念珠菌感染。这是一种小而卵圆形能出芽的薄壁酵母状菌，侵犯前列腺或精囊腺机会较多。方法是将精液加 1 滴 10%NaOH 溶液，在显微镜下观察可见细长菌丝或成群孢子体。

6.支原体、衣原体　解脲支原体或衣原体感染可引起前列腺与精囊腺慢性炎症，可通过培养、免疫学或聚合酶链反应(PCR)技术检测。

7.精子凝集　精子凝集是指精子头与精子头、精子尾与精子尾、精子头与精子尾之间的凝集。对于有精子凝集的涂片，应观察 10 个视野中凝集堆的分布，凝集精子量所占的百分率。凝集精子低于 10% 属于正常范围，超过 10% 提示有生殖道感染或有免疫性疾病存在的可能。

二、前列腺液检验

（一）标本采集

令患者排尿后，用前列腺按摩法，取胸卧位，手指从前列腺两侧向正中方向按摩。再沿正中方向，向尿道外挤压。如此重复数次，再挤压会阴部尿道，即可见有白色黏稠性液体自尿道口流出。用小试管或玻璃片承接标本送检。当标本过少时要及时检验，防止标本干涸。严格地讲，用此种方法留取的标本应称为前列腺精囊液，它不能代表在射精时排到精液中的前列腺"刺激分泌液"，这两种液体的生化成分很可能不同，因为在性兴奋过程中某些化合物加速分泌，且性高潮时由于前列腺收缩，会使分泌物全部排空，而用前列腺按摩法留取的标本只是其中的一部分。由于前列腺有许多小房，按摩时不一定把有炎症部分挤出，因此，可能首次检查正常的前列腺液,复查时又可见到成堆的白细胞,故前列腺检查常需重复。如患生殖系统结核,不适宜做前列腺按摩,防止引起结核扩散。

采集标本时应注意:前列腺急性感染时,原则上禁止按摩前列腺,以防止由于按摩后细菌进入血液而导致败血症。只有全身应用足够抗生素时,才可进行前列腺体按摩。嘱患者排尿后,检查者右手食指涂润滑剂后置于肛门外慢慢插入,直至食指尽量插入直肠内。摸准前列腺,用力适中、均匀,先从上向下按摩前列腺左右两叶各2~3次,然后由中线向肛门口按压2~3次,挤压会阴部尿道,白色前列腺液便从尿道口流出。取样时应弃掉第一滴腺液,再用玻璃片或玻璃管收集进行检查。检查前3天内应禁止性活动,因为性兴奋后前列腺液内白细胞常有增加。

(二)显微镜检验

取得标本后,将载玻片上前列腺液涂成薄膜,在高倍镜下进行检查。

血细胞:正常前列腺液内有少数白细胞,但无红细胞,白细胞一般小于10个/高倍视野。临床上白细胞数如大于10个/高倍视野,或成堆出现,即可诊断为慢性前列腺炎。如前列腺内大量出现红细胞见于精囊炎、前列腺化脓性炎症、前列腺癌或按摩时用力过重引起的出血。

颗粒细胞:为体积较大的细胞,由于脂肪变性或吞噬作用,使胞浆内含有多量卵磷脂小体状的颗粒,有的是巨噬细胞,有的是吞噬细胞,此种细胞在炎症时常伴有大量脓细胞出现。老年人前列腺液中前列腺颗粒细胞较多。

卵磷脂小体:为一种均匀分布的大小不等的折光性颗粒,略小于红细胞,呈圆球形,当前列腺炎时,卵磷脂小体常减少。

淀粉颗粒:圆形或卵圆形,微黄色或褐色,为分层的细胞样体,其中央部分常含核样的小颗粒,系碳酸钙沉淀物质,如与胆固醇结合即形成前列腺结石。淀粉颗粒随年龄增加而增加,无临床意义。

精子:由于按摩时可压迫到精囊,故可在前列腺液中出现精子。

滴虫:可在前列腺液中加适量温盐水立即镜检。在滴虫性前列腺炎时,可以检出滴虫。

细菌:将前列腺液制成均匀涂片,待干后通过火焰固定,做革兰染色或抗酸染色,油镜镜检。前列腺炎患者,其前列腺液内可以找到细菌。以葡萄球菌为常见,链球菌次之,此外,在前列腺结核患者,可以查到结核杆菌,如已确诊生殖系统结核时,不宜做此项检查,以防引起扩散。

(三)参考值及临床意义

正常人卵磷脂小体为多量或满视野,白细胞<5/HP。前列腺炎时,白细胞增多,可找到细菌、卵磷脂小体常减少。前列腺癌时,可有血性液体,镜检见多量红细胞、可见癌细胞。

三、阴道分泌物的检验

阴道分泌物(vaginal discharge)为女性生殖系统分泌的液体,俗称"白带"。主要来自宫颈腺体、前庭大腺,此外还有子宫内膜、阴道黏膜的分泌物等。

(一)标本采集

阴道标本采集前24h,禁止性交、盆浴、阴道检查、阴道灌洗及局部上药等,以免影响检查结果。取材所用消毒的刮板,吸管或棉拭子必须清洁干燥,不粘有任何化学药品或润滑剂。阴道窥器插入前必要时可用少许生理盐水湿润。根据不同的检查目的可自不同部位取材。一般采用盐水浸湿的棉拭子自阴道深部或阴道后部、宫颈管口等处取材,制备成生理盐水涂片以观察阴道分泌物。用生理盐水悬滴可检查滴虫,涂制成薄片以 95% 乙醇固定,经过巴氏染色,吉姆萨染色或革兰染色,进行肿瘤细胞筛查或病原微生物检查。

（二）一般性状检查

1. 正常白带及临床意义　　正常阴道分泌物为白色稀糊状,一般无气味,量多少不等,与雌激素水平高低及生殖器官充血情况有关。于近排卵期白带量多、清澈透明、稀薄似鸡蛋清,排卵期 2～3 天后白带浑浊黏稠、量少,行经前量又增加。妊娠期白带量较多。

2. 异常白带及临床意义

（1）大量无色透明黏白带:常见于应用雌激素药物后及卵巢颗粒细胞瘤时。

（2）脓性白带:黄色或黄绿色有臭味,多为滴虫或化脓性细菌感染引起;泡沫状脓性白带,常见于滴虫性阴道炎;其他脓性白带见于慢性宫颈炎、老年性阴道炎、子宫内膜炎、宫腔积脓、阴道异物等。

（3）豆腐渣样白带:呈豆腐渣样或凝乳状小碎块,为念珠菌阴道炎所特有,常伴有外阴瘙痒。血性白带:内混有血液,血量多少不定,有特殊臭味。对这类白带应警惕恶性肿瘤的可能,如宫颈癌、宫体癌等。有时某些宫颈息肉、子宫黏膜下肌瘤、老年性阴道炎、重度慢性宫颈炎和宫内节育器引起的不良反应也可在白带中见到血液。

（4）黄色水样白带:由于病变组织的变性、坏死所致。常发生于子宫黏膜下肌瘤、宫颈癌、子宫体癌、输卵管癌等。

（三）清洁度检查

在生理状态下,女性生殖系统由于阴道的组织解剖学和生物化学特点足以防御外界病原微生物的侵袭。从新生儿到青春期,双侧大小阴唇合拢严紧,处女膜完整,阴道前后壁紧贴,使管腔闭合。到青春期后,由于雌激素的影响,阴道上皮由单层变为复层。上皮细胞除内底层外,均含有不同量的糖原,同时受卵巢功能的影响,有周期的变化及脱落。脱落后细胞破坏放出糖原,借阴道杆菌作用,将糖原转化为乳酸,使阴道 pH 保持在 4～4.5 之间,只有阴道杆菌能在此环境中生存。因此在正常健康妇女,阴道本身有自净作用,形成自然防御功能。

参考值:Ⅰ～Ⅱ级为正常。

临床意义:将阴道分泌物加生理盐水做涂片,用高倍镜检查,主要依靠白细胞、上皮细胞、阴道杆菌与球菌的多少划分清洁度卵巢功能不足、雌激素减低、阴道上皮增生较差时可见阴道杆菌减少,易感染杂菌。单纯清洁度不好而未发现病原微生物,为非特异性阴道炎。当清洁度为Ⅲ～Ⅳ度时常可同时发现病原微生物,提示存在感染引起的阴道炎。在此度期不宜做阴道手术,应先治疗炎症。

（四）微生物检查

1. 阴道毛滴虫　　将分泌物用生理盐水悬滴法置高倍镜下可见虫体呈顶宽尾尖倒置梨形,大小多为白细胞的 2～3 倍,虫体顶端有前鞭毛 4 根,后端有后鞭毛 1 根,体侧有波动膜,借以移动。阴道滴虫主要寄生于妇女阴道,引起滴虫性阴道炎,自阴道分泌物中检出滴虫是诊断的依据。患滴虫性阴道炎的患者,其临床表现为白带呈典型的稀薄、泡沫状,亦可呈脓性或绿黄色,有恶臭。分泌物刺激外阴部,可引起外阴瘙痒。当尿道及膀胱合并感染时,可有尿痛、尿频等症状,严重时可引起不孕。

2.真菌(fungi) 多为白色假丝酵母菌,偶见阴道纤毛菌、放线菌等。采用悬滴法于低倍镜下可见到白色假丝酵母菌的卵圆形孢子和假菌丝。在阴道抵抗力减低时易发真菌性阴道炎。

3.淋病奈瑟菌 用宫颈管内分泌物涂片,革兰染色后油镜检查,找革兰阴性双球菌,形似肾或咖啡豆状,凹面相对,除散在于白细胞之间外,还可见其被吞噬于中性粒细胞胞质之内。淋病奈瑟菌是性传播疾病的一种病原菌。人类是淋病奈瑟菌唯一的宿主,在性关系紊乱下造成在人群中的广泛传染及流行。淋病在世界上发病率较高,国内统计约占门诊性病患者的40%。

四、羊水的检验

羊水是孕妇宫腔中充满于羊膜腔内的液体,随着妊娠时期的不同,其来源、容量与组成亦有变化。在妊娠期间羊水与胎儿之间的关系非常密切,因为羊水为胎儿的生长发育提供了一个理想环境,不仅可保护胎儿,而且可保持胎儿的新陈代谢和水的平衡,并可促进胎肺的发育功能。在分娩期羊膜内的羊水可协助宫口的扩张,亦可正确传导宫缩所产生的压力。近30年来,以羊水检查作为胎儿的产前诊断已广泛应用于临床与研究,取得了很大成功。这对于先天性畸形和遗传性疾病的诊断起了重要作用。本节就羊水的生理、病理、羊膜穿刺和分析,以及临床意义方面进行较详细的介绍。

(一)羊水的生理

1.羊水的来源 羊水的确切来源还不十分明确,但无疑其主要来自母体,也来自胎儿。根据临床与实验观察,随着妊娠的进展及胎儿的逐渐成熟,其来源和成分亦有变化。有的学者认为,妊娠早期羊水主要是由母体血清通过胎膜进入羊膜腔的透析液。这种透析也可以通过脐带表面的羊膜、华尔通氏胶进行。胎儿呼吸道黏膜及皮肤也有类似的作用。随着妊娠的进展,到妊娠中期胎儿长大时,妊娠12周以后胎尿形成,直接排入羊膜腔中,此时羊水的量增多大约50mL,这时胎儿尿可能为羊水的重要来源。胎儿18周时,每24h尿量约为7~17mL,足月时每小时尿量达43mL。

2.羊水的代谢 羊水不是一成不变的,在母体、胎儿与羊水间不断地进行液体快速交换,约每3h即可交换一次,在正常情况下保持三者之间的液体处于动态平衡。母儿间的液体交换量约为3 600mL/h(胎盘交换);母体与羊水的交换量约为400mL/h(胎膜交换);羊水与胎儿交换量较低,主要通过呼吸道、消化道、角化前的皮肤等。

3.羊水量 正常妊娠时,随着妊娠的进展羊水逐渐增加,但个体差异很大。妊娠8周时,羊水仅5~10mL;妊娠12周时,羊水50mL;妊娠11~15周时,羊水每周平均增长25mL;而妊娠15~28周时,羊水每周增加50mL;妊娠34周时,羊水量达到高峰,平均1 000mL,以后又逐渐减少;妊娠42周时,羊水量显著减少。羊水过多和羊水过少的标准目前尚不一致。有人认为足月妊娠时羊水量少于400~600mL,则可认为羊水过少;妊娠30~37周时羊水量超过 1 700mL,或大多数作者认为过期妊娠 43 周时羊水量超过 2 000mL,为羊水过多。羊水每 3h 更换一次,如此快的更换速度,说明羊水在胎儿代谢中起到活跃而重要的作用。

4.羊水的成分　羊水是一种溶液,其中 98%～99% 是水,1%～2% 是溶质,并浮有不溶解的物质。早期妊娠时,羊水的成分与母体血浆成分相似,呈无色、透明的液体。随着妊娠进展,羊水成分不断地改变。在妊娠 16 周时,由于胎儿吞咽、呼吸及排尿功能的建立,使羊水成分发生很大变化。妊娠足月之羊水略显浑浊,不透明,可见小片状物混悬于羊水中(胎脂、上皮细胞或毳毛等有形物质),偏碱性,pH7.2 左右,比重约 1.008,含有少量的无机盐及有机物质。除含电解质、代谢物、少量糖、脂肪及蛋白质外,还含有各种酶、激素,以及胎儿与羊膜的脱落细胞。

(1)电解质:电解质含量基本同细胞外液,主要是钠、氯、碳酸氢根离子及少量的钾、镁、钙、磷酸氢根离子。随妊娠进展,因胎尿大量排入羊水中,逐渐使渗透压降低变为低渗的同时,钠离子显著降低。此外,钾轻微上升。其他如钙、镁、磷、锌、铁、硫及锰等浓度稳定,不随胎龄而改变。

(2)蛋白质及其衍生物:羊水的有机物中 50% 是蛋白质与蛋白质的衍生物,羊水中有 27 种氨基酸。妊娠早期时,多数氨基酸在羊水中的水平较母体为高,足月时则较母血为低。电泳免疫化学实验指出,羊水蛋白质除两种以外都和血清蛋白质的性质相同。有人认为羊水中没有纤维蛋白原,随着妊娠的进展,羊水中的蛋白质逐渐下降,22 周时,羊水中的蛋白质约为 19g/L,36 周时为 5g/L。正常妊娠时在羊水中有少量胆红素,26～28 周时达到高峰,以后逐渐下降;有 β 球蛋白、运铁蛋白存在;除免疫球蛋白 G 外,其余各种免疫球蛋白都低。羊水中尚有甲胎蛋白,含量高于母血,低于胎血。这种蛋白主要来源于胎儿,测定这种蛋白质量升高,对开放性神经管畸形诊断有很高价值。羊水中有各种氨基酸,浓度超过母血,但低于胎血,测定羊水中这类物质,对遗传学的研究及产前预测胎儿是否存在氨基酸紊乱疾病有一定临床价值。

(3)碳水化合物:妊娠及分娩期羊水中葡萄糖变异范围较大,含量比母血低,约为 2.03～2.79mmol/L(36.4～49.8mg/dL)。37 周以后,由于胎盘的渗透能力下降,葡萄糖含量有轻度降低。在妊娠期及分娩期,羊水中碳水化合物含量的高低不能说明与胎儿情况有任何关系。乳酸为羊水中主要有机酸,含量超过母体及胎体血浆,并随氧供情况而变动。低氧时,乳酸值高。分娩时,羊水中丙酮酸也增加,但这些碳水化合物的变化不能反映胎儿情况。除此以外,羊水中还有果糖、戊糖。

(4)脂类:约为 4.9～5.6g/L(490～560mg/dL),其中 50% 为脂肪酸,磷脂约为 0.39～0.52mmol/L(30～45mg/dL),胆固醇 0.52～2.5mmol/L(20～96mg/dL)。甘油三酯在妊娠 36 周时为 0.022mmol/L(2mg/dL),足月时为 0.066mmol/L(6mg/dL)。Gluck 用薄板层析法证明,在妊娠 35 周时,卵磷脂(lecithin,L)快速上升而鞘磷脂(sphingomyelin,S)则不上升;L/S 值大于 2 者,提示胎儿肺功能已成熟,出生后不致发生呼吸困难综合征。通常在足月时 L/S 值可达 4 或以上。单独测定卵磷脂,如达 0.1mg/dL,也提示肺功能成熟。

(5)代谢产物:羊水中代谢产物包括肌酐、尿酸、尿素氮与母体血中相似,它们随着妊娠的进展而增加。28 周时肌酐约为 88.4μmol/L(1mg/dL),足月时则为 176.8μmoL/L(2mg/

dL),提示胎儿肾功能已成熟。

(6)气体:随着妊娠进展,羊水中 PCO_2 升高,碳酸氢根减少,羊水中的酸度增加(胎儿处于低氧环境下,以糖酵解供能而增加羊水酸度),胎儿与羊水间 CO_2 交换极为迅速,几分钟内即可完成,故羊水中 PCO_2 及酸碱度可反映胎儿供氧情况。但测羊水中 PO_2 却不能代表胎儿供氧情况,因为正常羊水中 PO_2 甚低[约 25mmHg 左右(3.3kPa)]。羊水 PO_2 受母体周围组织 PO_2 影响,例如胎死后羊水中 PO_2 可以正常,这是因母体周围组织血液中 PO_2 无改变。

(7)酶:目前研究发现,羊水中约行 25 种以上的酶。羊水中某种酶的缺乏与一些先天性代谢病有关,可不用做产前诊断。有人研究,乳酸脱氢酶、α 羟丁酸脱氢酶在严重溶血症中升高。酯酶在正常妊娠时羊水中单胺氧化酶随胎龄增加而上升,但 RH 血型不合引起胎儿死亡前其浓度骤降。另外,如羊水被胎粪掺染,则碱性磷酸酶上升。Bratlid 报道,羊水中含有溶菌酶,有溶菌作用。自妊娠 25 周到足月妊娠期间,溶菌酶作用最高,较妊娠早期高 3 倍,足月后羊水的溶菌酶作用也下降。正常妊娠与异常妊娠时羊水溶菌作用相同。羊水中溶菌酶量可达 4.2~13.0mg/L,较母血清中高 12 倍。羊水中有些酶的活性高峰与妊娠时期有一定关系。以淀粉酶为例,其分子量为 45 000,其主要来源为胎尿及胎儿的唾液,也有人认为来自胎儿胰腺者。淀粉酶的活性随胎龄而增加,至妊娠 36 周后急剧增多,为妊娠 10~16 周的 4~6 倍。因此,可利用估计胎龄。更为重要的是利用分析羊水细胞某些酶的活性及代谢产物变化,以诊断先天性代谢缺陷病。

(8)激素:羊水中有各种激素,包括皮质醇、孕酮、睾酮、泌乳素、绒毛膜促性腺激素、雌三醇及前列腺素等。主要来源于胎儿及胎盘,因此激素量的变化可直接反映胎儿胎盘单位的功能。①皮质醇:羊水中皮质醇在妊娠 10~15 周时为 13.8nmol/L(0.5μg/dL),35~37 周为 27.6nmol/L(1.0μg/dL),分娩时上升至 55.2~82.8nmol/L(2.0~3.0μg/dL)。有人报道,胎儿患先天性肾上腺皮质增生症时,羊水中 17 酮与孕三醇上升。无脑儿伴有肾上腺皮质功能不良,而羊水中 17 酮及 17 羟类固醇都低。由于这些变化在妊娠晚期才能被发现,因此对早期诊断和预防的价值不大。②睾酮:男胎和女胎羊水中睾酮有区别。在妊娠 12~25 周时,男胎羊水中睾酮平均值为 0.78nmol/L(22.3ng/dL)幅度为 0.36~1.79nmol/L,在妊娠 17 周时呈高峰。女胎时,羊水中睾酮平均值为 0.14nmol/L(4ng/dL),幅度为 0.06~0.28nmol/L。作者认为,测定羊水中睾酮浓度可以预测胎儿性别。③雌三醇:在妊娠晚期羊水中雌三醇较母尿低,但其含量曲线变动与母尿相平行。羊水中雌三醇含量随着妊娠进展而增加,测羊水中雌三醇含量也能反映胎儿胎盘功能,尤其是胎儿的安危状况。孕晚期羊水中游离雌三醇平均为 196nmol/L(56.1μg/L),联结雌三醇为 3 262nmol/L(932μg/L)。虽然变动幅度很大,但后者如低于 350nmol/L 可被认为有胎儿窘迫。母儿血型不合的溶血症病例,羊水中雌三醇水平很低,几乎很难测出雌三醇,因溶血症时胎儿肝脏功能受损,不能将游离雌三醇与醛糖酸结合,以致造成不易由胎尿排至羊水中。如果这些病例做羊水中胆红素时,同时做雌三醇测定可能会有帮助,但临床上不常用雌三醇量作产前诊断。④绒毛膜促性腺激素(HCG):羊水中 HCG 含量也很低,在妊娠早、中期时,羊水中 HCG 量约为 1 250~2 500U/L(羊红细胞凝集抑制实验法)妊娠晚期用上述方法在羊水中未能发现 HCG。⑤泌乳素:在妊娠 8 周时,羊水中已能测出低浓度的泌乳素。自妊娠 10~12 周起,羊水中泌乳素快速上升,到 15~

20周达2 000～3 000μg/L,以后逐渐下降,在妊娠后期为450μg/L。羊水中泌乳素可能参与胎儿和羊水两个区域间的水盐平衡调节。⑥肾素、血管紧张素:妊娠16～20周时,羊水中肾素活力与肾素前体平均浓度超过母血清中10倍;足月时,肾素活力超过15～20倍,肾素前体超过48倍。从以上资料分析,羊水中的肾素不像来自母血清,而应考虑子宫或胚胎的来源。分娩使羊水中肾素活力增加80%,使脐血中增加400%。血管紧张素Ⅰ也相应增加,胎血中肾素与血管紧张素Ⅰ增加可能使胎血压上升。足月时,羊水中血管紧张素Ⅱ接近母血中浓度。⑦前列腺素(PG):妊娠早期羊水中PG含量甚少,足月妊娠时明显增加,分娩发动前达高峰,可能与分娩活动的开始有直接关系。PGF1α及PGF2α对子宫肌肉有收缩作用。

(9)羊水细胞:正常羊水中可见到两组细胞。一组来源于胎儿,多为胎儿皮肤脱落的鳞状上皮细胞,细胞核小而致密或无核,还有口腔黏膜,部分有消化道、尿道和生殖道,此外亦有来自喉头及器官的内胚层上皮;另一组来自羊膜,胞浆染色深,核大而边界清。①胎儿表皮细胞:当胎儿存活在羊水中,其体表与羊水接触,经常有上皮细胞掉入羊水中。脱落的细胞有两种,一种染色后呈棕黄色,另一种染色后呈橘黄色,它们都来自胎儿成熟或不成熟的皮肤。鳞状上皮细胞的直径为20～80μm,细胞质为嗜伊红青色,核为圆形,质致密,很易辨认。②羊膜细胞:来自羊膜内层上的单层细胞,这些细胞剥落到羊水中,常常聚集成球状或囊状。羊膜细胞为卵圆形立方柱状细胞,其直径约15～25μm,胞浆中有分散的空泡或单个大的空泡和核位于细胞边缘。③未分化的细胞:大多数羊水的标本中有一种小的未分化的细胞,其大小25～30μm,来源不明确;另有一些固缩的细胞,大多数来自内胚层,其直径约10μm,细胞核呈圆形,细胞质疏松。④吞噬细胞:在羊水中可见到少量吞噬细胞,类似巨噬细胞或间质细胞。在染色的涂片中发现有吞噬能力的细胞,在间质中常包含着一个大空泡。

5.羊水的功能

(1)保护胎儿:胎儿在羊水中自由活动,防止胎体粘连。因羊水平均分布于胎体周围,羊水可保持宫腔内恒温、恒压,可减少因外力所致的胎儿损伤,也可避免子宫壁因胎儿活动而受损。

(2)保持胎儿活动:在胚胎发育过程中,羊水存在可避免胚芽受压损伤而引起畸形,在胎儿期还可免于躯体和四肢不致受压变形,使胎儿保持一定的活动度,保持胎儿的液体平衡。

(3)羊水有轻度溶菌作用:羊水供给少量的营养物质。胎儿的蛋白质约10%～15%来源于羊水,保护母体。羊水可以减少因胎动引起的不适感,临产时胎囊可以水压扩张软产道,避免胎体直接压迫母体组织时间过长所引起的子宫颈、阴道损伤。

(4)有冲洗阴道的作用:破膜时,羊水还有冲洗阴道的作用,可减少感染。

(5)羊水检查:近些年来,随着科学的发展、技术的进步,通过羊水进行各种检查,了解胎儿发育成熟度或诊断遗传性疾病等,目前正在越来越多地应用于临床,作为产前了解胎儿的检查方法之一。

(二)羊水的病理

1.羊水过多　正常妊娠36周时羊水量约为1 000mL,如超过2 000mL,可认为是羊水过多。羊水的病理因素,在羊水过多时,羊膜上皮细胞并无明显变化,羊水成分亦无明显改变,但羊水过多常伴有母体方面病变,常见有以下三种情况。双胎。胎儿畸形,其中无脑儿与水脑儿,此时可能因为胎儿丧失吞咽反射和缺少抗利尿激素,以致不能吞咽羊水而尿量特多,造成羊水积贮。消化道畸形,如食道闭锁与小肠高位闭锁、肺发育不全影响羊水吸收和代谢受阻,均能出现羊水过多。另外在无脑儿、脊柱裂、脐膨出等畸形中,胎儿体液大量渗出,也常发生羊水过多。妊娠合并糖尿病或血型不合常发生羊水过多。在胎盘超重、巨大时,亦可造成羊水过多。

2. 羊水过少　凡羊水量少于 300mL 者为羊水过少,发生率约为 0.025%。胎儿尿闭症为羊水过少的病因。胎儿肾脏或泌尿道不发育,常可出现严重羊水过少。

(三)羊水检查适应证

羊水检查属有创伤性检查,必须具有下列指征之一方可进行。对高危妊娠有引产指征时,可了解胎儿成熟度,结合胎盘功能测定,决定引产时间,以降低围生期死亡率;曾有过多次原因不明的流产、早产或死胎史,怀疑胎儿有遗传性疾病者;曾分娩过染色体异常婴儿者;夫妇一方或双方有染色体异常或亲代有代谢缺陷病者。35～40 岁以上高龄孕妇,除外胎儿染色体异常。必要的胎儿性别诊断。妊娠早期曾患过严重病毒感染,或接触过大剂量电离辐射。母胎血型不合,判断胎儿的预后。疑有胎膜早破不能确诊时,可做阴道流液的 pH 及涂片检查有无羊水有形成分(结晶和脂肪细胞)以确定是否为羊水。

(四)标本的采集

羊膜穿刺多由妇产科医师进行。根据不同的检查目的,选择不同的穿刺时间。为诊断遗传性疾病和胎儿性别,一般需于妊娠 16～20 周经腹羊膜腔穿刺抽取羊水 20～30mL,为了解胎儿成熟度则在妊娠晚期穿刺。一般抽取羊水 10～20mL,羊水抽取后必须立即送检。

(五)一般性状

1. 量

(1)参考值:早期妊娠:0.45～1.2L;足月妊娠:0.5～1.4L。

(2)临床意义:羊水过多指羊水量＞2L,见于:胎儿先天性异常,如无脑儿、食管闭锁、肠闭锁等。无脑儿是由于脑发育不全而致抗利尿激素分泌减少之故。食管闭锁及肠闭锁是由于胎儿吞噬羊水功能障碍所致。还见于母体疾病,如糖尿病,可能由于高血糖导致了胎儿的高血糖,增加了胎儿的利尿。当母体血糖控制后羊水量可减少。羊水过少指羊水＜0.3L,见于胎儿先天性畸形,肾发育不全和肺发育不全及羊膜发育不良。过期妊娠,羊水一般在 0.5L 左右。

2. 颜色

(1)参考值:无色透明或呈淡黄色,妊娠后半期呈微乳白色。

(2)临床意义:黄绿或绿色。表示羊水内混有胎粪,为胎儿窘迫的现象。棕红或褐色,多为胎儿已经死亡。金黄色,可能为母儿血型不合所引起的羊水胆红素过高。黏稠黄色,提示有过期妊娠,胎盘功能减退等。浑浊脓性或带有臭味,表示宫腔内已有明显感染。

(六)胎儿成熟度检查

胎儿成熟度的监测是决定高危妊娠选择合理的分娩时间和处理方针的重要依据,主要是通过羊水中某物质的消长来观察胎儿的器官功能是否发育完善。

1.胎儿肺成熟度

(1)泡沫试验

①原理:羊水中的一些物质可减低水的表面张力,经振荡后,在气液界面可形成稳定的泡沫。在抗泡沫剂乙醇的存在下,蛋白质、胆盐、游离脂肪酸和不饱和磷脂等形成的泡沫在几秒钟内即被迅速破坏消除。而羊水中的肺泡表面活性物质饱和磷脂是既亲水又亲脂的两性界面物质,它所形成的泡沫在室温下可保持数小时,故经振荡后可在气液界面出现环绕试管边缘的稳定泡沫层。

②参考值:第1管阴性时表示胎儿肺不成熟;第1管阳性、第2管阴性表示胎儿肺成熟可疑;凡第1、2管均为阳性表示肺成熟。

③临床意义:此试验可判定新生儿特发性呼吸窘迫综合征,降低新生儿死亡率。特别是对妊娠高血压综合征及高血压合并妊娠患者可降低新生儿死亡率。

(2)卵磷脂/鞘磷脂(L/S)

①原理:用有机溶剂氯仿抽提羊水中的磷脂,将标本与L/S标准品置由硅胶G或H铺成的薄层层析色谱(TLC)板上展开,可选择不同的染色剂如钼蓝、罗丹明B、硝酸氧铋、磷钼酸、氯化亚锡或饱和碘蒸气等,着色后依层析快慢标准品可显示磷脂酰甘油(PG)磷脂酰丝氨酸(PS)、磷脂酰乙醇胺(PE)、磷脂酰肌醇(PI)、卵磷脂(L)和鞘磷脂(S)的位置,将样品与标准品对照,测量样品L和S色谱斑面积或用光密度计扫描求得L/S比值。

②参考值:L/S≥2。

③临床意义:L/S=1.5~1.99为可疑值,≤1.49为不成熟值。在高危妊娠需提前终止妊娠时,必须了解胎儿肺是否成熟。这对防治新生儿特发性呼吸窘迫综合征(IRDS),降低新生儿死亡率,有很大意义。以L/S>2作为判定胎儿肺成熟的阈值,预测IRDS的灵敏度为84%,非IRDS的特异性为87%。除早产儿易患IRDS外,孕妇患糖尿病时某些新生儿L/S比率>2,IRDS的发病率却高于正常孕妇的新生儿,这点不应忽视。

(3)羊水吸光度试验

①原理:羊水吸光度(A)试验是以羊水中磷脂类物质的含量与其浊度之间的关系为基础。

②参考值:A650≥0.075为阳性。

③临床意义:当波长为650nm时,羊水中的磷脂类物质越多。A650越大,胎儿的成熟度越好。A650≥0.075为阳性,表示胎儿成熟。如A650≤0.050为阴性,表示胎儿不成熟。

2.胎儿肾成熟度检查

(1)肌酐

①参考值:早期妊娠:70.7~97.2μmol/L;足月妊娠:159.1~353.6μmol/L。

②临床意义:羊水中的肌酐来自胎儿尿,为胎儿代谢产物,其排泄量反映肾小球的成熟度。Cr浓度>176.8μmol/L表示胎儿成熟;132.6~175.9μmol/L为可疑;≤131.7μmol/L为不成熟。在Rh血型不合的情况下,羊水中Cr的浓度较低,一般在151μmol/L以下。

(2)葡萄糖

①参考值:2.02~2.76mmol/L。

②临床意义:羊水葡萄糖主要来自母体,部分来自胎儿尿。妊娠23周前随羊膜面积扩

大,羊水量增加,羊水葡萄糖逐渐增加,至 24 周达高峰 2.29mmol/L 左右。以后随胎儿肾成熟,肾小管对葡萄糖重吸收作用增强,胎尿排糖量减少,加上胎盘通透性随胎龄增加而降低,羊水葡萄糖便逐渐减低。临产时可降至 0.40mmol/L 以下。羊水葡萄糖<0.56mmol/L,提示胎儿肾发育成熟;>0.80mmol/L 为不成熟。

3.胎儿肝成熟度检查

(1)原理:根据胆红素在 450mm 有吸收峰的特点,取 5~10mL 羊水以滤纸过滤去除上皮细胞与胎脂,以蒸馏水调零,光径 1.0cm,波长 450nm 读取吸光度。

(2)参考值:胆红素光密度值妊娠 37 周以前羊水胆红素 OD 多在 0.02 以上,妊娠 37 周以后,多在 0.02 以下。胎儿肝成熟指标:胆红素 OD 变化<0.02;胎儿肝未成熟指标:胆红素 OD 变化在 0.04 以上;临界 OD 值:在 0.02~0.04 之间,为可疑。

(3)临床意义:如妊娠晚期仍可在羊水中查到胆红素应考虑有无 Rh 或 ABO 血型不合,此时应做胎儿和母亲的血型检查,若确诊母儿血型不合,可作为了解胎儿溶血程度的一种有效方法。

4.胎儿皮脂腺成熟度检查 脂肪细胞:

(1)原理:用硫酸尼罗蓝水溶液染色,置显微镜下观察,脂肪细胞无核,染成橘黄色,其他细胞染成蓝色。

(2)参考值:>20%。

(3)临床意义:羊水中的脂肪细胞为从胎儿皮脂腺及汗腺脱落的细胞。晚期妊娠时,羊水中脂肪细胞出现率随胎龄增加而增高。估计妊娠期限,如脂肪细胞在 10% 以上,说明妊娠已 36 周;20% 以上说明妊娠已 38 周;足月可达 50%;>20% 表示胎儿的皮肤和皮脂腺已成熟;10%~20% 为可疑;<10% 为未成熟;但≥50%,表示为过期妊娠。

5.胎儿唾液腺成熟度检查 淀粉酶(Amy):

(1)参考值:30~1500U(碘比色法)。

(2)临床意义:羊水中淀粉酶来自胎儿胰腺及唾液腺。胰腺型同工酶自始至终变化不大,唾液腺型同工酶自妊娠 28 周左右开始增加较快,显示胎儿唾液腺有分泌功能,妊娠 36 周后其活性显著上升,胎龄>38 周,若酶活性>120U 为成熟儿,否则为未成熟儿。

(七)先天性遗传疾病的产前诊断

先天性疾病包括遗传性疾病(即亲代的病态基因经生殖细胞配子结合形成合子时传给子代的疾病)和非遗传因素(如一些在配子形成,染色体联合时的基因突变,受精卵发育等过程中由于某些外在因素的影响而引起的疾病)。这类疾病可表现为患儿智力、器官结构和功能的种种缺陷。

1.染色体病核型分析 将新鲜的羊水 20~30mL 经离心得到羊水中的细胞,经 RP－mL1640 培养液与 25% 小牛血清中培养 8~10 d 后,以秋水仙素处理,使细胞均停止在 M 期,以获得分裂相细胞。将细胞经低渗、固定、制片处理后,进行 Giemsa 染色或用显带染色,然后进行分析。

临床意义:核型分析主要用于检查染色体因数目或结构异常而造成的遗传性疾病,用于产前诊断。

2.性染色质检查和性别基因诊断

(1)性染色质检查:将羊水 10mL 注入离心管,以 1000r/min 离心 10min,弃上清,管底沉淀物加甲醇:冰乙酸(3:1)液 8mL 固定 30min,按前述条件离心弃上清,再加少许新鲜固定液制备成细胞悬液,取 1~2 滴于载玻片上,空气中干燥待染。X 染色质采用硫瑾或甲苯胺蓝染色,经油镜观察两类细胞核,一类可数细胞,另一类为 X 染色质(又称 Barr 小体)。Y 染色质采用阿的平荧光染色,在荧光显微镜下观察,细胞核的偏中心部或近核膜处有 0.3μm 大小的荧光弧状圆点。

①参考值:X 染色质≥6%者判为女胎,≤5%者判为男胎;Y 染色质细胞≥5%诊断为男胎,<4%为女胎。

②临床意义:羊水细胞性染色质检查有助于诊断性连锁遗传病如甲、乙型血友病,原发性低丙种球蛋白血症,自毁容貌综合征,肌营养不良,G-6-PD 缺乏症,粘多糖沉积病Ⅱ型,糖原代谢病Ⅱ型等。如果父亲为 X-连锁隐性基因携带者,母亲正常,则女性胎儿全为携带者(杂合子),而男性胎儿正常;若母亲为 X-连锁隐性基因携带者,父亲正常,则男胎一半正常,一半为患者;女胎一半正常,一半为基因携带者,可根据检测结果决定是否继续妊娠。

(2)性别基因诊断:目前随着基因诊断技术的发展,胎儿性别诊断有了更准确、更灵敏的方法,使对于性连锁疾病诊断的正确性可靠性大为提高。Y 特异 DNA 探针对人性别诊断:有关 Y 染色体 DNA 的探针有多种,如 pHY3.4,pHY2.1 等。目前最公认的是 Y 染色体特异的 SRY 基因,在男性性别决定中起关键作用。将羊水细胞用细胞裂解液裂解后,点于硝酸纤维素膜上 32P 标记 SRY 基因探针直接进行斑点杂交,或将羊水细胞 DMA 经 0.7%琼脂糖凝胶电泳分离后进行 southern 印迹杂交,凡出现杂交斑点或带者为男性,不显示或显示极弱者为女性。PCR 基因扩增法测定性别:以常规蛋白酶 SDS-酚法提取羊水细胞 DNA0.1~1.0μg 或直接羊水细胞裂解得到 DNA 为模板,进行 PCR 基因扩增测定胎儿性别。用于产前诊断胎儿性别的 Y 染色体基因有 4 种:DYZ1、DYS14、ZFY 和 SRY。目前认为 SRY 是睾丸决定因子(TDF)的最佳候选基因。以两对 SRY 基因 HMGROX 保守序列的引物,进行 DNA 扩增,再经 1.5%琼脂糖电泳,消化乙锭染色,根据 φX174/HaeⅢ分子量标准,男性胎儿在分子量为 217bP 处可见 SRY 特异区带。

(八)羊水的生物化学检查

羊水是孕妇子宫内的重要组成部分。早孕时为孕妇血浆透析物,成分与血浆相似。到孕 4 个月后胎儿长大时,混入胎尿、代谢物和分泌物,成分逐渐复杂。羊水与母体血浆进行着物质交换,所以它与母体、胎儿关系密切。从羊水成分的变化,可窥视胎儿的安全状态与有否某些先天缺陷。

1.羊水色泽检查的临床意义 羊水色泽的改变往往与胎儿疾病密切相关。正常妊娠早期羊水色泽清亮,随着妊娠进展,胎儿脱落细胞增多,羊水可略显浑浊。羊水颜色的明显改变常与母体及胎儿的病理状态有关,严重者肉眼观察可以判断。如果羊水有轻微色泽改变,肉眼难以判断时,可用光电计或色谱仪进行检查。羊水颜色加深,说明羊水中胆红质含量增加,这可能是胎儿有出血性疾病所致,如遗传性红细胞异常、胎儿溶血病等,也可能是无脑儿或十二指肠闭锁所致,这种情况与胎儿出血无关。羊水发绿,是由于胎便所造成,可见于宫内感染的羊水；羊水呈红色，说明羊水内有新鲜出血，临床上常见于羊膜腔穿刺的创伤或胎盘早剥等疾病；羊水呈棕色，提示宫内有陈旧性出血，深棕色说明羊水有氧化血红蛋白，多见于宫内死胎等。

2.羊水中甲胎蛋白的测定　甲胎蛋白（Alpha－Fetoprotein，AFP）是一种胎儿的特性α球蛋白。其分子质量为64 000～70 000U，含糖量3%～4%，是一种糖蛋白。AFP主要在胎儿肝脏及卵黄囊内合成。AFP最早在孕6周的胚胎体内出现，占胎儿血清球蛋白的90%，理化性质类似白蛋白。胎儿10～20周时，肝细胞内合成AFP的速度最高，卵黄囊内AFP的合成速度至孕8.5周后逐渐减慢，至11.5周后合成很少，这时主要是胎儿肝脏合成。胎儿血AFP的浓度随着胎龄的增加而逐渐降低。如胎儿6周时AFP在胚胎体内出现，10～23周时达高峰，21周后逐渐减低，32周后下降很快，到40周时达最低值，出生后4～5h降得更低，一直维持低值到3岁。一般认为羊水中AFP主要来源于胎尿，小部分来自胎儿胃肠道及羊膜绒毛膜细胞，由胎儿吞咽及消化道作用所降解。羊水中AFP值与胎血AFP值呈平行性升降，但比胎血值少200倍左右。母血清AFP虽来自羊水，但与胎血和羊水AFP值不一致。孕早期AFP高峰时，则母血清为最低水平；孕32周羊水中浓度下降时，母血中水平反而最高。这是由于羊水中AFP必须经过胎盘屏障方能渗透至母血中。在孕早期绒毛上皮细胞有两层，胎盘屏障较完善，而AFP是一种大分子蛋白质，不易渗透，虽在羊水中浓度很高，渗至母血中的AFP量反而不多。至孕中期绒毛上皮郎罕氏细胞逐渐退化，胎盘能力减弱，渗透较容易。因此，随着妊娠进展周数的增长而母血AFP值逐渐升高，至32周达高峰。以后因胎儿肝脏逐渐成熟，羊水中AFP来源明显减少，母血AFP量亦逐渐下降直至足月。羊水及母血AFP浓度的测定方法，目前常用的有火箭免疫电泳、放射火箭免疫电泳、放射免疫及酶联免疫吸附等定量测定方法。火箭免疫电泳测定AFP法，是电场作用下的单项琼脂扩散实验。其原理是将抗AFP血清与琼脂缓冲液适当比例混合后，均匀地铺在玻璃板上，凝固后，在琼脂板一端打一排孔，置于电泳槽阴极，加入羊水或母血清及标本抗原，施加电流的电场，使抗原向阳极泳动。凝胶中抗体的浓度保持均匀不变，而抗原在向阳极泳动的过程中浓度逐渐减低，所以与抗体反应产生的沉淀带也逐渐变窄，形成一个锥峰，状似火箭，故而得名。沉淀峰的长度与抗原的浓度成正比，与抗体的浓度成反比。染色后测量峰高与标准品比较，即可测出AFP的含量。酶联免疫吸附实验方法创始于1971年，它既可用于测定抗原，又可以用于测定抗体，敏感性高，特异性强。可用此法检测AFP，既可定性也可定量测定。仪器设备先进，使得操作流程更加规范化，在很大程度上解决了操作过程中的系统误差，目前在检验中大有取代放射免疫测定的趋势。正常参考值在各实验室测定方法不同，数值有差异，应建立本室正常参考数据。

注意事项：有的文献报道，母血AFP检测诊断开放性神经管缺损检出率为60%～100%，大多数为70%～87.5%；羊水AFP测定诊断神经管缺损检出率较高，一般认为可达90%～100%。在产前诊断时，测定血清AFP可作为常规筛查神经管缺损实验。因母血AFP值影响因素多，可靠性差，因此国内外学者均主张连续2次阳性后再考虑决定是否抽羊水检查。如果用于诊断神经管缺损的诊断，建议最好除测羊水AFP外，同时再测1项其他检查，如羊水的胆碱酯酶等。要慎重小心，以免引掉正常儿。如果穿刺伤及胎儿或胎盘，羊水受污染呈血性,可出现假阳性等情况而误诊,应予注意。胎龄计算要准确,否则影响很大。测定时间选择,母血 AFP 测定神经管缺损以 16～24 周检出率最高,16～18 周最适宜。羊水 AFP 的高值时期,14～20 周测定,在诊断胎儿上更有意义。

临床意义:应用母血和羊水 AFP 产前筛查神经管开放缺损,这是我国"母婴保健法"提出的要求,一旦确定诊断,及时终止妊娠。因为神经管缺损是我国常见的危及胎儿健康的一种严重先天畸形,其发生率全国各地不一,我国平均发生率为 2.7%,在北方高发区 10%～30%。筛查目的是防止患儿出生,以降低神经管缺陷的出生率,达到优生。胎儿脐膨出与消化道畸形(开放性腹壁缺损)内脏外翻,这样内脏与羊水接触,羊水的 AFP 含量高,故可测 AFP 作为此病产前诊断。诊断宫内死胎:死亡的胎体渗液进入羊水,加之此时胎盘屏障通透性增高,羊水的 AFP 剧增。无脑儿、先天性肾病、共济失调毛细血管扩张及胰腺纤维囊性变化的胎儿、双胎等,羊水 AFP 也呈高值。葡萄胎中缺乏胎儿组织,先天愚型胎儿羊水内 AFP 低值,一旦发现,要结合其他检查确诊。如先天愚型,结合羊水细胞或胎儿脐血染色体进一步检查,发现患儿,应建议及早终止妊娠,避免患儿出生。羊水中 AFP 偏低可见于 21－三体,应结合染色体检查进一步确诊。

3.羊水中乙醚胆碱酯酶测定　乙醚胆碱酯酶(ACHE)即真性胆碱酯酶,主要来自胎儿的兴奋性细胞,如嗜铬细胞、神经节细胞、运动神经细胞、中枢神经细胞及肌细胞,反映神经系统成熟度。胎儿开放性神经管缺陷,如开放性脊柱裂及开放性腹膜缺损时,羊水中 ACHE 增加。如果同时测定羊水中假性胆碱酯酶活性,计算出羊水的 ACHE/PCHE 比值,还可区分开这 2 项缺损。比值大于 0.27 者,可诊断为神经管缺损;小于等于 1.0 者,则可诊断为开放性腹壁缺损。有时需结合 AFP 检测诊断。

4.羊水中卵磷脂与鞘磷脂比值(L/S)测定　胎儿肺泡表面脂类活性物质主要为卵磷脂和鞘磷脂,系维持肺泡稳定性的重要物质,两者均可进入羊水内。1971 年 Cluck 提出从羊水中测卵磷脂和鞘磷脂的比值,以了解胎儿肺的成熟度。在孕 26 周后羊水中卵磷脂和鞘磷脂的量开始上升,卵磷脂上升较快,鞘磷脂上升缓慢;35 周后卵磷脂合成迅速加快,鞘磷脂稳定于原水平或稍下降。测定 L/S 比值,估计胎肺成熟度时临界指标 L/S＝2。如 L/S 比值＞2,说明胎儿已成熟;比值为 1.5～1.9 时为过渡型,有可能发生轻度或中度呼吸窘迫综合征;比值为 1.0～1.49,胎肺未成熟;如果＜1.0 时,为典型肺未成熟;比值＜2,则说明胎肺功能发育不健全。故测定孕 35 周羊水的 L/S 比值,可预测宫内胎儿呼吸窘迫综合征和新生儿窘迫综合征发生的可能。注意事项:采集羊水标本后,送实验室立即检验,否则磷脂被羊水中的酶水解,影响结果的准确性。羊水标本污染红细胞,影响结果。如果有少量红细胞,可离心处理。操作严格,点样仔细、均匀,保证结果的可靠性。

5.羊水肌酐测定　羊水肌酐均来自胎儿尿,因而其含量可反映胎儿发育成熟度。可用羊水中肌酐浓度作为判断胎儿肾成熟度指标。自妊娠后,羊水中肌酐浓度逐渐增加,34 周时突然上升;孕 36 周时正常值为 15mg/L。37 周后超过 20mg/L,说明胎儿已发育成熟。目前用仪器测定很方便。临床参考值:孕 36 周时正常值为 15～19.9mg/L;37 周后超过 20mg/L,说明胎肾已发育成熟,15～19mg/L 为可疑者,14.9mg/L 以下为未成熟。假若羊水中肌酐达到 20mg/L 以上,直接表明肾功能成熟,间接表明胎龄已在 36 周以上。若妊娠足月或临近足月时羊水中肌酐浓度较低,不但提示胎儿肾功能不成熟,也有可能是胎儿宫内发育迟缓。羊水肌酐上升应注意:孕妇血浆肌酐上升或妊娠高血压综合征时,因为母儿肌酐可自由相互通过胎盘,可使羊水肌酐上升。羊水肌酐减弱应注意:孕妇用利尿剂或胎儿窘迫时,羊水中肌酐减少。综上实验,在判断时应结合临床及其他检查综合分析诊断。

6. 羊水睾酮测定 睾酮是人体重要激素,主要由睾丸、肾上腺和卵巢分泌,其主要功能是促进男性第二性征的发育和维持。胚胎 70 d 就开始分泌睾酮,孕 17 周时羊水睾酮达高峰。男胎与女胎羊水中睾酮有区别,一般在孕 12~25 周时,男胎者羊水睾酮正常平均值为 224±11μg/L;女胎者羊水睾酮正常平均值为 39±2μg/L,两者有显著差异。血液测定睾酮方法注意标本应及时测定,否则应将标本保存在 2℃~8℃。如长期保存,应在 −20℃ 以下保存。另外,严重溶血标本不能使用。临床意义:羊水睾酮测定可预测胎儿性别。如果诊断胎儿疾病,可结合染色体检查。

7. 羊水雄三醇测定 妊娠时,母体内雌三醇主要由胎儿与胎盘联合生成。雌三醇可自由透过胎盘,胎体内雌三醇可经胎尿排入羊水中,故羊水中有雌三醇。羊水中雌三醇也随妊娠进展而增加,但由于羊水转换很快,激素波动也大,影响诊断的准确性。测定羊水中雌三醇也可以反映胎儿成熟等。妊娠末期羊水中雌三醇正常值为 0.8~1.2mg/L。测定方法有放射免疫、酶联免疫法等。临床意义:有人认为羊水中雌三醇测定对估计孕龄有参考意义。若羊水中雌三醇＞4mg/L,一般认为妊娠在 37 周以上;如雌三醇值突然下降,可能为先兆流产。血型不合做羊水胆红素测定时,可同时做雌三醇测定,若雌三醇低于 1mg/L,提示胎儿危险。

8. 羊水中血型物质的测定 羊水中的血型物质取决于孕妇和胎儿的分泌状态,这种分泌状态常由基因调控,按孟德尔定律遗传。在正常人群中 80% 属于分泌型,约 20% 属于非分泌型。在分泌型胎儿羊水中含有与胎儿相同的血型物质,通过对这些物质的测定可以鉴定胎儿血型。非分泌型胎儿羊水中不含有胎儿血型物质,但可以通过羊膜腔穿刺取胎儿脐血对母儿血型不合做出产前诊断。如诊断为母儿血型不合,而且抗体效价又比较高的,可测羊水胆红素,根据其含量来判断胎儿溶血程度。但在产前诊断中应特别警惕胎儿及新生儿溶血症。本病对孕妇无影响,但出现胎儿全身水肿,甚至头皮亦出现水肿,严重者有肝脾肿大,病情严重时可造成死胎。也可于分娩后因溶血所产生的大量胆红素渗入脑细胞,引起中枢神经细胞的中毒病变,称核黄疸。核黄疸的病死率高,即使幸存也会影响病儿的智力和运动发育。因此,要早期诊断、治疗。如果产前诊断预测出胎儿有溶血时,要及早联系与胎儿血型相同的血,提早为新生儿换血。做好血源准备,但应注意,约 20% 的孕妇为非分泌型,羊水中无血型物质。

9. 羊水胆红素测定 胎儿红细胞破坏后形成胆红素,多数属于未联结型,未联结型胆红素进入羊水的途径尚不清楚。正常妊娠时羊水中有小量胆红素,26~28 周时达高峰,以后羊水中胆红素陆续下降,胎儿肝脏成熟后,可下降到零。羊水中胆红素的量可反映胎儿宫内溶血程度。测定方法用分光光度计分析羊水中的胆红素吸光度。

临床参考值:胆红素于 450nm 处吸光度差,＞0.06 为危险值,0.03~0.06 为警戒值,＜0.03 为安全值。亦可测定胆红素含量,孕 36 周以上胆红素正常值为 0.513~1.26μmol/L(0.3~0.6mg/L);如增加至 3.42μmol/L(2mg/L),则提示胎儿有严重溶血。各实验室使用仪器不同,方法会有差异,应根据具体情况确定指标。

注意事项：首先应在 B 超下定位，尽量避开胎盘穿刺，以减少胎儿、母体不必要的出血。如取出的羊水混有血液，可影响检查结果的正确性。因胎儿血中胆红素含量较羊水中含量大 25 倍，故穿刺羊水应准确而轻柔。羊水取出后，应立即放入棕色小瓶或以黑纸包裹的试管中，要避光保存，防止胆红素受紫外光而降解。穿出羊水呈深黄色，提示胆红素含量很高。

临床意义：用于诊断母儿血型不合。对过去有新生儿溶血症分娩史，且本次妊娠孕妇抗体效价又很高，则应检查羊水中胆红素含量，可确切了解胎儿的溶血程度，以便及时采取对策。羊膜穿刺时间，一般最早在妊娠 30～32 周开始，必要时 2 周查 1 次。对过去新生儿溶血发病早或死胎发生早者，亦可酌情提前做羊膜穿刺，一般可在上次终止妊娠孕周的前 4 周进行。

基因工程用于产前诊断：DNA 分子杂交法：用已知的一段互补 DNA（cDNA）作为探针，经放射标记后与羊水细胞的 DNA 行印迹杂交，并用放射自显影法得出结果，来诊断胎儿的遗传性疾病。如用珠蛋白 α 基因片段两个探针检测 α 珠蛋白生成障碍性贫性。限制性内切酶多态性位点（RELP）的连锁分析：DNA 限制性内切酶能识别特定的碱基顺序，因而能在识别位点特异地把 DNA 切割成各种一定大小的片段，通过琼脂糖凝胶电泳的分离，直接用溴化乙啶显色或用 Southern 印迹法把这些 DNA 片段转移到硝酸纤维素膜上，再与已用核素标记的特异基因探针进行 DNA 分子杂交。采用放射自显影技术，显示出相应的 DNA 片段，从而可鉴定出是否有基因缺失或异常。例如中国人 β 珠蛋白生成障碍性贫血的 RELP 连锁分析，利用 PCR 技术扩增 DNA，探测致病基因：利用 PCR 技术可将一个基因拷贝放大 10 万倍，所得大量均一的 DNA 再用寡核苷酸探针杂交，放射自显影和酶切位点分析探测致病基因。

五、人绒毛膜促性腺激素检测

成熟女性因受精的卵子移行到子宫腔内着床后，形成胚胎，在发育成长为胎儿过程中，胎盘合体滋养层细胞产生大量的人绒毛膜促性腺激素（humanchorionicgonadotropin，HCG），可通过孕妇血液循环而排泄到尿中。当妊娠 1～2.5 周时，血清和尿中 HCG 水平即可迅速升高，第 8 孕周达到高峰，至孕期第 4 个月始降至中等水平，并一直维持到妊娠末期。HCG 是由两个非共价键相连的肽链（α 亚基及 β 亚基）组成的黏蛋白激素。其单个亚基不具有生物活性，当连接成完整化合物时始具活性，分子量约为 4.7 万。其主要功能就是刺激黄体，有利于雌激素和黄体酮持续分泌。以促进子宫蜕膜的形成，使胎盘生长成熟。HCGα 亚单位的氨基酸排列与黄体生成激素（LH）α 亚单位相似，故用完整的抗 HCG 分子的抗体测定 HCG 时与 LH 间有免疫交叉反应。但它们的 β 亚单位各不相同。因此为避免交叉反应，目前均采用高效的抗 β－HCG 单克隆抗体进行特异的 HCG 检查，近年来还有人报道采用抗 β－HCG 羧基末端肽单克隆抗体以进一步提高检测的敏感性和特异性。

（一）β－HCG 胶乳凝集抑制试验

β－HCG 是一种糖蛋白，作为抗原注入家兔体内，可使其产生相应抗体（抗 β－HCG 血清）当这种抗体与抗原相遇时，即可产生免疫反应，但这种反应不能为肉眼所见。用化学方法将 HCG 交联在聚苯乙烯胶乳颗粒上，成为 β－HCG 胶乳抗原，当此抗原与 β－HCG 抗体结合时，就能见到胶乳颗粒的凝集。

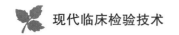

（二）胶乳凝集试验（LA）

HCG 胶乳吸附抗体遇尿中 HCG 结合多个抗原抗体复合体而发生凝集为阳性反应；HCG 胶乳吸附抗体如尿中无一定量 HCG 则不发生凝集而均匀乳浊为阴性。

1. 单克隆双抗体酶免疫法　2 个单克隆抗体中 1 个 HCG 抗体吸附于塑料小孔底部，将被测尿加入其中，另 1 个 αHCG 抗体与酶联结亦加入小孔内，如尿中含 HCG 时，HCG 的两端分别与以上 2 个抗体结合再洗去多余的未结合的抗体酶，然后加上底物，结合于 HCG 上的抗体酶促使底物显色，证明尿中有 HCG 存在；如不显色证明尿中没有一定量的 HCG 存在，不能与单克隆抗体酶结合，而在洗净过程中抗体酶被洗脱。

2. 单克隆抗体肢体金试验

原理：免疫胶体金法是将羊抗人 HCG 抗血清（多抗）、羊抗鼠 IgG 分别固定在特制的纤维素试带上并呈两条线上下排列，羊抗鼠 IgG 线在试带条上方为阴性对照，羊抗人 HCG 多抗在下方为测定。试带条中含均匀分布的胶体金标记的鼠抗人 β－HCG 单克隆抗体和无关的金标记鼠 IgG。检测时将试带浸入被检尿液中后迅速取出，尿液沿试带上行，尿中的 β－HCG 在上行过程中与胶体金标记单克隆抗体结合，待行至羊抗人 HCG 抗体线时，形成金标记的 β－HCG 单抗尿 HCG 羊抗人。HCG 复合物在试带上显紫红色区带，为 HCG 阳性反应，试带上无关的金标记鼠 IgG 随尿继续上行至羊抗鼠 IgG 处时与之形成紫红色的金标记抗原抗体复合物是为阴性对照。阴性只显一条紫红色线。

临床意义：HCG 的检查对早期妊娠诊断有重要意义，对与妊娠相关疾病、滋养细胞肿瘤等的诊断、鉴别和病程观察等有一定价值。

论断早期妊娠：敏感方法在受孕 2～6d 即可呈阳性。多胎妊娠者尿 HCG 常高于 1 胎妊娠。

异常妊娠与胎盘功能的判断：异位妊娠：如宫外孕时，本试验只有 60% 的阳性率，在子宫出血 3 d 后，HCG 仍可为阳性，故 HCG 检查可作为与其他急腹症的鉴别，HCG 常为 312～625U/L。流产诊断与治疗：不完全流产如子宫内尚有胎盘组织残存，HCG 检查仍可呈阳性；完全流产或死胎时 HCG 由阳性转阴，因此可作为保胎或吸宫治疗的参考依据。先兆流产：如尿中 HCG 仍维持高水平多不会发生流产；如 HCG 在 2 500U/L 以下，并逐渐下降，则有流产或死胎的可能；当降至 600U/L 则难免流产。在保胎治疗中，如 HCG 仍继续下降说明保胎无效；如 HCG 不断上升，说明保胎成功。在产后 4 d 或人工流产术后 13 d，血清 HCG 应低于 1 000U/L，产后 9 d 或人工流产术后 25 d，血清 HCG 应恢复正常。如不符合这一情况，则应考虑有异常可能。

滋养细胞肿瘤诊断与治疗监测：葡萄胎、恶性葡萄胎、绒毛膜上皮癌及睾丸畸胎瘤等患者尿中 HCG 显著升高，可达 10 万～数百万 U/L。男性尿中 HCG 升高，要考虑睾丸肿瘤如精原细胞癌、畸形及异位 HCG 瘤等。滋养层细胞肿瘤患者术后 3 周尿 HCG 应＜50U/L，8～12 周呈阴性；如 HCG 不下降或不转阴，提示可能有残留病变，这类病例常易复发，故需定期检查。

其他：更年期、排卵期及双侧卵巢切除术均可致黄体生成素（LH）升高，因 LH 与 HCG 的 α 肽链组成相同而使采用抗 HCG 抗体的妊娠试验阳性，此时可用 β－HCG 的单克隆二点酶免疫测定法鉴别。在内分泌疾病中如脑垂体疾病、甲状腺功能亢进,妇科疾病如卵巢囊肿,子宫癌等 HCG 也可增高。

第五节 脑脊液检验

一、概述

(一)脑脊液(CSF)的生成

脑脊液是一种细胞外液,主要由侧脑室和第三、第四脑室的脉丛上皮主动分泌和超滤作用形成的。正常成年人 CSF 每天产生量平均为 500mL,CSF 产生和重吸收保持动态平衡,正常成年人 CSF 总量为 60~150mL,新生儿为 10~60mL。

CSF 的循环途径始于侧脑室,经室间孔至第三脑室,从第三脑室经中脑导水管至第四脑室,再经第四脑室的中央孔与两侧孔进入到蛛网膜下腔池。CSF 吸收主要是经大脑凸面的蛛网膜颗粒吸收进入静脉窦,注入静脉系统。此外,脊神经根的周围间隙也具有吸收 CSF 的作用,脑室或室间孔的任何一个环节被阻塞将导致阻塞性脑积水。

CSF 虽然是由血液通过脉络形成的,但并非流通,而是通过血—脑屏障选择性的过滤。有人认为血—脑屏障是由紧贴于脑和脊髓表面的软脑膜和软脑上的毛细血管内皮细胞、基膜等构成,其通透性与一般毛细血管不同。血—脑屏障对血浆中的各种物质的通透具有选择性:钠、氯、镁和二氧化碳最易通过,清蛋白、葡萄糖、尿素、钙、氨基酸、尿酸、肌酐、乳酸、丙酮等次之,而大分子物质如纤维蛋白质、胆红素、胆固醇、补体、毒物和某些药物则极难或不能通过。

(二)CSF 的生理功能

CSF 对神经系统有重要的生理作用,主要功能包括:保护脑和脊髓免受外力震荡损伤;调节颅内压,便颅内压恒定;参与神经组织的物质代谢,供给脑、脊髓营养物质并运走代谢产物;调节神经系统碱贮存量,维持正常 pH;运转生物胺、神经肽等物质,参与神经内分泌调节。

(三)CSF 的影响因素

标本采集后立即送检,检查一般不能超过 1h,放置过久影响检查结果。其原因如下:细胞破坏或沉淀与纤维蛋白凝结成块,导致计数不准确;细胞离体后迅速变形乃至渐渐消失,导致计数不准和影响分类计数;糖迅速分解,导致糖含量降低;细菌自溶或死亡,影响检出率。采集的 CSF 应尽量避免凝固和混入血液。若穿刺操作血管导致血液混入,在进行细胞计数时应校正,并注明。

正常 CSF 为无色水样、清晰透明,于试管内静置 12~24h 无形成薄膜、凝块或沉淀。

二、脑脊液的化学检查

(一)蛋白质定性检查

1.潘氏试验。

2.硫酸铵试验,包括罗—琼和诺—爱试验,主要沉淀的是球蛋白,特异性较强,一旦试验

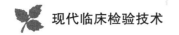

呈阳性,则反映球蛋白增多,临床意义较大,但敏感度差。诺-爱试验操作较繁琐,较少选用。

潘氏试验(Pandy test)的方法:CSF 中的清蛋白质与苯酚结合,形成不溶性蛋白盐而出现白色混浊或沉淀。本法所需标本量少,操作简便,试剂易得,灵敏度较高,观察结果较为明确,临床上广泛应用。但过于敏感,一部分正常人亦偶尔呈弱阳性反应。

(二)蛋白质定量测定

1.方法评价 CSF 蛋白量测定主要有浊度法、染料结合法、考斯亮蓝法、丽春红法及邻苯三酚红钼络合显色法和免疫学等。目前 CSF 定量多用于邻苯三酚红钼络合显色法与蛋白结合快,呈色稳定,灵敏度高,色素不吸附器皿,常用于自动化分析。

2.临床意义 正常 CSF 以清蛋白为主,球蛋白微量(不超过 0.06g/L),无纤维蛋白原。血-脑屏障破坏,CSF 吸收受阻,机械性梗阻或鞘内免疫球蛋白合成增加均可使 CSF 蛋白升高。

(1)CSF 蛋白增加

①神经系统炎症:化脓性脑膜炎显著增加,定性多在(+++)以上;结核性脑膜炎中度增加,定性多在(++)~(+++);病毒性脑炎可正常或轻度增加,定性可在(±)~(+)。另外,CSF 总蛋白定量测定可用于鉴别化脓性和非化脓性脑膜炎。CSF 总蛋白量>1g/L,通常可诊断为细菌、真菌或结核性脑膜炎。若以 1g/L 为临界点,鉴别细菌性脑膜炎(增多)和非细菌性脑膜炎(下降)的敏感度为 82%,特异性为 98%;若以 2g/L 为临界值,则其敏感度和特异性分别为 85% 和 100%。

②神经根病变:为急性感染性多发性神经炎,多数病例 CSF 蛋白增高,而细胞正常或接近正常,呈蛋白-细胞分离现象。

③颅内和蛛网膜下腔出血:血性 CSF 可使蛋白含量增高,常见于高血压合并动脉硬化、脑血管畸形、动脉瘤、血液病、脑动脉炎及脑肿瘤。

④颅内占位性病变及蛛网膜下腔梗阻:为脑肿瘤、脑脓肿及颅内血肿、脊柱外伤、结核病变、蛛网膜粘连等引起 CSF 循环受阻。

⑤脱髓鞘疾病:为多发性硬化症、鞘内免疫球蛋白合成增加。

⑥清蛋白比值增高:神经系统疾病均可在不同程度上引起清蛋白比值增多。CSF 清蛋白是判断血-脑屏障是否受损的一种较好的指示性蛋白,因为它既不在中枢神经系统内合成,也不在中枢神经系统内代谢。在无血液污染的 CSF 中的清蛋白通过血-脑屏障来源于血浆。血-脑屏障通透性增加,CSF 中清蛋白含量增加,故清蛋白比值即 CSF 中清蛋白(mg/L)/血清清蛋白(g/L)比值可判断血-脑屏障的损伤程度。其中 9.9~14 为轻度损伤,15~30 为中度损伤,31~100 为严重损伤。

(2)CSF 蛋白降低:可因大量 CSF 漏出和鞘内压增加使 CSF 重吸收增加所致。

(三)葡萄糖定量测定

1.方法评价 目前一般用葡萄糖氯化酶法和糖激酶法,现基本上选糖激酶法为多。正常情况下,脑脊液中葡萄糖含量均为血浆中葡萄糖浓度的 60%。目前一般用糖激酶法测定,该方法标本用量少、快速,结果准确可行,特异性较高。

2.参考范围 成人:2.5~4.5mmol/L;儿童:2.8~4.5mmol/L。

3.临床意义

（1）CSF 葡萄糖降低

①中枢神经系统细菌或真菌感染：由于细菌、真菌或破坏的细胞释放出葡萄糖分解酶使葡萄糖被消耗，导致糖降低，如急性化脓性脑膜炎，葡萄糖降低出现早且明显，在疾病发展到高峰时葡萄糖可为零；结核性脑膜炎或真菌性脑膜炎，CSF 中葡萄糖降低多发生于中期、晚期，葡萄糖含量越低，预后越差；病毒性脑炎时，CSF 葡萄糖多无明显变化，借此可以鉴别诊断。将 CSF/葡萄糖比值<0.4 为临界值，鉴别细菌性与非细菌性脑膜炎的灵敏度和特异性分别为 80% 和 98%。另外，此比值还可作为判断神经系统感染性疾病预后的指标，比值越低，疾病越严重，预后越差。

②脑寄生虫病：如脑囊虫病、血吸虫、肺吸虫病、弓形虫病等均可使葡萄糖降低。

③颅内肿瘤：常见于髓细胞瘤、星形细胞瘤、脑膜瘤及脑膜肉瘤等。因脑膜肿瘤可阻止葡萄糖通过血-脑屏障，并且癌细胞可分解葡萄糖，故 CSF 葡萄糖下降。特别是恶性肿瘤，CSF 中葡萄糖降低甚至消失。

④蛛网膜下腔出血：由于细胞坏死或红细胞破坏，释放出大量糖酵解的酶类，进一步催化糖酵解，故 CSF 葡萄糖下降。

⑤其他各种原因引起血糖等。

（2）葡萄糖升高：主要为血糖升高，见于糖尿病、早产儿或新生儿、下丘脑损害等患者。

（四）脑脊液氯化物的测定

正常情况下，CSF 中氯化物（主要是氯化钠）含量高于血中氯化物，比血中氯化物含量高20%左右。现在氯化物测定的常规方法是离子选择性电极法，其准确度和精密度良好，可自动化测定，临床上应用较为广泛。

1.参考范围 成人：120～130mmol/L；儿童：111～123mmol/L。

2.临床意义

（1）氯化物降低：常见于脑部细菌或真菌感染。如化脓性脑膜炎、结核性脑膜炎及真菌性脑膜炎。尤其是结核性脑膜炎时，CSF 中氯化物降低尤为明显。另见于低氯血症。当脑脊液氯化物含量低于 85mmol/L 时，有可能导致呼吸中枢抑制。因此，脑脊液氯化物含量明显减低应引起高度重视并及时采取相应措施。

（2）氯化物升高：主要见于高氯血症、呼吸性碱中毒等。病毒性脑膜炎的 CSF 氯化物可正常或稍增高。

三、脑脊液检验新进展

CSF 检验已有百余年的历史，有些基础检验沿用至今。传统的 CSF 常规检查已不能满足临床需要。近十多年来，随着生物化学、免疫学检验技术尤其是分子生物学技术的发展，CSF 检验拓展了许多新的研究领域，为临床提供更多的诊断指标，对中枢神经系统疾病的诊断、鉴别诊断、治疗及预后观察提供了丰富的信息。

（一）CSF 蛋白电泳

利用各种蛋白质在电场作用下迁移不同的原理进行测定，以百分含量蛋白质不同组分。

由于蛋白质含量较低,电泳前一般需要进行浓缩处理。如采用高效毛细血管电泳法,则标本不需要浓缩。正常 CSF 蛋白电泳与血清中蛋白电泳的区别:CSF 中有前清蛋白 $2\%\sim6\%$,而血清中没有;CSF 中清蛋白占 $55\%\sim65\%$,α_1 球蛋白占 $3\%\sim8\%$,α_2 球蛋白占 $4\%\sim9\%$;CSF 中 β-球蛋白较多,占 $10\%\sim18\%$;CSF 中 γ-球蛋白仅相当于血清的一半,占 $4\%\sim13\%$。

临床意义:电泳分析可以较灵敏发现蛋白质各组分的变化。前清蛋白增加见于脑萎缩、脑积水;清蛋白增加见于脑血管病症、椎管内梗阻;球蛋白增加见于脑肿瘤;γ-球蛋白增高常见于多发性硬化症、急性硬化性全脑症。多发性硬化患者 CSF 电泳中发现 $2\sim5$ 条异常的 γ-球蛋白区带,称为免疫球蛋白组区带或寡克隆区带(oligodonal bands,OCB)。这在外周中一般见不到,它是神经系统内合成免疫球蛋白的标志,对多发性硬化的诊断有重要价值,也常见于格林-巴利综合征、结核性脑膜炎及神经性梅毒。

(二)免疫球蛋白的测定

正常 CSF 中免疫球蛋白(Ig)含量极少;病理情况下 CSF 免疫球蛋白增加主要是由于血-脑屏障通透性增加,血中免疫球蛋白进入 CSF 中或中枢神经系统感染时激活免疫细胞产生免疫球蛋白。免疫球蛋白规定方法有免疫扩散法、电泳法和免疫散射比浊法等,其中免疫散射比浊法具有敏感、精确和快速等特点,多采用。

1.IgG 增高见于多发性硬化症、亚急性硬化性全脑症、格林-巴利综合征,结核性、化脓性脑膜炎时 IgG、IgA 均增高。除此之外,急性化脓性脑膜炎时,还可见 IgM 明显增高。IgG 减少见于痫症、X 线照射及服用类醇等。

2.IgM 正常人 CSF 未见 IgM,若出现提示神经系统感染。IgM 浓度明显增高是急性化脓性脑膜炎的特点,可达 (43.0 ± 58.0)mg/h;病毒性脑膜炎 IgM 轻度增加,若 IgM$>$30mg/L 可排除病毒感染的可能。

(三)髓鞘碱性蛋白(MBP)

是组成中枢神经系统髓鞘的蛋白,为下髓鞘蛋白总量的 30%,在髓鞘形成,对脑分化发育及神经系统的快速传导等起着重要作用。MBP 测定常采用 EL/SA 的特异性,其灵敏度较高,为临床常用,参考值$<$4mg/L。

临床意义:MBP 是神经组织主要的蛋白质,是脑实质损伤的特异性标志物。由于神经组织细胞破坏,血-脑屏障通透性改变,导致 CSF 中 MBP 增加,缓解后 2 周内大多数可恢复正常。因此 MBP 可作为观察多发性硬化症患者疾病活动的指标。另外,在外伤及脑血管意外等患者中也可见 MBP 增高。

(四)其他蛋白的测定

1.反应蛋白、纤维连接蛋白 反应蛋白、纤维连接蛋白对细菌、非细菌性脑膜炎鉴别诊断有价值,tall 蛋白、β-淀粉样蛋白、β-淀粉样蛋白前体和神经丝蛋白(NFP)可作为老年人大脑萎缩性痴呆(AD)诊断的生化标志物。CSF 和血中 S-100 蛋白(S-100Protein)增高是中枢神经系统损伤特异和灵敏的生化指标。

2.脑脊液酶类检查 正常时 CSF 中含有多种酶,但活性较血清低。在神经系统疾病里,由于脑组织受损破坏,细胞内酶逸出,血-脑屏障通透性增加使血清酶向 CSF 转移,与肿瘤有关的酶逸出等原因均可使 CSF 中酶活性增加。CSF 酶的检测与血清酶检测方法相同,常用连续监测法。

（1）肌酸激酶测定：肌酸激酶（CK）以骨骼肌含量最丰富，其次是心肌和脑组织，有 3 种同激酶，即脑型 CK（CK－BB），心肌型 CK（CK－MB）和肌型 CK（CK－MM）。正常 CSF 中 CK有助于了解脑组织的破坏和血－脑屏障通透性。CK 的测定方法以酶偶联法最为快速、敏感，为国际临床化学联合推荐方法。其参考值<1.0U/L。

神经系统感染疾病时活性增高，其中以化脓性脑膜炎较轻度增高，它是鉴别细菌性病毒性脑膜炎的一个良好指标。脑血管疾病为蛛网膜下腔 CK 活性增高。

（2）乳酸脱氢酶测定：乳酸脱氢酶（LD）是糖酵解中的一个重要酶，分布于全身各组织，LD有 9 种同工酶。凡有脑组织坏死时，CSF 中乳酸脱氢酶活性增高，CSF 中乳酸脱氢酶是血清的 1/10。神经系统细菌感染时乳酸脱氢酶活性增高，其中以肺炎连球菌性脑膜炎升高更为明显，但同工酶 LD_1、LD_2 活性无论是细菌或病毒感染都增高。其他脑病，如脑血管疾病、脑肿瘤等也可见 LD 活性增高。

（3）神经元特异性烯醇化酶（NSE）：是中枢神经特异的蛋白质，因特异位于末梢神经元和神经内分泌细胞上，故称神经元特异性烯醇化酶，也是神经母细胞瘤和小细胞肺癌（SCLL）的肿瘤标志物，血清和 CSF 中均含有此酶。测定方法主要采用免疫化学法，其主要有 ELLSA和 RLA 等方法。参考值：NSE 活性（1.14±0.39）U/L；含量（5.29±2.81）mg/L。当中枢神经系统受损时，CSF 中 NSE 活性升高。CSF 中 NSE 测定时对急性脑血管病、铁氧性脑损伤、老年性痴呆等多种疾病或脑损伤程度及预后判断具有重要的临床诊断价值。

3.脑脊液肿瘤标志物检查　肿瘤标志物（TM）是指在肿瘤发生和增殖过程中，由肿瘤细胞合成、释放或者是由宿主对癌类反应的一类物质。中枢神经肿瘤标志物有星状细胞蛋白、癌胚抗原（CCA）、β_2－微球蛋白（β_2－MG）、甲胎蛋白（AFP）、铁蛋白（Ft）、层粘连蛋白（LN）和钢蓝蛋白（OP）等指标，它们可用于神经系统肿瘤的辅助诊断。

参考文献

[1]许文荣,王建中.临床血液学检验[M].北京:人民卫生出版社,2011.

[2]张淑贞,李雪宏,欧丽丽.尿液有形成分分析仪的红细胞研究参数及其信息对血尿来源诊断的应用[J].检验医学与临床,2012(12):1417－1419

[3]王长奇.临床检验与输血诊疗手册[M].长沙:中南大学出版社,2010.

[4]赵静峰.血液检验在贫血鉴别诊断中的作用[J].齐齐哈尔医学院学报,2013(11):1658－1659.

[5]乔中东.分子生物学[M].北京:军事医学科学出版社,2012.

[6]陈江,逯心敏,胡伟,郭渝.羊水细胞处理方法对ABO血型基因鉴定的影响[J]国际检验医学杂志,2014(04):146－147＋151

[7]段满乐.生物化学检验[M].北京:人民卫生出版社,2010.

[8]王春霞,张轶华.急性脑梗死患者血清同型半胱氨酸、尿酸及血脂水平的变化[J].检验医学,2015(03):303－304.

[9]王晓春.临床分子生物学检验试验指导(第三版)[M].北京:人民卫生出版社,2012.

[10]张国英,夏学红.微生物标本培养前涂片革兰染色镜检的临床意义[J].检验医学,2015(03):258－260.

[11]曾朝芳,余蓉.医学检验仪器学[M].武汉:华中科技大学出版社,2013.

[12]张一超,夏骏,李雄.肝硬化合并肝癌及单纯肝癌患者免疫功能检测结果分析[J].检验医学,2014(11):1128－1131.

[13]苟建军,秦东春,郭小兵.实用临床检验技术[M].郑州:郑州大学出版社,2010.

[14]黄静沁,许闪闪,李智,郑特,翁文浩,王佳谊.白血病诊断综合分析的重要意义[J].检验医学,2014(11):1158－1163.

[15]府伟灵,黄君富.临床分子生物学检验[M].北京:高等教育出版社,2012.

[16]张秀明,兰海丽,卢兰芬.临床微生物检验质量管理与标准操作程序.北京:人民军医出版社,2010.

[17]胡丽华.临床输血学检验(第三版)[M].北京:人民卫生出版社,2012.

[18]费凤英,衣萍,林见敏.血清淀粉样蛋白A与C反应蛋白联合检测的临床应用价值[J].检验医学,2014(10):1031－1033.

[19]徐克前,李艳.生物化学检验[M].武汉:华中科技大学出版社,2014.

[20]徐勇,林小聪,文锦丽,李宁,张宇明,陈文标,喻祥琪,戴勇.急性髓性白血病全基因组 miRNA 表达谱研究[J].检验医学与临床,2015(03):304—307.

[21]吴丽娟.临床流式细胞学检验技术[M].北京:人民军医出版社,2010.

[22]谢仿云,王莹超.全自动尿沉渣分析仪在尿路感染诊断中的价值[J].检验医学与临床,2015(03):391—392.

[23]吴蟊苏.临床检验报告单解读[M].北京:中国医药科技出版社,2011.

[24]黄国亮.生物医学检测技术与临床检验[M].北京:清华大学出版社,2014.